“十四五”职业教育国家规划教材
全国中医药行业中等职业教育“十四五”规划教材
全国中等医药职业院校规划教材（第五版）

中药学

（第二版）

（供中医康复技术、中医养生保健、中药学等专业用）

主　编　杨　静

全国百佳图书出版单位
中国中医药出版社
·北　京·

图书在版编目（CIP）数据

中药学 / 杨静主编 . -- 2 版 . -- 北京 : 中国中医药出版社，2025. 3. --（全国中医药行业中等职业教育“十四五”规划教材）.

ISBN 978-7-5132-9263-4

Ⅰ . R28

中国国家版本馆 CIP 数据核字第 2024XB8395 号

融合教材服务说明

全国中医药行业职业教育“十四五”规划教材为新形态融合教材，各教材配套数字教材和相关数字化教学资源（PPT 课件、视频、复习思考题答案等）仅在全国中医药行业教育云平台“医开讲”发布。

资源访问说明

到“医开讲”网站（jh.e-lesson.cn）或扫描教材内任意二维码注册登录后，输入封底“激活码”进行账号绑定后即可访问相关数字化资源（注意：激活码只可绑定一个账号，为避免不必要的损失，请您刮开序列号立即进行账号绑定激活）。

联系我们

如您在使用数字资源的过程中遇到问题，请扫描右侧二维码联系我们。

中国中医药出版社出版

北京经济技术开发区科创十三街 31 号院二区 8 号楼

邮政编码　100176

传真　010-64405721

保定市西城胶印有限公司印刷

各地新华书店经销

开本 850 × 1168　1/16　印张 17.25　字数 464 千字

2025 年 3 月第 2 版　2025 年 3 月第 1 次印刷

书号　ISBN 978 - 7 - 5132 - 9263 - 4

定价　76.00 元

网址　www.cptcm.com

服务热线　010-64405510

购书热线　010-89535836

维权打假　010-64405753

微信服务号　zgzyycbs

微商城网址　https://kdt.im/LIdUGr

官方微博　http://e.weibo.com/cptcm

天猫旗舰店网址　https://zgzyycbs.tmall.com

如有印装质量问题请与本社出版部联系（010-64405510）

"十四五"职业教育国家规划教材
全国中医药行业中等职业教育"十四五"规划教材
全国中等医药职业院校规划教材（第五版）

《中药学》编委会

主　编

杨　静（成都中医药大学附属医院针灸学校）

副主编

宋　涛（广东省食品药品职业技术学校）
姜　侠（滨州医学院）
袁松柏（成都中医药大学附属医院针灸学校）
周　敏（赣南卫生健康职业学院）

编　委（以姓氏笔画为序）

王　畅（沈阳市中医药学校）
孔　龙（曲阜中医药学校）
李水莲（广东省新兴中药学校）
李淑娇（南阳医学高等专科学校）
吴少珍（海口市中医药学校）
陈　莉（成都铁路卫生学校）
赵兴蕊（保山中医药高等专科学校）
贾艳辉（焦作卫生医药学校）
徐凌玉（南京市莫愁中等专业学校）
黄　萍（广西中医学校）
谭清方（临沂市中医药职工中等专业学校）

学术秘书

杨　英（成都中医药大学附属医院针灸学校）

顾　问

张廷模（成都中医药大学）
唐德才（南京中医药大学）

“十四五”职业教育国家规划教材
全国中医药行业中等职业教育“十四五”规划教材
全国中等医药职业院校规划教材（第五版）

《中药学》融合出版数字化资源编创委员会

主　编

杨　静（成都中医药大学附属医院针灸学校）

副主编（按姓氏笔画为序）

马　茜（四川传媒学院）
罗　霄（成都市药品检验研究院）
姜　侠（滨州医学院）
周　敏（赣南卫生健康职业学院）
汤建清（中国药科大学）
杨小兰（成都中医药大学附属医院针灸学校）
宋　涛（广东省食品药品职业技术学校）
袁松柏（成都中医药大学附属医院针灸学校）
谢　凡（成都中医药大学附属医院）

编　委（以姓氏笔画为序）

王　畅（沈阳市中医药学校）
代　悦（四川文化产业职业学院）
刘　伟（大邑望县中医医院）
李　欢（成都中医药大学附属医院针灸学校）
李淑娇（南阳医学高等专科学校）
杨　攀（大邑望县中医医院）
陈　莉（成都铁路卫生学校）
贾艳辉（焦作卫生医药学校）
黄　萍（广西中医学校）
谭清方（临沂市中医药职工中等专业学校）
孔　龙（曲阜中医药学校）
代　琪（成都市药品检验研究院）
闫禹果（四川传媒学院）
李水莲（广东省新兴中药学校）
李河波（沈阳市中医药学校）
李瑞雪（四川传媒学院）
吴少珍（海口市中医药学校）
赵兴蕊（保山中医药高等专科学校）
徐凌玉（南京市莫愁中等专业学校）
曹梦丽（江阳城建职业学院）

学术秘书

杨　英（成都中医药大学附属医院针灸学校）

前 言

“全国中医药行业中等职业教育‘十四五’规划教材”是为贯彻党的二十大精神和习近平总书记关于职业教育工作和教材工作的重要指示批示精神，落实《中医药发展战略规划纲要（2016—2030年）》（以下简称《纲要》）等文件精神，在国家中医药管理局领导和全国中医药职业教育教学指导委员会指导下统一规划建设的，旨在提升中医药职业教育对全民健康和地方经济的贡献度，提高职业技术院校学生的实际操作能力，实现职业教育与产业需求、岗位胜任能力严密对接，突出新时代中医药职业教育的特色。鉴于由中医药行业主管部门主持编写的“全国中等医药职业院校规划教材”已出版到第四版，故本套“十四五”行业规划教材为第五版。

中国中医药出版社是全国中医药行业规划教材唯一出版基地，为国家中医、中西医结合执业（助理）医师资格考试大纲和细则、实践技能指导用书，全国中医药专业技术资格考试大纲和细则唯一授权出版单位，与国家中医药管理局中医师资格认证中心建立了良好的战略伙伴关系。

本套教材由全国50余所开展中医药职业教育的院校及相关医院、医药企业等单位，按照教育部公布的《中等职业学校专业教学标准》内容，根据全国中医药行业中等职业教育教学改革现状，并结合全国中医药行业中等职业教育“十三五”规划教材建设实际联合组织编写，中国中医药出版社出版，供中医药中等职业教育中药、中医护理、中医康复技术、中医养生保健等专业使用。

本套教材具有以下特点：

1. 坚持立德树人，融入课程思政内容和党的二十大精神。把立德树人贯穿教材建设全过程、各方面，体现课程思政建设新要求，发挥中医药文化的育人优势，推进课程思政与中医药人文的融合，大力培育和践行社会主义核心价值观，健全德技并修、工学结合的育人机制，努力培养德智体美劳全面发展的社会主义建设者和接班人。

2. 加强教材编写顶层设计，科学构建教材的主体框架，打造职业行动能力导向明确的金教材。教材编写落实“三个面向”，始终围绕中医药职业教育技术技能型、应用型中医药人才培养目标，以学生为中心，以岗位胜任力、产业需求为导向，内容设计符合职业院校学生认知特点和职业教育教学实际，体现了先进的职业教育理念，贴近学生，贴近岗位，贴近社会，注重了科学性、先进性、针对性、适用性、实用性。

3. 突出理论与实践相结合，强调动手能力、实践能力的培养。鼓励专业课程教材融入中医药特色产业发展的新技术、新工艺、新规范、新标准，满足学生适应项目学习、案例学习、模块化学习等不同学习方式的要求，注重以典型工作任务、案例等为载体组织教学单元，有效激发学生的学习兴趣和创新潜能。同时，编写队伍积极吸纳了职业教育“双师型”教师。

4. 强调质量意识，打造精品示范教材。将质量意识、精品意识贯穿教材编写全过程。教材围绕“十三五”行业规划教材评价调查报告中指出的存在问题，以问题为导向，有针对性地对上一版教材内容进行修订完善，力求打造适应中医药职业教育人才培养需求的精品示范教材。

5. 加强教材数字化建设。适应新形态教材建设需求，打造精品融合教材，探索新型数字教材。将新技术融入教材建设，丰富数字化教学资源，满足中医药职业教育教学需要。

6. 编写内容科学、规范，突出实用性。紧密围绕职业教育技术技能人才培养目标，创新编写体例，精炼教材内容。

本套教材的建设，得到国家中医药管理局领导的指导与大力支持，凝聚了全国中医药行业职业教育工作者的集体智慧，体现了全国中医药行业齐心协力、求真务实的工作作风，代表了全国中医药行业为“十四五”期间中医药事业发展和人才培养所做的共同努力，谨此向有关单位和个人致以衷心的感谢。希望本套教材的出版，能够对全国中医药行业职业教育教学发展和中医药人才培养产生积极的推动作用。需要说明的是，尽管所有组织者与编写者竭尽心智，精益求精，本套教材仍有一定的提升空间，敬请各教学单位、教学人员及广大学生多提宝贵意见和建议，以便修订时进一步提高。

国家中医药管理局教材办公室

全国中医药职业教育教学指导委员会

2024 年 12 月

编写说明

《中药学》(第二版)是为了深入贯彻党的二十大精神，更好地适应新时期中医药教育事业的发展和教学手段的变革，满足中医药中等职业教育教学的实际需求，由国家中医药管理局人教司、全国中医药职业教育教学指导委员会指导，中国中医药出版社组织规划，全国20余所职业教育学校联合编写的全国中医药行业职业教育规划教材。旨在进一步彰显现代中医药教育理念，在继承中创新，在发展中提高，力求打造符合中医药教育教学规律的经典教材。

本教材力争体现通用教材的广泛性，紧扣岗位需求，加强课程思政设计，强化中医药经典地位，精选编写队伍，汇集权威专家智慧，突出精品意识，完善学科知识体系。全书分29个模块和技能实训部分，模块一至模块八阐述中药的来源与发展及基本理论和常用中药的性能、功效、临床应用规律知识，模块九至模块二十九结合中职类学生特点，以行业准入考试大纲确定教学大纲。教材中药名、药性、用法与用量等多项内容参照国家标准——2020年版《中华人民共和国药典》一部编写(对极少数此部药典已删除的药材，因现行执业考试考纲有要求而做了保留)，遴选了129味重点药(文中以"*"标注)和200余味一般药，阐述其性味归经、功效、主治、配伍应用及使用注意。技能实训部分从药物的采集、炮制、性能配伍、剂量煎服等方面奠定基础常识，使学生掌握常用药物的性能和功效应用，以案例分析形式感知中药性味，熟悉常用药物的功效及特殊用法用量，建立一定的辨证用药能力。书末附有中药名索引。

作为融合出版数字化教材，通过扫描教材中的二维码，可感受如下两大特色：

1. 丰富的图文资源：本版教材充分利用数字化技术，为每一味中药材代表药配备了高质量的图片和详细的文字描述，丰富中药材的生长环境、药用部位、功效主治等教材内容，以帮助学生直观认识中药材的形态特征，提高教学效果。

2. 代入式教学体验：每模块的课前导读视频，设置初涉医林的学徒"蓉小五"和知识渊博的"悬壶爷爷"这一对师生角色，在虚拟的古中医采摘、炮制、诊疗等场景中，互动式教学激发学习兴趣；在博大精深的中医药文化熏陶下，培育医者仁心，促进知识、能力、技能培养目标的实现。

本教材第一、二模块由杨静编写，第三模块由周敏编写，第四模块由宋涛编写，第五模块由姜侠编写，第六模块由宋涛编写，第七模块由袁松柏编写，第八模块由周敏编写，第九模块由赵兴蕊编写，第十模块由李淑娇编写，第十一、十二模块由王畅编写，第十三、十四模块由谭清方编写，第十五、十六模块由贾艳辉编写，第十七、十八模块由孔龙编写，第十九、二十模块由吴少珍编写，第二十一模块由徐凌玉编写，第二十二模块由李淑娇编写，第二十三、二十四模块由陈莉编写，第二十五模块由黄萍编写，第二十六、二十七模块由李水莲编写，第二十八、二十九模块由徐凌玉编写。本教材数字化资源由融合出版数字化资源编创委员会共同创作。杨静、谢凡负责统稿，杨英担任编写秘书。

本教材可作为中等职业学校中医康复技术、中医养生保健、中药学等专业的教材，也可作为学生毕业后应用中医学基础知识及国家执业资格考试的参考书。我们期望通过本版教材的使用，能够进一步提高学生的专业素质和实践能力，为中医药事业的传承和发展培养更多优秀的人才。

教材编写过程中得到成都中医药大学张廷模教授、南京中医药大学唐德才教授等诸位专家悉心指导，教材数字库建设中还得到广大同行大力支持，谨此表示诚挚谢意。由于时间仓促、水平有限，书中不足或疏漏之处，敬请各地师生在使用过程中提出宝贵意见，以便再版时修订提高。

《中药学》编委会

2025 年 1 月

目 录

扫一扫，查看本教材全部配套数字资源

扫一扫，查阅本模块 PPT、视频等数字资源

模块一 导 言

【学习目标】

了解中药、草药、中药材、中药饮片、中成药的含义，中药的命名及中药的分类。

【结构导图】

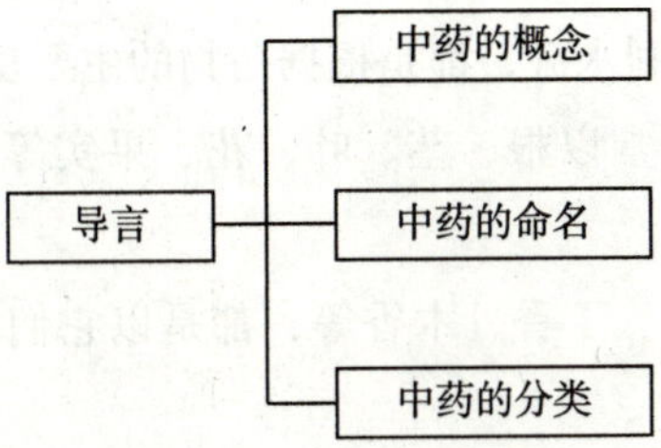

中药源远流长，根植于华夏大地的自然与人文智慧之中。自古以来，我国人民通过观察自然、实践积累，发掘了众多来源于植物、动物及矿物等的天然药材，形成了独特的中药体系。中药以其独特的疗效，在防病治病、养生保健等方面发挥着不可替代的作用。如今，中药在继承传统中医学理论的基础上，与现代科技相结合，不断创新发展，为全球健康事业贡献着中国智慧与力量。

一、中药的概念

《说文解字》中将“药”解释为治病之草，明确指出“药”乃治病之物。自西周以后，“药”字在《尚书》《易经》《礼记》《周礼》等经典中频繁出现，说明了早期人们对药物的认识和利用。“中药”这一称谓的出现大约是在19世纪后期，由于西方医药传入我国，为了将我国传统的医药与西医药相区别，才有了“中药”这一名称，并沿用至今。

1. 中药的含义 所谓中药，就是在中医药理论指导下，用于预防、诊断、治疗疾病并具有康复与保健作用的物质。

所以，对中药含义的正确认识，要避免片面地认为是“中国出产的药物”“中国天然的物质”“中医使用的药物”，这些说法都是不准确的，都未能揭示中药的本质属性。

2. 中药相关术语的含义

（1）中药材：是指在中医药理论指导下，所采集的植物、动物、矿物经产地粗加工后形成的原料药材。

（2）中药饮片：是指中药材经过炮制后可直接用于中医临床或制剂生产使用的药品。

（3）中成药：是以中药饮片为原料，在中医药理论指导下，按照处方标准并依据药材的理化特点制成一定剂型的现成制剂。

（4）草药：“草药”一词的起源可以追溯到宋代，人们通过观察和实践，逐渐发现了一些植物具有治疗疾病或调理身体的功效，于是将这些植物采集起来，用于医疗和保健。随着时间的推

移，“草药”一词便逐渐形成了。草药是中药不可分割的一部分，中草药是中药与草药的合称。目前，根据药政管理的要求，也可以理解为中药是指药政主管部门认可的药物，草药则是尚未认可者。

（5）民族药：是指中国各少数民族的传统医药。中国是一个多民族国家，各民族在与疾病抗争的过程中，形成了具有本民族特色的医药体系。目前习惯上所谓的民族药是指我国除汉族以外各少数民族使用的传统药物，如藏药、蒙药、维药、傣药、壮药、苗药、羌药等。

二、中药的命名

中药的品种十分复杂，其名称众多，通常根据各种特征来命名。考究命名依据有以下几方面。

1. 按药物功效命名 如益母草能活血调经，主治妇女血滞、经闭、痛经等，故而得名；又如防风能治诸风头痛，泽泻能泄利水湿，都是根据药物的主要功效来命名的。

2. 按药物部位命名 植物药常以根、茎、叶、花、果实等入药部位来命名，如芦根、白茅根、菊花、莲子等。

3. 按药物气味命名 如麝香、丁香、木香等，都是以它们特有的香气而得名；而鱼腥草则因其叶具有鱼腥味而得名。

4. 按药物颜色命名 药物颜色也是命名的一个重要依据，如红花、赤芍为红色，黄芩、黄柏为黄色，白薇、白芷为白色等。

5. 按药物形态命名 如牛膝的茎节粗而膨出，状似牛的膝关节；白头翁的根近处有白茸，状似白头老翁。

6. 按生长特点命名 如半夏在农历五月间成熟，恰巧是夏季过一半；夏枯草因每到夏至便萎谢，都是根据药物的生长特点来命名的。

7. 按产地信息命名 如川连、川芎、川贝母等，皆因主产于四川而得名；广藿香、广皮等则产于广东。

此外，还有一些中药名称来源于人名、神话故事或避讳等。

三、中药的分类

中药的分类方法多种多样，每种分类方法都有其独特的意义和应用价值。合理的分类，可以对中药学的发展和人们对药物的认识产生极大的指导和推动作用。

最早使用的中药分类方法，为“三品”分类法，来自《神农本草经》，按照药物的有毒无毒和补虚祛邪等作用特点，将所载药物分为上品、中品和下品。

目前应用最多的是功效分类法。按照药物的主要功效进行药物分类的方法，称为功效分类法。其是以方便临床用药为目的而进行的分类，能够揭示药物间防病治病作用的区别和联系，因此成为现代临床中药学分类的主流方法。按照功效分类法，中药可分为解表药、清热药、泻下药、温里药、补虚药、祛湿药、活血化瘀药、安神药、理气药、化痰止咳平喘药、平肝息风药及收涩药等。

其余分类方式还包括如下几种：①按自然属性分类。这是依据药物来源的自然特征，按植物、动物和矿物分为三类不同归属，再结合各类的不同特点进一步细分药物的分类方法。②按性味归经分类。中药还可以根据四性、五味及归经进行分类。

复习思考

【A型题】（在每小题给出的A、B、C、D 4个选项中，只有1项是最符合题目要求的）

1. 中药是指（　　）

   A. 中国传统的草药　　B. 仅来源于植物的药物

   C. 在中医理论指导下使用的药物　　D. 所有天然的药物

2. 中药饮片是指（　　）

   A. 药材经过炮制后，可直接用于中医临床或制剂生产的处方药品

   B. 中药饮片仅指未经加工的中药材

   C. 中药饮片是指用于制作中药汤剂的天然药材

   D. 中药材经过炮制后制成的干燥品，主要用于提取有效成分

3. 应用最多的中药分类法（　　）

   A. 按自然属性分类　　B. 按性味归经分类

   C. 按制剂形式分类　　D. 按功效分类

【选择题答案】1. C　2. A　3. D

扫一扫，查阅本模块 PPT、视频等数字资源

模块二　中药的起源和中药学的发展

【学习目标】

了解原始社会以来各历史时期主要药学成就，以及中华人民共和国成立以来中药学的发展。

【结构导图】

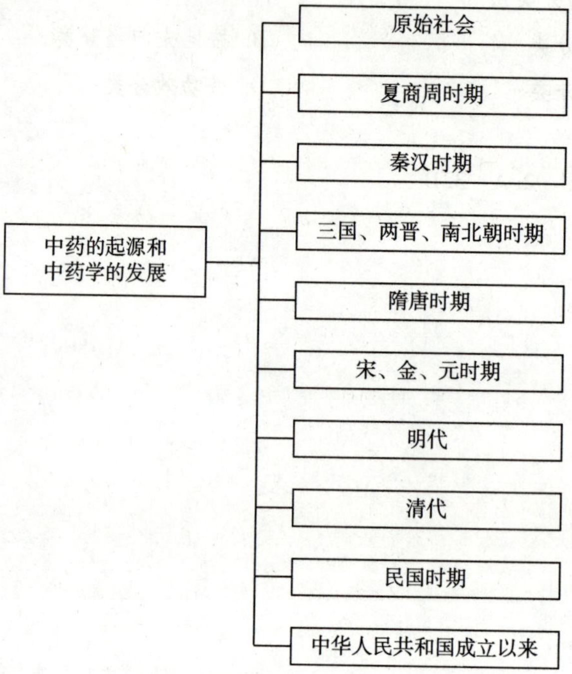

案例导入

人们大抵已经知道一切文物，都是历来的无名氏所逐渐的造成。建筑，烹饪，渔猎，耕种，无不如此；医药也如此。这么一想，这事情可就大起来了：大约古人一有病，最初只好这样尝一点，那样尝一点，吃了毒的就死，吃了不相干的就无效，有的竟吃到了对证的就好起来，于是知道这是对于某一种病痛的药。这样地累积下去，乃有草创的纪录，后来渐成为庞大的书，如《本草纲目》就是。而且这书中的所记，又不独是中国的，还有阿拉伯人的经验，有印度人的经验，则先前所用的牺牲之大，更可想而知了。

——鲁迅《南腔北调集》

中药的发明和应用有着悠久的历史，在几千年的发展过程中，逐渐形成了理论体系独特和临床经验丰富的中药学。所谓中药学，就是专门研究中药的基本理论和中药的来源、产地、采集、炮制、性能、功效及临床应用的学科，是中医药各专业的基础学科之一。随着科学的发展，

中药学又细分为中药药理学、中药鉴定学、药用植物学、中药化学、中药药剂学、中药调剂学、中药养护学等多个分支学科。

一、原始社会

在原始社会中，由于生产力低下，人类主要以渔猎和采食自然植物为生，在寻找食物的过程中发现有些食物可以导致呕吐、麻木、腹泻，有些食物可以缓解疼痛、排除不适，许多食物可以药用，药物和食物之间很难严格区分，这就是“药食同源”理论的基础。

随着社会的进步与发展，人们开始有意识地收集、种植、驯养那些能够用来治疗疾病、缓解症状的植物和动物，将其专门用作“药物”，并将这些药物的使用方法口耳相授，代代流传。

二、夏商周时期

人工酿酒和汤液的发明与应用，对医药学的发展起了巨大的促进作用。酒不仅可以兴奋、止痛，还可以温通血脉，在汤药制作时常作为溶媒，古人将酒誉为“百药之长”。

随着文字的出现，药物的使用方法也发展为文字记载。成书于战国时期的《五十二病方》是我国现存最早的记载方剂的著作。书中收载药物254种，在处方用药方面，已初步运用辨证论治原则。其所载治法多种多样，除内服汤药之外，还有敷贴法、药浴法、烟熏法、熨法、砭法、灸法、按摩法等，治疗手段多样化也是医药水平提高的标志之一。

三、秦汉时期

《黄帝内经》（简称《内经》），位列中医学四大经典之首，相传为黄帝所作，但后世较为公认此书最终成型于西汉，作者亦非一人，而是由多代医家传承、增补、发展创作而来，所治疾病涉及内、外、妇、五官等科。全书以朴素的、唯物的阴阳五行学说为指导思想，以人和自然的统一观，总结了前人的医学成就。《黄帝内经》的问世，奠定了我国医学发展的理论基础，对中药学的发展产生了巨大的影响。

现存最早的本草学专著当推《神农本草经》（简称《本经》），全书载药365种，药物按功效不同分为上、中、下三品。“上药一百二十种为君，主养命以应天，无毒，久服不伤人”，如人参、甘草、地黄、大枣等；“中药一百二十种为臣，主养性以应人，无毒有毒，斟酌其宜”，需判别药性来使用，如百合、当归、龙眼、黄连、麻黄、白芷、黄芩等；“下药一百二十五种为佐使，主治病以应地，多毒，不可久服”，如大黄、乌头、甘遂、巴豆等。《本经》的问世，对中药学的发展影响很大，历史上具有代表性的几部著作，如《本草经集注》《新修本草》《证类本草》《本草纲目》等，都是源于《本经》修撰而来的。

四、三国、两晋、南北朝时期

《本草经集注》由南北朝梁代陶弘景编著。他将历朝历代积累的经验和知识搜集起来，结合自己的实践经验，进行总结、整理成书，共得药730种。他首创按药物的自然属性分类的新方法，把药分为玉石、草木、果、菜、虫兽、米食和有名未用等7类，这种分类方法后来成了我国古代药物分类的标准方法，在以后的1000多年间一直被沿用，并加以发展。为便于治疗参考，陶弘景还首创按治疗性能对药物进行分类的方法。例如，祛风的药物有防风、秦艽、防己、独活等，就归在同一类。

南朝雷敩编著的《雷公炮炙论》介绍了近300种中药的炮制方法，阐明药物通过适宜的炮制，可以提高药效、减轻毒性或烈性。该书是我国第一部炮制专著，也标志着本草学新分支学科的产生。

五、隋唐时期

7世纪中叶，随着国家的统一，初唐交通和贸易逐渐发达，西北少数民族内迁，西域和印度文化不断输入，使唐代的药品数目及种类不断增加，丰富了我国药物学的内容。而被当时医家奉为治病指南的《本草经集注》，由于编著时存在的种种不足，以及梁后100多年来传抄改移所出现的谬误，已不适应当时形势的需要，朝廷遂下令修撰新的本草著作。

《新修本草》成书于公元659年，是中国第一部由政府颁布的“药典”，也是世界上最早的药典。它比欧洲最早的药典《纽伦堡药典》早了883年。此书由唐代苏敬、长孙无忌等23人编撰，以《本草经集注》为基础，增补注文与新药，纠正谬误多处，共计54卷，载药840余种。

书中增加药物图谱，并附以文字说明，开创了世界药学著作图文对照的先例。该书内容丰富，取材精要，编写实事求是，在当时及以后长时期中，在国内外医学领域中都起了很大作用。此后历代主要本草书籍如《蜀本草》《开宝本草》《证类本草》《本草纲目》等，都以其为基础编撰而成。

六、宋、金、元时期

活字印刷、版刻印刷的应用，为宋代本草学的发展提供了有利条件。

自《新修本草》问世后，历300余年，由于社会发展、药品数量增加，973年，刘翰、马志等9人取《新修本草》《蜀本草》加以详校，参以《本草拾遗》，“刊正别名，增益品目”，定名为《开宝新详定本草》，计20卷。第二年又重修增加品种，订正分类，收载新旧药物983种，共21卷，定名为《开宝重定本草》。

1061年刊行的《本草图经》由宋代苏颂等编撰，亦称《图经本草》，其中所附900多幅药图是我国现存最早的版刻本草图谱。书中还记载了300多种药用植物和70多种药用动物或其副产品，以及大量重要的化学物质，记述了盐、铁、水银、白银、汞化合物、铅化合物等多种物质的制备。该书对动物化石、潮汐理论的阐述及植物标本的绘制，都在相应学科中占有领先地位。

《经史证类备急本草》（简称《证类本草》），为北宋唐慎微撰于1097年~1108年。本书系将《嘉祐本草》《本草图经》两书合一，予以扩充调整编成，重在汇集前人有关药物资料，参引经史百家典籍240余种，所摘古本草条文尤多，弥足珍贵。又辑众多医方，各注出处，为宋代本草集大成之作。其资料之富、内容之广、体例之严，对后世本草发展影响深远。《本草纲目》即以此书为蓝本，李时珍称之“使诸家本草及各药单方，垂之千古不致沦没者，皆其功也”。

国家药局的设立，是北宋的一大创举。《太平惠民和剂局方》是宋代官府药局的成药配方范本，载方788首，所收录的方剂都是由各地敬献，经太医局验证，而后颁行于全国，并作为修制成药的依据。该书是我国历史上第一部由政府组织编制的中成药专著。

七、明代

李时珍（约1518—1593），蕲州（今湖北蕲春）人，明代杰出医药学家。自嘉靖三十一年（1552年），历时27载，三易其稿，著成《本草纲目》。全书52卷，约200万字，收药1892种，附图1109幅，附方11000余首。其总例为“不分三品，惟逐各部；物以类从，目随纲举”，计分16部60类，从无机到有机，从低等到高等，全面阐述所载药物知识，对各种药物设立若干专项，分别介绍药物名称、历史、形态、鉴别、采集、加工，以及药性、功效、主治、组方应用等。本书刊行后，促进了本草学的进一步发展，倪朱谟的《本草汇言》、赵学敏的《本草纲目拾遗》、黄宫绣的《本草求真》等，均是在其学说启示下而著成的本草典籍。达尔文在其著作中亦多次引用本书的资料，并称之为“古代中国百科全书”。本书16世纪末即传播海外，先后有日、朝、拉丁、英、法、德、俄等多种文字的译本，对世界自然科学有着举世公认的卓越贡献。

《救荒本草》由明太祖第五子朱橚著，是一部专讲地方性植物，并结合食用功能以救荒为主旨的植物志。该书描述了植物形态，展示了当时经济植物分类的概况，全面总结了对植物资源的利用、加工炮制等，对我国植物学、农学、医药学等发展都有一定影响。

《本草蒙筌》为明朝御医陈嘉谟所撰。全书共12卷，收录药物448种，附录388种。书中对每种药物的气味、升降、五行属性、毒性、产地、优劣、采集、炮制、藏留、归经、主治等，均做了较为详细的介绍，其中不少内容采用对仗句编写而成，颇具特色。

八、清代

《本草纲目拾遗》由赵学敏编著。该书目的是拾《本草纲目》之遗，可以视作《本草纲目》的续篇。全书共10卷，载药921种，其中《本草纲目》未收载的有716种，绝大部分是民间药，如冬虫夏草、鸦胆子、太子参等；还有一些外来药品，如金鸡纳等。

受当时考据之风影响，孙星衍、顾观光等人从古代文献中重辑《神农本草经》。

此外还有一些偏重实用的典籍，如汪昂的《本草备要》、吴仪洛的《本草从新》、黄宫绣的《本草求真》等。

清代专题类本草也不乏佳作。如张叡的《修事指南》，为炮制类专著，收载232种药物的炮制方法；郑肖岩的《伪药条辨》，为优秀的辨药专书；章穆的《调疾饮食辨》、王孟英的《随息居饮食谱》等，则是较好的食疗专著。

九、民国时期

民国时期，西方文化及西方医药学在我国快速传播，出现了中西药并存的局面，我国传统医药逐渐被称为“中医药”。与此同时，一股全盘否定传统文化、否定中医药的思潮开始出现，中医药学的发展一度受到压制。即使在重重阻碍之下，中医药仍然得到不小的发展。药学辞典类大型工具书的出现，是民国时期本草学中的一件大事。其中影响最大的，要数上海著名中医陈存仁编著的《中国药学大辞典》，资料丰富，易于检索，使用方便。浙江兰溪中医学校张山雷编撰的《本草正义》对各药功用主治均做了大量论述和充实。

十、中华人民共和国成立至今

中华人民共和国成立后，政府高度重视中医药事业的继承和发扬，并制定了一系列相应的政策和措施，也取得了前所未有的成就。

20世纪50年代，中华人民共和国卫生部（现中华人民共和国国家卫生健康委员会）就提出中西医结合的方针，相继建立中医医院、中医院校和科研机构。

1978年，中医药教育开始招收研究生，并实施学士、硕士、博士学位制。近年来，在一些中医药高等院校和科研机构中还设立了博士后流动站。

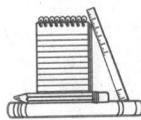

《中华人民共和国药典》（简称《中国药典》）自1953年开始出版第一部，就以法典的形式确定了中药在当代医药卫生事业中的地位，也为中药材及中药制剂质量的提高、标准的制定起了

巨大的促进作用。《中国药典》经过多次修订，目前每5年修订一次。

中医药学术著作和刊物大量出版，各版的《中药志》《全国中草药汇编》《原色中国本草图鉴》等均从不同角度反映了当代中药学的成就。

我国著名药学家屠呦呦领导课题组系统整理历代本草医籍、民间方药，利用现代技术手段进行分析研究、不断改进提取方法，于1971年提取出青蒿素（一种治疗疟疾的药物），并于2015年获得诺贝尔生理学或医学奖，中医药再次令世人瞩目。

为更好地继承和弘扬中医药，推进健康中国建设，充分发挥中医药在现代社会中的重要作用，保持我国作为传统医药大国在世界传统医药发展中的领先地位，2016年12月25日，国家颁布了《中华人民共和国中医药法》，并自2017年7月1日起施行。

随着我国现代化建设的发展和国力的日益强盛，中药学必将取得更大的成就，为人类健康作出更多的贡献。

复习思考

【A型题】（在每小题给出的A、B、C、D 4个选项中，只有1项是符合题目要求的）

1.《神农本草经》专著出现于（　　）

A. 夏商周时期　　B. 秦汉时期

C. 三国两晋时期　　D. 南北朝时期

2. 现存最早的中国第一部炮制专著（　　）

A.《五十二病方》　　B.《雷公炮制论》

C.《炮制大法》　　D.《修事指南》

3. 在屠呦呦青蒿素的过程中，以下哪部中药著作对其研究起到了关键启发作用（　　）

A.《神农本草经》　　B.《肘后备急方》

C.《本草纲目》　　D.《雷公炮制论》

4.《本草纲目》的载药量为（　　）

A. 365种　　B. 730种

C. 844种　　D. 1892种

5. 世界上公开颁布最早的药典性本草著作（　　）

A.《新修本草》　B.《本草纲目》

C.《证类本草》　D.《开宝新详定本草》

【选择题答案】1. B　2. B　3. B　4. D　5. A

扫一扫，查阅本模块 PPT、视频等数字资源

模块三　中药的产地、采收与贮藏

【学习目标】

熟悉道地药材含义及重要道地药材的产地。

了解药物的一般采收原则，中药贮藏与养护的基本知识。

【结构导图】

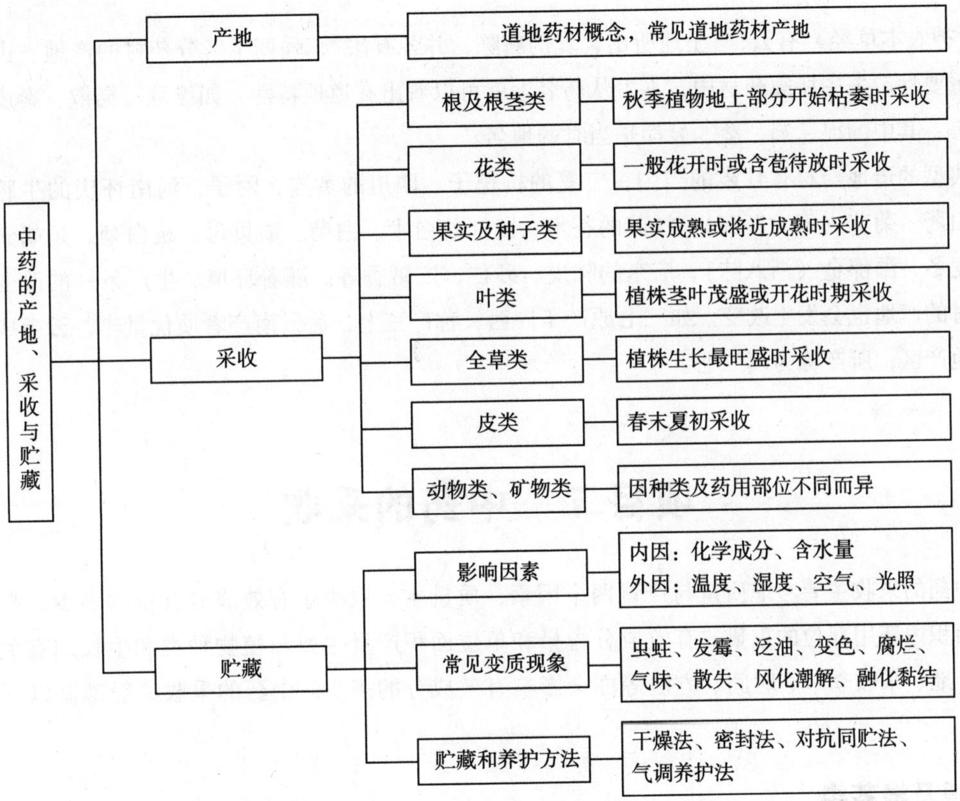

案例导入

楚王赐晏子酒，酒酣，吏二缚一人诣王。王曰："缚者曷为者也？"对曰："齐人也，坐盗。"王视晏子曰："齐人固善盗乎？"晏子避席对曰："婴闻之，橘生淮南则为橘，生于淮北则为枳，叶徒相似，其实味不同。所以然者何？水土异也。今民生长于齐不盗，入楚则盗，得无楚之水土使民善盗耶？"

——《晏子使楚》

中药绝大多数来源于天然的植物、动物和矿物，其品质优劣主要取决于其中的有效成分含量，而有效成分含量又受中药的品种、来源产地、采收、加工炮制、贮藏养护等因素的影响。

项目一 中药的产地

我国幅员辽阔，地区气候环境差异较大，对药材的生长有着重要影响。有些中药只在特定的区域生长，有的中药分布范围很广，土壤、水质、气候、日照、生物分布、海拔等不同生态环境造成中药材的品质差异很大，因此很多药材的生产都表现出特定的地域特征。如薄荷、丁香、肉桂等含挥发油的药材，其挥发油含量随纬度下降而逐渐升高；甘草在我国东北三省、内蒙古、新疆都有分布，其中以内蒙古杭锦旗、阿拉善旗等地粉性大、味甜、质量佳。

历代医家都重视使用产于特定地域的优质药材，即“道地药材”。所谓道地药材，又称地道药材，是指历史悠久、产地适宜、品种优良、产量宏丰、炮制考究、疗效突出、带有地域特点的药材。

《神农本草经》有云，“土地所出，真伪新陈，并各有法”，强调了区分药材的产地、讲究道地的重要性。书中所载药材中，不少从药名上就可以看出有道地特性，如巴豆、蜀椒、秦皮、吴茱萸等，其中的巴、蜀、秦、吴都是当时的地名。

典型的道地药材有甘肃的当归，宁夏的枸杞子，四川的黄连、附子，河南怀庆的牛膝、地黄、山药、菊花（四大怀药），江苏的苍术，浙江的白术、白芍、浙贝母、杭白菊、延胡索、玄参、麦冬、温郁金（浙八味），广东的陈皮、砂仁、广藿香等。随着环境、生产条件的改变，道地药材的产地也会发生改变。如三七原产于广西，称广三七，后云南产者质优量丰，云南成为新的道地产区，所产称为滇三七。

项目二 中药的采收

中药的采收主要考虑质量与产量两个因素，质量主要取决于有效成分含量的多少，产量是单位面积内药用部位的重量。有效成分含量和单位面积产量主要与植物种类和生长期有关。此外，产地、采收季节、时间、方法等亦会影响有效成分的多少。中药的采收一般遵循以下传统原则。

一、根及根茎类

一般是在秋季植物地上部分开始枯萎或早春植物抽苗时采收，但也有些根及根茎类中药材如明党参在春天采收，太子参则在夏天采收较好。

二、花类

一般宜在花刚开放时采收，有些宜于花蕾期采收，如金银花在夏秋花蕾前头蓬大、由青转黄时，辛夷在冬末春初花未开放时采收最适宜；花粉粒需在花盛开时采收，如松花粉、蒲黄等。

三、果实及种子类

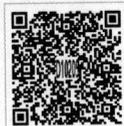

除少数采用未成熟的幼果如青皮、枳实外，一般应在果实成熟或将近成熟时采收，如瓜蒌、枸杞子等。种子应在果实完全成熟时采收，如决明子、白芥子等；有些种子成熟后容易散落，如

牵牛子、急性子等则在果实成熟而未开裂时采收。

四、叶类

大多在夏秋季节植株茎叶茂盛或开花时期采收，此时植株已经完全长成，如大青叶、紫苏叶、番泻叶等。但桑叶需经霜后采收。

五、全草类

应在植物生长充分、茎叶茂盛时采收，如穿心莲、青蒿等；有的在开花时采收，如荆芥、益母草等。

六、皮类

一般在春末夏初采收，此时树皮浆液较多，形成层细胞分裂较快，容易剥离，如黄柏、厚朴、杜仲等；根皮多在秋季采收，挖根后剥去或趁鲜抽去木心，如牡丹皮等。

七、动物类、矿物类

动物类中药材因其种类及药用部位不同而异。昆虫类药材以卵鞘入药的，在3月中旬前收集；以成虫入药的均应在其活动期捕捉；有翅昆虫在清晨露水未干时便于捕捉；鹿茸必须在雄鹿幼角未角化时采收。矿物类中药材一般可随时采收。

项目三　中药的贮藏与养护

中药品质的好坏除与采收加工是否得当有密切关系外，还与贮藏养护过程有关，贮藏养护不当，就会产生变质现象。中药变质除化学成分、含水量等自身原因（内因）外，还受外部环境因素（外因）的影响。

一、影响中药变质的常见外界因素

外界因素主要包括温度、湿度、空气、光照、微生物等。

1. 温度　常温（15~20℃）下，药材成分一般较为稳定，利于贮存。高温状态可见泛油、气味散失及串味，胶类及树脂类中药易发软、黏结及融化。贮藏温度管理不当，亦会出现霉腐、蛀蚀等变质现象。

2. 湿度　贮藏中多采用相对湿度作为控制和调节仓库湿度的依据。贮藏仓库的相对湿度一般应控制在70%左右。相对湿度过高，易导致霉变现象的产生；反之，含有结晶水的矿物药容易风化，如胆矾、芒硝等。

3. 空气　氧气可与某些成分发生化学反应而影响质量。如牡丹皮、大黄等颜色变深，是因为所含鞣质、油脂及糖分等长时间与氧接触发生化学反应所致；薄荷的变色与气味散失，也是与氧作用的结果。

4. 光照　紫外线波长短、能量高，可使贮品成分氧化、分解，如油脂酸败、苷类及维生素类分解等；日光可使一些花、叶、全草类中药颜色变浅、干燥易碎，如月季花、益母草等。

此外，贮藏环境中的微生物（以真菌为主）、虫害（如谷象、米象、大谷盗等）、鼠害等都是导致中药发生变质的常见因素。

二、贮藏中常见的中药变质现象

1. 虫蛀 是指害虫侵入中药内部所引起的破坏性作用。产地采收加工、运输、贮藏过程中均有可能受到虫害的侵入。饮片中所含的淀粉、糖类、脂肪、蛋白质等成分，有利于害虫生长繁殖，如北沙参、桑螵蛸等。

2. 发霉 又称霉变，是指霉菌在中药表面或内部滋生的现象。当温度为20~35℃，相对湿度在75%以上或中药含水量超过15%并有足够营养的条件下，中药表面附着的霉菌易于生长繁殖，在此过程中会分泌酶溶蚀药材组织而失效。

3. 泛油 又称走油，是指某些含脂肪油、挥发油、黏液质或糖类较多的中药，受热或受潮时其表面发黏、颜色变浑、呈现油状物并发出油败气味的现象，如柏子仁、桃仁、麦冬等；动物类药材泛油后躯体易残，色泽加深，外表呈油样，“哈喇”（酸败）气味强烈。

4. 变色 每种药材都有相对固定的色泽，是药材品质的重要标志之一。引起药材变色的原因很多，如具有酚羟基的中药在酶的作用下氧化、聚合形成大分子有色化合物。此外，温度、湿度、氧气和杀虫剂等也与变色有关。

此外，有的中药在贮藏过程中还可发生腐烂、气味散失、风化潮解、融化黏结等变质现象，也需加以养护。

三、常用的中药贮藏与养护方法

中药的贮藏保管应做到“发陈储新”“先进先出”。防止虫害、霉变常用的方法有曝晒、烘烤、低温冷藏等，且须坚持“以防为主，防治结合”的原则。

1. 干燥法 可以除去药材多余的水分，同时可杀死害虫和虫卵。常用的干燥方法有曝晒法、摊晾法、烘烤法、干燥剂（石灰、木炭等）干燥法、通风去湿干燥法等。

2. 密封法 利用严密的库房或包装使药材与外界空气隔离，从而减少湿气、害虫、真菌等侵入的机会。但密封前应将药材充分干燥，使含水量在安全范围内。

3. 对抗同贮法 是将两种或两种以上的药物共同贮藏，利用其中某些中药散发的特殊气味、吸湿性能或特有的驱虫杀菌的化学成分，来防止另外的药材虫霉变质现象的一种贮藏方法。如泽泻与牡丹皮同贮，泽泻不易生虫，牡丹皮不易变色；柏子仁与明矾存放一起，可防止柏子仁泛油、发霉；细辛、花椒可防止动物类药材蛀蚀等。

4. 气调养护法 在密闭的容器或环境内，充入氮气或二氧化碳等惰性气体，造成低氧环境（2%以下），阻止害虫生长，抑制霉菌繁殖。这种方法可以消除长期使用化学杀虫剂对环境和药材造成污染的弊病。

此外，还有应用除氧剂养护药材、辐射灭菌来贮藏药材等方法。

知识链接

中药材的有效期：目前我国对中成药、化学药物已经实行了有效期管理，对中药材却一直没有相关的规定和标准。由于中药成分的多样性，加之来源产地差异、炮制方法不同等多种因素的影响，中药稳定性千差万别，对其有效期的管理工作变得尤为复杂，相关标准的完善将是一个长期的过程。

复习思考

【A 型题】（在每小题给出的 A、B、C、D、E 5 个选项中，只有 1 项是最符合题目要求的）

1. 药材的产量和质量都有一定的地域性。其中，有的药材以某一产地产量最高、质量最佳、疗效最好，这种药材传统被称为( )

A. 道地药材 B. 名产药材 C. 特产药材

D. 稀有药材 E. 贵重药材

2. 根和根茎类药中，以夏季采收为宜的是( )

A. 人参、苍术 B. 厚朴、桔梗 C. 半夏、延胡索

D. 黄精、玉竹 E. 黄连、黄芩

3. 容易发生“走油”现象的药材是（ ）

A. 桃仁 B. 白芷 C. 人参

D. 肉桂 E. 芒硝

【B 型题】（A、B、C、D、E 是其下面小题的备选项，每小题只能从中选择 1 个最符合题目要求的，每个选项可以被选择 1 次或 2 次）

A. 植株充分成长或开花的时候

B. 花蕾将放或正盛开的时候

C. 果实尚未成熟的时候

D. 果实全部成熟的时候

E. 花瓣脱落或变色的时候

4. 采收果实类药材通常于（ ）

5. 采收全草类药材通常于（ ）

A. 黄连、附子 B. 人参、细辛 C. 陈皮、砂仁

D. 茯苓、三七 E. 地黄、山药

6. 一般以四川产者著名的药材是（ ）

7. 一般以东北产者著名的药材是（ ）

8. 一般以河南产者著名的药材是（ ）

【X 型题】（每道题有 5 个备选答案。正确答案为 2~5 个，必须将其全部选中，少选、多选或错选者，均不得分）

9. 下列药物中，应在果实和种子未成熟时采收的是（ ）

A. 枳实 B. 瓜蒌 C. 天麻

D. 青皮 E. 乌梅

10. 影响中药变质的因素有( )。

A. 温度 B. 湿度 C. 光线

D. 氧气 E. 微生物

【选择题答案】1. A 2. C 3. A 4. D 5. A 6. A 7. B 8. E 9. ADE 10. ABCDE

扫一扫，查阅本模块 PPT、视频等数字资源

模块四　中药的炮制

【学习目标】

掌握中药炮制的目的。

熟悉水飞、炒、炙、煅、煨、淬等主要炮制方法的含义。

了解炮制的含义和分类方法。

【结构导图】

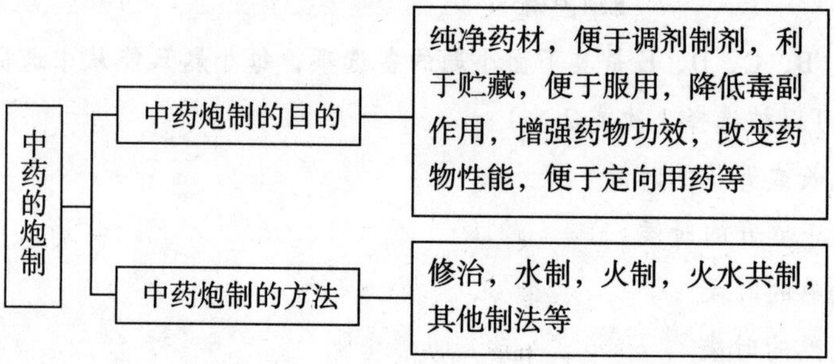

案例导入

在今天，同仁堂的各处门店中，都有一副这样的对联："炮制虽繁必不取省人工，品味虽贵必不敢减物力。"这是一代一代中医人对"百年一诺"的坚守和传承，是"修合无人见，存心有天知"的自律，更是对中药炮制的专业要求。

炮制，又称炮炙、修事、修治，是药物在制成各种制剂前，根据医疗、调制、制剂的需要，对药材进行必要的整理加工及特殊处理的过程。

中药的炮制是我国的传统制药技术。由于中药材大都是生药，其中不少的药物必须经过一定的炮制处理，才能符合临床用药的需要。按照不同的药性和治疗要求又有多种炮制方法，同时有毒之品必须经过炮制后才能确保用药安全。有些药材的炮制还要加用适宜的辅料，并且注意操作技术和掌握火候，故《本草蒙筌》谓："凡药制造，贵在适中，不及则功效难求，太过则气味反失。"可见炮制得当对保障药效、用药安全、便于制剂和调剂都有十分重要的意义。

项目一　中药炮制的目的

一、纯净药材，保证质量，分拣药物，区分等级

一般中药原药材多附着泥土、夹带沙石及非药用部分和其他异物，如植物的根、茎、叶、

花、果等夹有泥沙、杂物，动物的皮、肉、骨、筋、角等残留腐肉、恶血等。药物在采收后必须清除泥沙杂质和非药用的部分，经过挑拣修治，水洗清洁，才能使药物纯净，方可保证质量，提供药用。如有些海产品与动物类的药物需要漂去咸味及腥味，石膏挑出沙石、茯苓去净泥土、防风去掉芦头、黄柏刮净粗皮、鳖甲除去残肉、枳壳去瓤、远志抽心等；同一药物，来源不同，入药部位还需分拣入药，如麻黄（茎）与麻黄根、荷叶与莲子等；贵重药材尚须分拣，区分优劣等级，如人参、三七等。

二、切制饮片，便于调剂制剂

饮片，是将净选后的中药材，经过软化、切削、干燥等加工工序，制成一定规格的药材（如片、段、丝、块等），便于准确称量、计量，按处方调剂，同时增加药材与溶剂之间的接触面积，利于有效成分的煎出，便于制剂。矿物类、贝壳类、动物骨甲类药材，如自然铜、磁石、赭石、牡蛎、石决明等，质地坚硬，难于粉碎，不便于调剂和制剂，而且在短时间内又不易煎出有效成分，因此必须经过特殊的炮制方法使其质地变脆变酥，易于粉碎，而且使有效成分易于煎出。

三、干燥药材，利于贮藏

药物在加工炮制过程中，需经过干燥处理，避免霉烂变质，以利于贮存。特别是一些具有活性的药材，如种子药材白扁豆、赤小豆等，必须加热干燥，才能防止萌动变质。有些昆虫类、动物类药物经过加热处理，如蒸、炒可杀虫卵，防止孵化，亦为便于贮存。植物的种子类经过加热处理，能终止种子萌发，而便于保存不易变质。含有特殊成分的药物经加热处理，可破坏酶的活性，避免有效成分被酶解损失。

四、矫味，矫臭，便于服用

动物类或其他具有腥气异味的药物，往往不被患者所接受，经过麸炒、酒制、醋制后，能起到矫味和矫臭的作用，如酒制乌梢蛇、醋炒五灵脂、麸炒白僵蚕、滑石烫刺猬皮、水漂海藻等，以便临床服用。

五、降低毒副作用，保证安全用药

对一些毒副作用较强的药物经过加工炮制后，可以明显降低药物毒性及其副作用，使之广泛用于临床，并确保安全用药。如川乌、附子、半夏生用内服易中毒，炮制能减毒；生半夏、生南星有毒，用生姜、明矾炮制，可解除毒性；巴豆剧毒，去油用霜能减毒；甘遂、大戟醋制也为了减毒。

六、增强药物功效，提高临床疗效

中药通过适当的炮制，可以提高中药的疗效。一方面可以提高其溶出率，并使溶出物易于吸收而增强疗效。明代《医宗粹言》写道："决明子、萝卜子、芥子、苏子、韭子、青葙子，凡药用子者俱要炒过，入煎方得味出。"这便是现代"逢子必炒"的根据和用意。因为种子有硬壳，炒后种皮破裂，有效物质就便于煎出。另一方面药物之间相互配合起协同作用，可达到增强疗效的效果，如款冬花和紫菀等化痰止咳作用的药物，经蜜炙后其作用增强。

七、改变药物性能，扩大应用范围

如生地黄性寒凉血，功专清热凉血、滋阴生津，而蒸制成熟地黄后微温而补血，成滋阴补血、生精填髓之品；生首乌补益力弱且不收敛，能截疟解毒、润肠通便，经黑豆汁拌蒸成制首乌后功专滋补肝肾、补益精血、涩精止崩；再如天南星经姜矾制后称制南星，功能燥湿化痰、祛风解痉，药性辛温燥烈，而经牛胆汁制后称胆南星，药性变为凉润，成为清化热痰、息风定惊之品；柴胡生用疏散退热，鳖血炒柴胡则可凉血除蒸。由此可见药物经炮制之后，可以改变药物性能，扩大应用范围，使之更适应病情的需要。

八、引药归经，便于定向用药

有些药物经炮制后，可以在特定脏腑经络中发挥治疗作用，《本草蒙筌》谓“入盐走肾脏”“用醋注肝经”就是这个意思。如知母、黄柏、杜仲经盐炒后，可增强入肾经的作用；而柴胡、香附、青皮经醋炒后，则增强入肝经的作用，便于临床定向选择用药。

项目二　中药炮制的方法

炮制方法是历代逐步发展和充实起来的。参照前人的记载，根据现代实际炮制经验，炮制方法一般可以分为以下五类。

一、修治

修治包括纯净、粉碎、切制药材三道工序，为进一步加工贮存、调剂、制剂和临床用药做准备。

1. 纯净药材　借助一定的工具，用手工或机械的方法，如挑、筛、簸、刷、刮、挖、撞等方法，去掉药物中的泥土杂质、非药用部分及药效作用不一致的部分，使药物清洁纯净，便于使用和进一步加工。如拣去辛夷花的枝、叶，筛选王不留行及车前子，簸去薏苡仁的杂质，刷除枇杷叶、石韦叶背面的绒毛，刮去厚朴、肉桂的粗皮，挖掉蛤壳、石决明的肉留壳，撞去白蒺藜的硬刺等。

2. 粉碎药材　以捣、碾、研、磨、镑、锉等方法，使药材粉碎达到一定程度，以符合制剂和其他炮制的要求，便于制剂和服用。如贝母、砂仁、郁李仁等捣碎便于煎煮；琥珀研末便于吞服；犀角、羚羊角等用镑刀镑成薄片或碎屑，或以锉刀锉成粉末，便于制剂或服用。

3. 切制药材　用刀具采用切、铡的方法，按照一定规格，将药切成片、段、丝、块等，使药物有效成分易于溶出，并便于进行其他炮制，也利于干燥、贮藏和调剂时称量。根据药材性质或制剂及临床需要的不同，有不同的切制规格要求。如槟榔宜切薄片，白术宜切厚片，甘草宜切圆片，肉桂宜切圆盘片，黄芪宜切斜片，麻黄、紫苏、白茅根宜切段，茯苓、葛根宜切块等。

二、水制

用水或其他辅料处理药材的方法称为水制。其目的主要是清洁药物、除去杂质、软化药物、便于切制、降低毒性及调整药性等。常见的方法有漂洗、闷润、浸泡、喷洒、水飞等。

1. 漂洗　将药物置于水池或长流水中，反复地换水，以除去杂质、盐味及腥味。如将芦根、白茅根洗去泥土杂质，海藻、昆布漂去盐分，紫河车漂去腥味等。

2. 浸泡　将质地松软或经水泡易损失有效成分的药物，置于水中浸湿立即取出，称为浸，又称沾水；而将药物置于清水或辅料药液中，使水分渗入，药材软化，便于切制，或用以除去药物的毒质及非药用部分，称为泡。如用白矾水浸泡半夏、天南星，用胆巴水浸泡附子等。操作时要根据浸泡的目的、季节、气温的不同，掌握浸泡时间及搅拌和换水次数，以免药材腐烂变质影响药效。

3. 闷润　根据药材质地的软坚、加工时的气温、工具的不同，而采用淋润、洗润、泡润、浸润、晾润、盖润、伏润、露润、复润、双润等多种方法，使清水或其他液体辅料徐徐渗入药物组织内部，至内外的湿度均匀，便于切制饮片，如淋润荆芥、泡润槟榔、酒洗润当归、姜汁浸润厚朴、伏润天麻、盖润大黄等。

4. 喷洒　对一些不宜用水浸泡，但又需潮湿者，可采用喷洒湿润的方法。而在炒制药物时，按不同要求，可喷洒清水、酒、醋、蜜水、姜汁等辅料药液。

5. 水飞　是借药物在水中的沉降性质分取药材极细粉末的方法。适用于矿石和贝壳类不易溶解于水的药物，如朱砂等。目的是使药物粉碎得更加细腻，便于内服和外用。在水飞前先将药物打成粗末，然后放在研钵内和水同研，倾取上部的混悬液，然后再将沉于下部的粗末继续研磨，这样反复操作，研至将细粉放在舌上尝之无渣为度。水飞亦可防止粉末在研磨时飞扬，以减少损耗。

三、火制

将药物经火加热处理的方法称为火制。根据加热的温度、时间和方法的不同，可分为炒、炙、烫、煅、煨等。

1. 炒　将药物置锅中加热并不断翻动，炒至一定程度取出。炒有加辅料和不加辅料两种炒法。不加辅料炒叫清炒。清炒时，根据“火候”大小可分为：

（1）炒黄：用文火将药物炒至表面微黄的方法，如炒牛蒡子、炒紫苏子。

（2）炒焦：将药物炒至表面焦黄，内部淡黄为度，如焦山楂、焦白术、焦麦芽等。

（3）炒炭：用武火将药物炒至表面焦黑，内部焦黄，但仍保留药材固有的气味（存性）的方法，如艾叶炭、姜炭等。药材炒制后要洒水，以免复燃。

炒黄、炒焦使药材易于粉碎加工，并缓和药性。种子类药材炒后则煎煮时有效成分易于溶出。而炒炭能缓和药物的烈性或副作用，或增强其收敛止血、止泻的作用。

2. 炙　将药物与液体辅料共置锅中加热拌炒，使辅料渗入药物组织内部或附着于药物表面，以改变药性，增强疗效或降低毒副作用的方法称炙法。常用的液体辅料有蜜、酒、醋、姜汁、盐水、童便等。如蜜炙百部、款冬花、枇杷叶可增强润肺止咳作用；酒炙川芎、当归、牛膝可增强活血之功；醋炙香附、柴胡可增强疏肝止痛功效；醋制芫花、甘遂、大戟可降低毒性；盐炙杜仲、黄柏可引药入肾和增强补肾作用；酒炙常山可减低催吐作用；姜炙半夏可增强止呕作用。

3. 烫　先在锅内加热中间物体（如砂石、滑石、蛤粉等），温度可达150~300℃，用以烫炙药物，使其受热均匀，膨胀松脆，不能焦枯，烫毕，筛去中间物体，至冷即得，如滑石粉烫制刺猬皮、蛤粉烫阿胶珠等。

4. 煅　将药物用猛火直接或间接煅烧，使质地松脆，易于粉碎，便于有效成分的煎出，以充分发挥疗效。坚硬的矿物药或贝壳类药多直接用煅烧（亦称明煅），以煅至透红为度，如紫石英、龙骨、牡蛎。间接煅是将药物置于耐火容器中密闭煅烧（亦称密闭煅或闷煅），至容器底部红透为度，如棕榈炭、血余炭等。

5. 煨 将药物用湿面或湿纸包裹，置于热火灰中，或用吸油纸与药物隔层分开进行加热的方法称为煨法。其目的是除去药物中的部分挥发性及刺激性成分，以缓和药性，降低副作用，增强疗效，如煨肉豆蔻、煨木香、煨生姜、煨葛根等。

四、水火共制

这类炮制方法是既要用水又要用火，有些药物还必须加入其他辅料进行炮制。包括煮、蒸、炖、燀等方法。

1. 煮 是将药物与水或辅料置锅中同煮的方法。它可减低药物的毒性、烈性或附加成分，增强药物的疗效，如酒煮黄芩。

2. 蒸 是以水蒸气或附加成分将药物蒸熟的加工方法。它分清蒸与加辅料蒸两种方法。前者如清蒸玄参、桑螵蛸，后者如酒蒸山茱萸、大黄等。蒸制的目的在于改变或增强药物的性能，降低药物的毒性。如何首乌经反复蒸晒后不再有泻下之力而功专补肝肾益精血；黄精经蒸制后可增强其补脾益气、滋阴润肺之功。

3. 炖 是蒸法的演变和发展，其方法是将药物置于钢罐中或搪瓷器皿中，同时加入一定的液体辅料，盖严后，放入水锅中炖一定时间。其优点是不致使药效走失、辅料挥发掉，如炖制熟地黄及黄精等。

4. 燀 又称焯、水烫，是将药物快速放入沸水中短暂加热后，立即取出的方法。常用于种子类药物的去皮及肉质多汁类药物的干燥处理。前者如燀杏仁、桃仁、扁豆以去皮；后者燀马齿苋、天冬以便于晒干贮存。

五、其他制法

1. 制霜 中药霜制品包括药物榨去油质之残渣，如巴豆霜、千金子霜；多种成分药液渗出的结晶，如将皮硝纳入西瓜中渗出的结晶，即西瓜霜；药物经煎煮后剩下的残渣研细，如鹿角霜。

2. 发酵 在一定条件（温度等）下使药物发酵，从而改变原来药物的性质，可增强和胃消食的作用，如神曲、建曲、半夏曲等。

复习思考

【A 型题】（在每小题给出的 A、B、C、D、E 5 个选项中，只有 1 项是最符合题目要求的）

1. 将不溶于水的药物研成细末后再放入水中搅匀或研磨的炮制方法称为（　）

A. 润　　B. 漂　　C. 水飞
D. 淬　　E. 燀

2. 巴豆制霜的目的是（　）

A. 消除毒性　　B. 增强药效　　C. 改变药性
D. 便于贮藏　　E. 纯净药材

3. 醋炙香附的目的是（　）

A. 增强疗效　　B. 减低毒性　　C. 改变药性
D. 便于服用　　E. 有利贮藏

4. 生何首乌制熟的目的是（　）

A. 减低毒性　B. 改变药性　C. 增强疗效
D. 便于服用　E. 有利贮藏

【B 型题】（A、B、C、D、E 是其下面小题的备选项，每小题只能从中选择 1 个最符合题目要求的，每个选项可以被选择 1 次或 2 次）

A. 蜜炙　B. 酒炙　C. 醋炙
D. 姜炙　E. 盐炙

5. 为了增强药物的活血作用，宜采用（　　）
6. 为了增强药物的补肾作用，宜采用（　　）

A. 修治法　B. 水制法　C. 火制法
D. 水火共制法　E. 其他制法

7. 漂法属于（　　）
8. 淬法属于（　　）

【X 型题】（每道题有 5 个备选答案，正确答案为 2~5 个，必须将其全部选中，少选、多选或错选者，均不得分）

9. 常用的炮制方法有（　　）
A. 修治　B. 水制　C. 火制
D. 水火共制　E. 其他制法

10. 水火共制法有（　　）
A. 炙　B. 蒸　C. 淬
D. 焯　E. 煨

11. 炙法常用的液体辅料有（　　）
A. 蜜　B. 蛤粉　C. 醋
D. 酒　E. 姜汁

【选择题答案】1. C　2. A　3. A　4. B　5. B　6. E　7. B　8. D　9. ABCDE　10. BCD　11. ACDE

扫一扫，查阅本模块 PPT、视频等数字资源

模块五　中药的性能

【学习目标】

掌握四气、五味、升降浮沉、归经、毒性的概念、作用及临床意义；掌握影响毒性的因素及对待中药毒性的正确态度。

熟悉性能的主要内容，熟悉影响药物升降浮沉的因素。

了解中药药性理论的概念及中药治病的机理。

【结构导图】

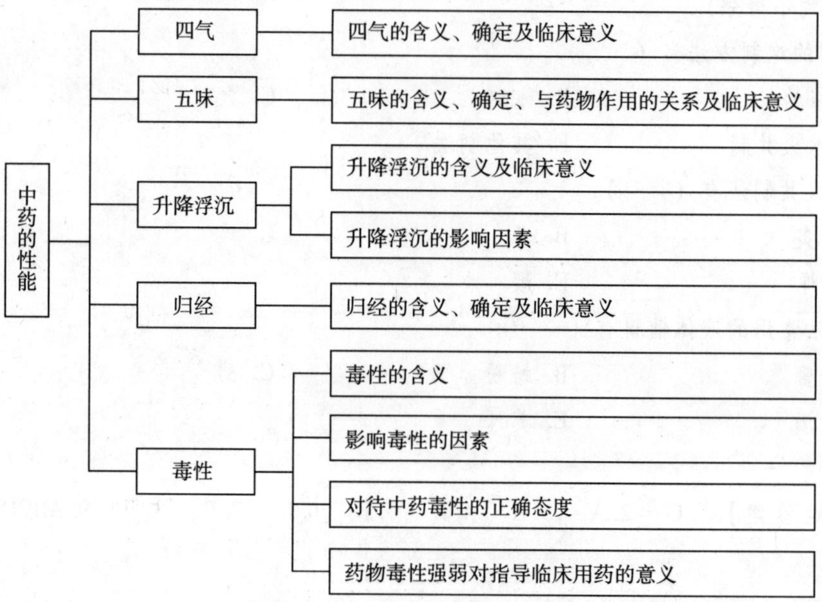

案例导入

我们经常说“药食同源”，有一种说法是指中药与食物是同时起源的，但在历史发展过程中，药物与食物慢慢分开了。那么我们通过什么来区分药物与食物？药物的偏性与毒性之间有什么关系吗？古人云“是药三分毒”，应该怎么样来理解这句话呢？

各种药物本身具有若干特性和作用，前人将之称为药物的偏性，简称药性，以药物的偏性来纠正疾病所表现出来的阴阳偏盛偏衰，以达到治愈疾病、恢复健康的目的。疾病有寒性、热性的区别，药性有寒、热的不同；病势有向上向下、在表在里的差异，药性也有升、浮、沉、降的区别；疾病发生部位在各个脏腑经络不同，药性也有归入某经某脏腑的区分。研究药性形成的机制及其运用规律的理论称为药性理论，其基本内容包括四气五味、升降浮沉、归经、有毒无毒、配伍、禁忌等。

知识链接

中药“性能”与“性状”的区别

中药的性能与性状是两个不同的概念。中药的性能是对中药作用性质和特征的概括，如性质、作用、趋向、归经部位等，是依据用药后的机体对药物的反应归纳出来的，是以人体为观察对象的。

中药的性状是描述药材的各种天然物理特性，是指药物的形状、颜色、气味、滋味、质地（包括轻重、疏密、坚软、润燥等），以药物（药材）为观察对象。

项目一 四 气

《神农本草经》序例云：“药有酸咸甘苦辛五味，又有寒热温凉四气。”这是有关药性的四气五味理论的最早概括。每味药物都有四气五味的不同，因而也就具有不同的治疗作用。历代本草在论述药物的功用时，首先标明其“气”和“味”，可见气与味是药物性能的重要标志之一，是说明药物作用性质的重要概念，这对于认识各种药物的共性和个性及临床用药都有实际意义。

一、四气的含义

四气就是寒热温凉四种不同的药性，又称四性。它反映了药物对人体阴阳盛衰、寒热变化的作用倾向，为药性理论的重要组成部分，是说明药物作用的主要理论依据之一。四气之中寓有阴阳含义，温热与寒凉属于两类不同的性质。寒凉属阴，温热属阳，温次于热，凉次于寒，即在共同性质中又有程度上的差异。对于有些药物，通常还标以大热、大寒、微温、微寒等予以区别，这是对中药四气程度不同的进一步区分，示以斟酌使用。然从四性本质而言，只有寒热两性的区分。此外，四性以外还有一类平性药，所谓“平”，是指药性平和、作用和缓、寒热之性不甚显著的药物，如党参、山药、甘草等。实际上平性也有偏温偏凉的不同，称其性平是相对而言的，仍未超出四性的范围。故四性从本质而言，实际上仍是寒热二性。

二、四气的确定

药性寒热温凉的确定，是从药物作用于机体所发生的不同反应概括出来的，它与所治疾病的性质是相对而言的。故可以认为，药性的确定是以用药反应为依据，病证寒热为基础的，能够减轻或消除热证的药物，一般属于寒性或凉性，如患者表现为高热烦渴、面红目赤、咽喉肿痛、脉洪数，这属于阳热证，用石膏、知母、栀子等药物治疗后，上述症状得以缓解或消除，说明它们的药性是寒凉的；反之，能够减轻或消除寒证的药物，一般属于温性或热性，如患者表现为四肢厥冷、面色苍白、脘腹冷痛、脉微欲绝，这属于阴寒证，用附子、肉桂、干姜等药物治疗后，上述症状得以缓解或消除，说明它们的药性是温热的。

三、四气的临床意义

一般来讲，寒凉药属阴性，多具有清热泻火、凉血解毒、滋阴除蒸、泄热通便、清热利尿、清化热痰、清心开窍、凉肝息风等作用，多用于阳证、热证；而温热药属阳性，多具有温里散寒、补火助阳、温阳利水、温经通络、引火归元、回阳救逆等作用，多用于阴证、寒证。

总之，阳热证用寒凉药，阴寒证用温热药，这是临床用药的一般原则。反之，如果阴寒证用寒凉药，阳热证用温热药必然导致病情进一步恶化，甚至引起死亡。

由于寒与凉、热与温之间具有程度上的差异，因而在用药时也要注意。如当用热药而用温药、当用寒药而用凉药，则病重药轻达不到治愈疾病的目的；反之，当用温药而用热药则反伤其阴，当用凉药反用寒药则易伤其阳。至于表寒里热、上热下寒、寒热中阻而致的寒热错杂的复杂病证，往往应寒药热药并用。若为寒热错杂、阴阳格拒的复杂病证，又当采用寒热并用佐治之法治之。

对药物作用可从不同角度认识，如作用性质、作用范围、作用趋势、作用强度等。药性寒热是从药物对机体阴阳盛衰、寒热变化的影响这一特定角度来概括药物作用性质，而不能概括药物作用的所有方面。因此，必须与其他方面的内容相结合，方能全面地认识和掌握药物的性能和作用。

知识链接

药性寒热与药物功效的关系

药性寒热与药物功效是共性与个性、抽象与具体的关系。药性寒热与八纲寒热相对应，是高层次上的抽象，而阴阳则是更高层次上的抽象。药性寒热只反映药物影响人体阴阳盛衰、寒热变化方面的基本倾向，并不说明药物的具体作用。因此，掌握药性寒热不能脱离其具体功效。正如徐灵胎所说："同一热药，而附子之热与干姜之热迥乎不同。同一寒药，而石膏之寒与黄连之寒迥乎不同。"也就是说，对于药性寒热，不仅要从共性方面进行理解，还必须结合每一药物的具体作用，方能掌握其性寒或性热的特点。

药性寒热是从特定角度概括药物作用性质，它只反映药物作用性质的一个侧面，而非所有方面。

项目二　五　味

一、五味的含义

中药的五味，是指药物有酸、苦、甘、辛、咸五种不同的味道，因而具有不同的治疗作用。实际上有些药物还具有淡味或涩味，由于长期以来将涩附于酸、淡附于甘以合五行配伍关系，故习称五味。

二、五味的确定

五味的确定最初是依据药物的真实滋味，首先是通过口尝感受而得来的，即用人的感觉器官辨别出来的，它是药物真实味道的反映，如黄连、黄柏之苦，甘草、枸杞子之甘，桂枝、川芎之辛，乌梅、木瓜之酸，芒硝、食盐之咸等。随着用药实践的发展，对药物作用的认识不断丰富，一些药物的作用很难用其滋味来解释，因而采用了以作用推定其味的方法。例如，葛根、皂角刺并无辛味，但前者有解表散邪作用，常用于治疗表证；后者有消痈散结作用，常用于痈疽疮毒初起或脓成不溃之证；二者的作用皆与辛味“能散、能行”有关，故皆标以辛味。以此类推，经后世历代医家的补充，逐步完善了五味理论。

所以说五味的实际意义，不仅是药物味道的真实反映，更重要的是对药物作用的高度概括，确定味的主要依据，一是药物的滋味，二是药物的作用。自从五味作为归纳药物作用的理论出现后，五味的“味”也就超出了味觉的范围，而是建立在药物功效的基础之上。因此，本草书籍的记载中有时会出现与实际口尝味道不相符的地方。

三、五味与药物作用的关系

后世在《黄帝内经》论述的基础上，对五味的作用做了进一步的补充发挥，结合临床实践和前人的论述，将五味所代表药物的作用及主治病证分述如下。

1. 辛　能散、能行，有发散、行气、行血等作用。一般来讲，解表药、行气药、活血药多具有辛味。因此辛味药多用治表证及气血阻滞之证，如麻黄发汗解表、香附理气止痛、川芎活血行气等。

知识链接

芳香药性

一些具有芳香气味的药物往往也标上“辛”，亦称辛香之气。这样，辛就不仅与味觉有关，还与嗅觉有关。有些药难以用四气五味理论解释药性、说明作用机制，因而又有芳香药性之说。古代对药物气臭的论述十分粗略，芳香药在古代早期多用作调香品以辟秽防病，随着中外交流的发展，外来香料、香药不断输入。到了宋代，由于香药盛行，应用范围日益扩大，对芳香药的药性特点及治疗机理认识不断加深，逐步形成芳香药性理论，使其成为中药药性理论一个重要组成部分，从而发展了中药药性理论。芳香类药物主要有辟秽防疫、解表散邪、悦脾开胃、化湿去浊、通窍止痛、行气活血、开窍醒神等作用。

---

2. 甘　能补、能缓、能和，即有补益、缓急止痛、调和药性、和中的作用。一般来讲，滋养补虚、调和药性及缓解疼痛的药物多具有甘味。因此甘味药多用于正气虚弱、身体诸痛及调和药性、中毒解救等方面，如人参大补元气，大枣补中益气，甘草调和诸药等。某些甘味药还具有解药食中毒的作用，如甘草、绿豆等，故又有甘能解毒之说。

3. 酸　能收、能涩，即有收敛、固涩的作用。一般来讲，固表止汗、敛肺止咳、涩肠止泻、固精缩尿、固崩止带的药物多具有酸味，多用于体虚多汗，肺虚久咳，久泻久痢，崩带不止，遗精滑精，尿频遗尿等症，如山茱萸涩精止遗，五倍子涩肠止泻，赤石脂固崩止带，乌梅敛肺止咳等。

涩味能收敛固涩，与酸味作用相似，多用治虚汗、泄泻、尿频、遗精、滑精、出血等症，如龙骨、牡蛎涩精，乌贼骨收敛止血，莲子固精止带等。故本草文献中常以酸味代表涩味功效，或与酸味并列，标明药性。

4. 苦　能泄、能燥，即具有清泄火热、泄降气逆、通泄大便、燥湿、坚阴（泻火存阴）等作用。一般来讲，清热泻火、下气平喘、降逆止呕、通利大便、清热燥湿、苦温燥湿、泻火存阴的药物多具有苦味，多用于治疗热证、火证、喘咳、呕恶、便秘、湿证、阴虚火旺等证。泄的含义较多，如大黄、枳实泄热通便，此为通泄；如杏仁、葶苈子止咳平喘、降泄肺气，半夏、陈皮降逆止呕，此为降泄；如黄芩、栀子清热泻火，此为清泄。燥即燥湿，用于湿证。湿证有寒湿、湿热的不同。温性的苦燥药如苍术、厚朴，用于寒湿证；寒性的苦燥药如黄连、黄柏，用于湿热证。此外，前人还有苦能坚阴之说，坚阴即泻火存阴，如黄柏、知母等苦味药用于治疗肾阴虚、相火旺盛之证。

5. 咸 能软、能下，即具有泻下通便、软坚散结的作用。一般来讲，泻下或润下通便及软化坚硬、消散结块的药物多具有咸味，多用治大便燥结、痰核、瘿瘤、癥瘕痞块等症，如海藻、昆布消散瘰疬，鳖甲软坚散结，芒硝泻下通便等。

此外，《素问·至真要大论》载："五味入胃，各归所喜功……咸先入肾。"因此不少入肾经的咸味药如龟甲、鳖甲、紫河车、蛤蚧、海狗肾等都具有良好的补肾作用。同时为了增强补肾作用，不少药物如知母、杜仲、巴戟天、黄柏等用盐水炮制以引药入肾。《素问·宣明五气》还有"咸走血"的说法，如大青叶、玄参、紫草、青黛、白薇都具有咸味，均入血分，皆有清热凉血解毒之功。

淡味能渗、能利，即具有渗湿利水、通利小便的作用。一般来讲，利水渗湿的药物多具有淡味，多用于治疗水肿、脚气、小便不利等症，如猪苓、茯苓、泽泻、薏苡仁、通草等。由于《神农本草经》未提淡味，后世医家多主张"淡附于甘"。

四、五味的临床意义

缪希雍谓："物有味必有气，有气斯有性。"由于每种药物都同时具有性和味，性和味分别从不同角度说明药物的作用，二者合参才能较全面地认识药物的作用和性能。一般来讲，性味相同，作用相近，同一类药物大都如此，如辛温的药物多具有发散风寒的作用，甘温的药物多具有补气助阳的作用。有时气味相同但又有主次之别，如紫苏、辛夷性味皆辛温，都有发散风寒的作用，而前者发散力较强，又能行气和中；后者发散力较弱，而长于通鼻窍。

药物的气味所表示的药物作用及气味配合的规律是比较复杂的，在临床具体应用时，一般都是既用其气又用其味的，而在特殊应用的时候，配合其他药物，则或用其气，或用其味。因此，既要熟悉四气五味的一般规律，又要掌握每一味药物气味的特殊治疗作用及气味配合的规律，这样才能更好地掌握药性，指导临床用药。

项目三　升降浮沉

一、升降浮沉的含义

升降浮沉是指药物对人体作用的不同趋向性，即药物作用的定向，是说明药物作用性质的概念之一，也是药物作用的理论基础之一。

气机升降出入是人体生命活动的基础。气机升降出入发生障碍，机体便处于疾病状态，产生不同的病势趋向。病势趋向常表现为向上（如呕吐、呃逆），向下（如崩漏、脱肛），向外（如自汗、盗汗），向内（如表证入里）。能够针对病情，改善或消除这些病证的药物，相对说来也就分别具有向下、向上、向内、向外的作用趋向。升，即上升提举，趋向于上；降，即下达降逆，趋向于下；浮，即向外发散，趋向于外；沉，即向内收敛，趋向于内。升降浮沉也就是指药物对机体有向上、向下、向外、向内四种不同作用趋向，它是与疾病所表现的趋向性相对而言的。按阴阳属性区分，升降浮沉之中，升、浮属阳，沉、降属阴。

二、升降浮沉的临床意义

升降浮沉代表不同的药性，标示药物不同的作用趋向。一般升浮药，其性主温热，味属辛、甘、淡，质地多为轻清至虚之品，作用趋向多主上升、向外。就其所代表药物的具体功效而言，分别具有疏散解表、宣毒透疹、解毒消疮、宣肺止咳、温里散寒、暖肝散结、温通经脉、通痹散结、行气开郁、活血消癥、开窍醒神、升阳举陷、涌吐等作用。故解表药、温里药、祛风寒湿药、行气药、活血祛瘀药、开窍药、补益药、涌吐药等多具有升浮特性。

一般沉降药，其性主寒凉，味属酸、苦、咸，质地多为重浊坚实之品，作用趋向多主下行、向内。就其所代表药物的具体功效而言，分别具有清热泻火、泻下通便、利水渗湿、重镇安神、平肝潜阳、息风止痉、降逆平喘、止呕、止呃、消积导滞、固表止汗、敛肺止咳、涩肠止泻、固崩止带、涩精止遗、收敛止血、收湿敛疮等作用。故清热药、泻下药、利水渗湿药、降气平喘药、降逆和胃药、安神药、平肝息风药、收敛止血药、收涩药等多具有沉降特性。

掌握药物升降浮沉性能，可以更好地指导临床用药，以纠正机体功能的失调，使之恢复正常；或因势利导，有助于驱邪外出。一般来说，病变在上、在表宜用升浮而不宜用沉降，如外感风寒，用麻黄、桂枝发表；在下、在里宜用沉降，而不宜用升浮，如里实便秘，用大黄、芒硝攻下。病势上逆者，宜降不宜升，如肝阳上亢之头痛，当用牡蛎、石决明潜降；病势陷下者，宜升而不宜降，如久泻、脱肛当用人参、黄芪、升麻、柴胡等药益气升阳。

三、升降浮沉的影响因素

药物升降浮沉与药物本身的性味、质地有关，也受人为因素如炮制、配伍的影响。具体如下。

1. 性味　是决定药物升降浮沉的主要因素。一般来说，性温、热，味辛、甘的药物，大都有升、浮的趋向，如麻黄、升麻、黄芪等药；性寒、凉，味酸、苦、咸的药物，大都有沉、降的趋向，如大黄、芒硝、山楂等。

2. 质地　能影响药物的升降浮沉性能。汪昂《本草备要·药性总义》云：“轻清升浮为阳，重浊沉降为阴。”“凡药轻虚者，浮而升；重实者，沉而降。”花、叶、皮、枝等质轻的药物大多主升浮，而种子、果实、矿石、贝壳等质重者大多主沉降。然而，上述关系并非绝对的，如旋覆花虽为质轻之花，但能降气消痰、止呕，药性主沉降；苍耳子虽为果实，但能祛风解表，善通鼻窍，药性是升浮的，故有“诸花皆升，旋覆独降；诸子皆降，苍耳独升”之说。由此可见，既要掌握药物的一般共性，又要掌握每味药物的不同个性，具体问题做具体分析，才能确切掌握药物的作用趋向。应当指出，药物质地轻重与升降浮沉的关系，是前人用药的经验总结，因为两者之间没有本质的联系，故有一定的局限性，只是从一个侧面论述了与药物升降浮沉有关的作用因素。

3. 炮制　可改变或调整药物的升降浮沉性能。例如，酒炒则升，姜汁炒则散，醋炒则收敛，盐水炒则下行。如大黄，属于沉降药，峻下热结、泄热通便，经酒炒后，大黄则可清上焦火热，可治目赤头痛。

4. 配伍　能制约药物的升降浮沉。在复方配伍中，性属升浮的药物同较多的沉降药配伍时，其升浮之性可受到一定的制约，如升麻与当归、肉苁蓉等咸温润下药同用，虽有升降合用之意，终成润下之剂；反之，性属沉降的药物同较多的升浮药同用，其沉降之性亦能受到一定程度的制约，如牛膝引血下行为沉降药，与桔梗、柴胡、枳壳等升达清阳、开胸行气药同用，也随之上升，就是例证。因而李时珍说："升者引之以咸寒，则沉而直达下焦，沉者引之以酒，则浮而上至颠顶。"这说明升降浮沉在一定条件下，是可以互相转化的。而在某些情况下，又需要利用升降配合以斡旋气机，恢复脏腑功能。

项目四　归　经

一、归经的含义

归经是指药物对于机体某部分的选择性作用，是药物作用的定位概念，表示药物作用部位。归是归属的意思，经是脏腑经络的意思。即某药对某些脏腑经络有明显的作用，对这些部位的病证起着主要或特殊的治疗作用，而对其他脏腑经络的作用较小，甚至没有作用。比如同属性寒清热的药物，有的偏于清肝热，有的偏于清胃热，有的偏于清肺热或清心热；同属补药，也有补肺、补脾、补肝、补肾的不同。这说明药物在机体产生效应的部位各有侧重。将这些认识加以归纳，使之系统化，便形成了归经理论。归经指明了药物治病的适用范围，也是阐明药物作用机理，指导临床用药的药性理论基本内容之一。

二、归经的确定

中药归经理论的形成是在中医基本理论指导下，以脏腑经络理论为基础，以药物所治疗的具体病证为依据，经过长期临床实践，从药物的疗效中总结出来的用药理论。

确定归经理论的方法与临床实践密切相关，它是伴随着中医理论体系的不断发展而日臻完善的，脏腑经络学说实为归经的理论基础，因此探讨归经的实质，必须抓住脏腑经络学说这个核心。

此外，还有依据药物自身的特性，即形、色、气味、禀赋等的不同，进行归经的方法。如味辛、色白入肺、大肠经，味苦、色赤入心、小肠经等，都是以药物的色与味作归经依据的。又如磁石、赭石重镇入肝，桑叶、菊花轻浮入肺则是以药物的质地轻重作归经依据的。以药物特性作为归经方法之一，虽然也存在着药物特性与归经没有必然联系的缺陷，但它是从药物自身角度分析药物归经，故还是有一定意义的。

三、归经的临床意义

掌握归经，有助于提高用药的准确性，例如，里实热证有肺热、心火、肝火、胃火等不同，应当分别选用清泄肺热、心火、肝火、胃火的药物来治疗，若肺热咳喘，当用桑白皮、地骨皮等肺经药来泻肺平喘；若胃火牙痛当用石膏、黄连等胃经药来清泻胃火；若心火亢盛心悸失眠，当用朱砂、丹参等心经药以清心安神；若肝热目赤，当用夏枯草、龙胆草等肝经药以清肝明目。可见归经理论为临床辨证用药提供了方便。

掌握归经理论还有助于区别功效相似的药物。如同是利水药，有麻黄的宣肺利水、黄芪的健脾利水、附子的温阳利水、猪苓的通利膀胱之水湿等的不同。因此，在熟悉药物功效的同时，掌握药物的归经对相似药物的鉴别应用具有十分重要的意义。

在运用归经理论指导药物临床应用时，还必须与四气五味、升降浮沉学说结合起来，才能做到全面准确。如同归肺经的药物，由于有四气的不同，其治疗作用也异。如紫苏温散肺经风寒、薄荷凉散肺经风热、干姜性热温肺化饮、黄芩性寒清肺泻火。同归肺经的药物，由于五味的不同，作用亦殊。如乌梅酸收固涩、敛肺止咳，麻黄辛以发表、宣肺平喘，党参甘以补虚、补肺益气，陈皮苦以下气、止咳化痰，蛤蚧咸以补肾、益肺平喘。同归肺经的药物，因其升降浮沉之性不同，作用亦迥异。如桔梗、麻黄药性升浮，故能开宣肺气、止咳平喘；杏仁、紫苏子药性降沉，故能降肺气止咳平喘。四气五味、升降浮沉、归经同是药性理论的重要组成部分，在应用时必须结合起来，全面分析，才能准确地指导临床用药。

知识链接

由于历代医家对一些药物功效的观察、认识上所存在的差异，归经方法的不同，以及药物品种的混乱，因此出现了本草文献中对某些药物归经的记载不够统一、准确，造成归经混乱的现象。据不完全统计，仅大黄一味就有十四种归经的说法，涉及十经之多，这充分说明归经学说有待整理和提高，但绝对不能因此而贬低归经学说的科学价值。既承认归经理论的科学性，又要看到它的不足之处，这才是正确对待归经理论的态度。

项目五　毒　性

毒性是指药物对机体的损害性。毒性反应与副作用不同，它对人体的危害性较大，甚至可危及生命。为了确保用药安全，必须认识中药的毒性，了解毒性反应产生的原因，掌握中药中毒的解救方法和预防措施。

一、毒性的含义

(一)古代对中药毒性含义的认识

在古代医药文献中，药物的毒性或毒药所指甚广，主要有三层含义。

1. 药物的总称　西汉以前常常把“毒药”看作一切药物的总称，《周礼·天官》：“医师……聚毒药以供医事。”《素问·脏气法时论》：“毒药攻邪，五谷为养，五果为助……”对此，丹波元坚《药治通义》指出：“毒药二字，古多连称，见《素问》及《周官》，即总括药饵之词。”古代毒药概念一方面反映了药食分离在认识上的进步，另一方面反映出当时对药物的治疗作用和毒副作用还不能很好地把握，故笼统称为“毒药”。《礼记》谓：“君有疾饮药，臣先尝之，亲有疾饮药，子先尝之。医不三世，不服其药。”从上述记载中可以看出，当时服用药物是具有相当危险性的事，故人们只能采取比较慎重的态度。

2. 药物的偏性　明代张景岳《类经》云：“药以治病，因毒为能，所谓毒者，以气味之有偏也。盖气味之正者，谷食之属是也，所以养人之正气。气味之偏者，药饵之属是也，所以去人之邪气，其为故也，正以人之为病，病在阴阳偏胜耳……是凡可辟邪安正者，均可称为毒药，故曰毒药攻邪也。”而《药治通义》引张戴人语：“凡药皆有毒也，非指大毒、小毒谓之毒。”论述了毒药的广义含义，阐明了毒性就是药物的偏性。

有毒药物偏性强，根据以偏纠偏、以毒攻毒的原则，有毒药物有其可利用的一面。古今利用某些有毒药物治疗恶疮肿毒、疥癣、麻风、瘰疬瘿瘤、癥瘕积聚等积累了大量经验，获得肯定疗效。但有毒药物的治疗剂量与中毒剂量比较接近或相当，因而治疗用药时安全度小，易引起中毒反应。无毒药物安全度较大，但并非绝对不会引起中毒反应。

3. 药物毒副作用的大小 古代还把毒性看作药物毒副作用大小的标志。如《素问·五常政大论》云：“大毒治病，十去其六；常毒治病，十去其七；小毒治病，十去其八；无毒治病，十去其九；谷肉果菜食养尽之，无使过之、伤其正也。”把药物毒性强弱分为大毒、常毒、小毒、无毒四类。而《神农本草经》三品分类法也是以药物毒性的大小、有毒无毒作为分类依据的，并提出了使用毒药治病的方法：“若用毒药以疗病，先起如黍粟，病去即止，不去倍之，不去十之，取去为度。”

综上所述，古代药物毒性的含义较广，既认为毒药是药物的总称，毒性是药物的偏性，又认为毒性是药物毒副作用大小的标志。而后世本草书籍在其药物性味下标明“有毒”“大毒”“小毒”等记载，则大都指药物毒副作用的大小。

（二）现代对中药毒性含义的认识

随着科学的发展，医学的进步，人们对毒性的认识逐步加深。现代认为毒的概念是指中毒剂量与治疗剂量比较接近，或某些治疗量已达到中毒剂量的范围，因此治疗用药时安全系数较小；甚至毒性对机体组织器官损害剧烈，可产生严重或不可逆的后果，如出现中毒、致畸、致癌变等现象。

在我国，《医疗用毒性药品管理办法》（国务院令第23号）中明确规定了医疗用毒性药品的概念，系指毒性剧烈、治疗剂量与中毒剂量相近，使用不当会致人中毒或死亡的药品，简称为毒性药品。

知识链接

中药的副作用有别于毒性作用。副作用是指在常用剂量时出现与治疗需要无关的不适反应，一般比较轻微，对机体危害不大，停药后可自行消失。如临床常见服用某些中药可引起恶心、呕吐、胃痛、腹泻或皮肤瘙痒等不适反应。用药副作用的产生与药物自身特性、炮制、配伍、制剂等多种因素有关。通过医药人员努力可以尽量减少副作用的发生。此外，由于中药常见一药多效能，如常山既可截疟，又可催吐，若用治疟疾，则催吐就是副作用，可见中药副作用还有一定的相对性。

过敏反应症状轻者可见瘙痒、皮疹、胸闷、气急，重者可引起过敏性休克，除药物因素外，多与患者体质有关。

二、影响毒性的因素

产生中药中毒的主要原因：一是剂量过大，如砒霜、胆矾、斑蝥、蟾酥、马钱子、附子、乌头等毒性较大的药物，用量过大，或使用时间过长可导致中毒；二是误服伪品，如误以华山参、商陆代人参，独角莲代天麻使用；三是炮制不当，如使用未经炮制的生附子、生乌头；四是制剂服法不当，如乌头、附子中毒，多因煎煮时间太短，或服后受寒、进食生冷；五是配伍不当，“十八反”“十九畏”中的某些药同用而出现中毒，如甘遂与甘草同用，乌头与瓜蒌同用而致中毒。此外，还有药不对证、自行服药、乳母用药及个体差异也是引起中毒的原因。

三、对待中药毒性的正确态度

中药的毒性反应是临床用药时应该尽量避免的，应该从储存保管、炮制、剂型、辨证用药等以上导致毒性反应的各个环节进行控制，避免中毒的发生。

1. 要正确总体评价中药毒性。目前中药品种已多达 12800 多种，有中毒报告的才 100 余种，其中许多还是临床很少使用的剧毒药，可见大多数中药品种是相对安全的，这是中药的一大优势，尤其与西药化学合成药造成众多药源性疾病的危害相比，中药安全低毒的优势就更加突出了，这也是当今提倡回归自然，返璞归真，中药受到世界青睐的主要原因。

2. 要正确对待本草文献记载。历代本草对药物毒性多有记载，这是前人的经验总结，值得借鉴。但由于受历史条件的限制，也出现了不少缺漏和错误的地方，如《本草纲目》认为马钱子无毒，《中国药学大辞典》认为黄丹、桃仁无毒等，说明对待药物毒性的认识，随着临床经验的积累、社会的发展，有一个不断修改、逐步认识的过程。

3. 要重视中药中毒的临床报道。自中华人民共和国成立以来，出现了大量中药中毒报告，仅单味药引起中毒就达上百种之多，其中植物药九十多种，如关木通、苍耳子、苦楝皮等；动物药及矿物药各十多种，如斑蝥、蟾蜍、铅丹、密陀僧等。由此可见，文献中认为大毒、剧毒的固然有中毒致死的，小毒、微毒甚至无毒的同样也有中毒病例发生，故临床应用有毒中草药固然要慎重，就是“无毒”的，也不可掉以轻心。

4. 要加强对有毒中药的使用管理。此处所称的有毒中药，系指列入国务院《医疗用毒性药品管理办法》的中药品种，即砒石、砒霜、水银、生马钱子、生川乌、生草乌、生白附子、生附子、生半夏、生南星、生巴豆、斑蝥、青娘虫、红娘虫、生甘遂、生狼毒、生藤黄、生千金子、生天仙子、闹羊花、雪上一枝蒿、红升丹、白降丹、蟾酥、洋金花、红粉、轻粉、雄黄等。

四、药物毒性强弱对指导临床用药的意义

1. 在应用毒药时要针对体质的强弱、疾病部位的深浅，恰当选择药物并确定剂量，中病即止，不可过服，以防止过量和蓄积中毒。同时要注意配伍禁忌，凡两药合用能产生剧烈毒副作用的禁止同用，并严控毒药的炮制工艺，以降低毒性；对某些毒药要采用适当的制剂形式给药。此外，还要注意个体差异，适当增减用量，说服患者不可自行服药。医药部门要抓好药品鉴别，防止伪品混用，注意保管好剧毒中药，从不同的环节努力，确保用药安全，以避免中毒的发生。

2. 根据中医“以毒攻毒”的原则，在保证用药安全的前提下，也可采用某些毒药治疗某些疾病。有毒性的药物，大多具有较强的医疗作用。有些药物的毒性，本身就是它的治疗作用所在，因此只要使用得法，往往可获良效，让有毒中药更好地为临床服务。如用雄黄治疗疔疮恶肿，水银治疗疥癣梅毒，砒霜治疗白血病等。

3. 掌握药物的毒性及其中毒后的临床表现，便于诊断中毒原因，以便及时采取合理、有效的抢救治疗手段，对于做好中药中毒抢救工作具有十分重要的意义。

复习思考

【A 型题】（在每小题给出的 A、B、C、D、E 5 个选项中，只有 1 项是最符合题目要求的）

1. 临床上见胁痛易怒、抽搐惊恐等症，一般应选用归哪经的药物（　）

A. 归心经的药物　B. 归肺经的药物　C. 归肝经的药物

D. 归肾经的药物　E. 以上都不对

2. 按照药性升降浮沉理论，具有升浮药性的药是（　）

A. 重镇安神药　B. 平肝息风药　C. 开窍药

D. 清热药　E. 泻下药

3. 寒凉药的作用是（　）

A. 暖肝散结　B. 温里散寒　C. 清热解毒

D. 补火助阳　E. 回阳救逆

4. 苦味药的作用是（　）

A. 能和能缓　B. 能燥能泄　C. 能下能软

D. 能收能涩　E. 能行能散

5. 淡味药的作用是（　）

A. 能和能缓　B. 能下能软　C. 能燥能泄

D. 能收能涩　E. 能渗能利

6. 治疗筋脉拘急疼痛的药物多具有（　）

A. 辛味　B. 甘味　C. 酸味

D. 苦味　E. 咸味

7. 具有收敛固涩作用的是（　）

A. 酸味　B. 咸味　C. 辛味

D. 苦味　E. 淡味

8. 辛味药临床一般用于治疗（　）

A. 表证及气血阻滞证　B. 呕吐呃逆　C. 久泻久痢

D. 瘰疬、瘿瘤、痰核　E. 大便燥结

9. 涩味药多用于治疗（　）

A. 胃热消渴　B. 水肿、小便不利　C. 胸胁苦满

D. 恶心呕吐　E. 虚汗、遗精滑精

10. 具有沉降性质的性味是（　）

A. 苦温　B. 辛温　C. 苦寒

D. 甘寒　E. 咸温

【选择题答案】1. C　2. C　3. C　4. B　5. E　6. B　7. A　8. A　9. E　10. C

模块六　中药的配伍

扫一扫，查阅本模块 PPT、视频等数字资源

【学习目标】

掌握中药配伍、“七情”的概念。

熟悉配伍用药的基本原则。

【结构导图】

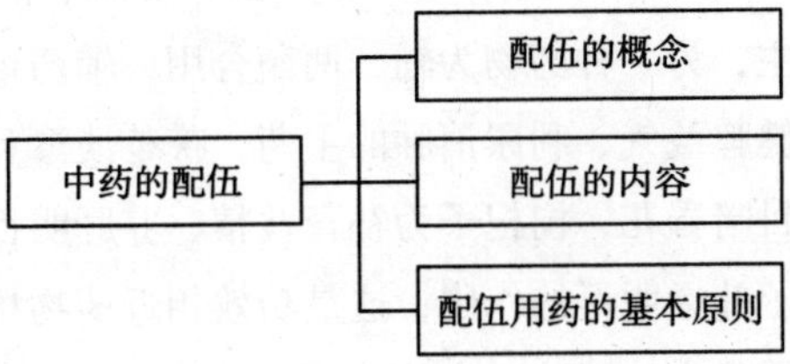

案例导入

我们在前面的基础理论中学习过有关“七情”的内容，你能说一下中药的“七情”与基础理论中的“七情”有什么区别吗？

“药有个性之专长，方有合群之妙用。”通过合理的组织，调其偏性，制其毒性，增强或改变原有功能，消除或缓解其对人体的不良因素，发挥其相辅相成或相反相成的综合作用，使各具特性的群药组合成一个新的有机整体，才能符合辨证论治的要求。

一、配伍的概念

配伍，就是按照病情需要和药物性能，有选择地将两种以上的药物合在一起应用。

从中草药的发展来看，早期的药物应用多以单味药为主，随着药物日益增多，用药经验的丰富，对疾病的认识也逐渐深化，逐步认识到单味药难以达到复杂疾病的治疗要求，从而逐步将多味药物配合应用，出现了多种药物配合应用的方法，并确定剂量剂型，就逐渐形成了方剂。在由单味药发展到多种药配合应用，以及进一步将药物组成方剂的漫长过程中，人们通过大量的实践，掌握了丰富的配伍经验，按照一定规律配伍用药，既可扩大治疗范围，适应复杂病情，又能增强疗效，减轻毒性，甚至能控制多功用单味中药的功效方向，可以对较复杂的病症予以全面照顾，同时能获得安全且更高的疗效，因此临床治病常用多味药物配伍成方使用。所以，药物的配伍对于临床处方是具有重要意义的。

前人将单味药的应用和药与药之间的配伍关系，总结为 7 种情况，叫作“中药七情”，又称“七情和合”，具体是指单行、相须、相使、相畏、相杀、相恶、相反。

二、配伍的内容

药物配合应用，相互之间必然产生一定的作用，《神农本草经》序例将各种药物的配伍关系

归纳为“有单行者，有相须者，有相使者，有相畏者，有相恶者，有相反者，有相杀者，凡此七情，合和视之”。这“七情”之中除单行者外，都是谈药物配伍关系，分述如下。

1. 单行 就是单用一味药来治疗某种病情简单的疾病。对于病情比较单纯的病症，往往选择一种针对性较强的药物即可达到治疗目的。如独参汤单用一味人参大补元气、治疗虚脱；清金散，即单用一味黄芩，治疗肺热出血的病症；再如一味马齿苋治疗痢疾，鹤草根芽驱除绦虫等，都是行之有效的治疗方法。

2. 相须 就是两种功效类似的药物配合应用，可以增强原有药物的功效。如麻黄配桂枝，能增强发汗解表，祛风散寒的作用；如石膏与知母配合，能增强清热泻火的功效；附子、干姜配合应用，以增强温阳守中，回阳救逆的功效；陈皮配半夏以加强燥湿化痰，理气和中之功；大黄与芒硝配合，能增强攻下泄热的治疗效果。这类同类相须配伍的例证，历代文献有不少记载，它构成了复方用药的配伍核心，是中药配伍的主要形式之一。

3. 相使 就是在性能功效方面有某些共性，或性能功效虽不相同，但是治疗目的一致的药物配合使用，以一种药物为主，另一种药物为辅，两药合用，辅药可以提高主药的功效。如黄芪配茯苓治脾虚水肿，黄芪为健脾益气、利尿消肿的主药，茯苓淡渗利湿，可增强黄芪补气利水的治疗效果；枸杞子配菊花治目暗昏花，枸杞子为补肾益精、养肝明目的主药，菊花清肝泻火，兼能益阴明目，可以增强枸杞子补虚明目的作用，这是功效相近药物相使配伍的例证。又如石膏配牛膝治胃火牙痛，石膏为清胃降火、消肿止痛的主药，牛膝引火下行，可增强石膏清火止痛的作用；黄连配木香治湿热泻痢、腹痛里急，黄连为清热燥湿、解毒止痢的主药，木香调中宣滞、行气止痛，可增强黄连清热燥湿、行气化滞的功效。这是功效不同相使配伍的例证，可见相使配伍药不必同类。一主一辅，相辅相成。辅药能提高主药的疗效，即相使的配伍。

4. 相畏 就是一种药物的毒副作用能被另一种药物所减轻或消除。如半夏畏生姜，即生姜可以抑制半夏的毒副作用，生半夏可“戟人咽喉”，令人咽痛喑哑，用生姜炮制后成姜半夏，其毒副作用大为缓和。

5. 相杀 就是一种药物能够降低或消除另一种药物的毒副作用。如生姜能减轻或消除生半夏、生南星的毒性或副作用，所以说生姜杀生半夏和生南星的毒。可见相畏和相杀没有质的区别，是从自身的毒副作用受到对方的抑制和自身能消除对方毒副作用的不同角度提出来的配伍方法，也就是同一配伍关系的两种不同提法。

6. 相恶 就是两药合用，一种药物能使另一种药物原有功效降低，甚至丧失。如人参恶莱菔子，莱菔子能削弱人参的补气作用；生姜恶黄芩，黄芩能削弱生姜的温胃止呕作用。

7. 相反 就是两种药物合用，能产生或增强毒副作用。如甘草反甘遂，贝母反乌头等，如“十八反”“十九畏”中的若干药物。

三、配伍用药的基本原则

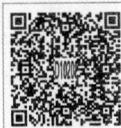

上述七情除单行外，都是药物配伍中应该加以注意的。相须、相使可以起到协同作用，能提高药效，是临床用药中应该尽可能加以考虑的，以便使药物更好地发挥疗效，一般用药“当用相须、相使者良”；相畏、相杀是临床使用毒性药物或具有副作用药物时要加以注意的，可以减轻或消除毒副作用，以保证安全用药，是使用毒副作用较强药物的配伍方法，也可用于有毒中药的炮制及中毒解救，“若有毒宜制，可用相畏、相杀者”；相恶则是因为药物的拮抗作用，抵消或减弱其中一种药物的功效；相反则是药物相互作用，能产生毒性反应或强烈的副作用，故相恶、相反是临床用药必须注意禁忌的配伍情况，所以“勿用相恶、相反者”。李时珍在《本草纲目》序例中总结说："药有七情，独行者，单方不用辅也；相须者，同类不可离也；相使者，我之佐使也；相恶者，夺我之能也；相畏者，受彼之制也；相反者，两不相合也；相杀者，制彼之毒也。"

药物的配伍是中医用药的主要形式，药物按一定法度加以组合，并确定一定的分量比例，制成适当的剂型，即方剂。方剂是药物配伍的发展，也是药物配伍更为普遍、更为高级的形式。

复习思考

【A 型题】（在每小题给出的 A、B、C、D、E 5 个选项中，只有 1 项是最符合题目要求的）

1. 大黄与芒硝配伍，能明显增强攻下泄热的治疗效果，其配伍关系属（　　）

A. 相杀　　B. 相须　　C. 相恶
D. 相反　　E. 相使

2. 药物"七情"的含义是指（　　）

A. 喜、怒、忧、思、悲、恐、惊
B. 辛、甘、酸、苦、咸、淡、涩
C. 相须、相使、相畏、相杀、相恶、相反、单行
D. 寒、热、温、凉、平、有毒、无毒
E. 以上均不是

3. 生姜能减轻或清除生半夏的毒性，这种配伍关系称为（　　）

A. 相须　　B. 相使　　C. 相杀
D. 相恶　　E. 相反

4. 相须、相使配伍可产生（　　）

A. 协同作用，增进疗效　　B. 拮抗作用，降低疗效　　C. 减毒作用
D. 毒副作用　　E. 以上都不是

5. 黄芪与茯苓配伍，茯苓能增强黄芪补气利水的功效，这种配伍关系属于（　　）

A. 相须　　B. 相使　　C. 相畏
D. 相杀　　E. 相恶

6. 两种药物合用，一种药物能破坏另一种药物的功效，这种配伍关系属于（　　）

A. 相须　　B. 相使　　C. 相畏
D. 相杀　　E. 相恶

7. 两种药物配伍能产生剧烈的毒性反应或副作用，这种配伍关系属于（　　）

A. 相须　　B. 相使　　C. 相反
D. 相杀　　E. 相恶

8. 人参配莱菔子，莱菔子能削弱人参的补气作用，这种配伍关系属于（　　）

A. 相须　　B. 相使　　C. 相畏
D. 相恶　　E. 相杀

【X 型题】（每道题有 5 个备选答案，正确答案为 2~5 个，必须将其全部选中，少选、多选或错选者，均不得分）

9. 中药配伍的目的是（　　）

A. 增强疗效　　B. 减轻毒性　　C. 扩大治疗范围
D. 适应复杂病情　　E. 改变药物的性质

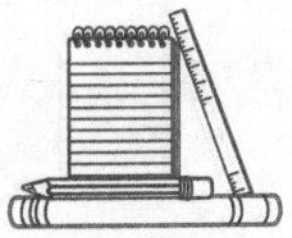

10. 属于相杀配伍关系的是（　　）

A. 金钱草与雷公藤　B. 绿豆与巴豆　C. 生姜与黄芩

D. 黄连与木香　E. 麝香与杏仁

【选择题答案】1. B　2. C　3. C　4. A　5. B　6. E　7. C　8. D　9. ABCD　10. ABE

模块七　中药的用药禁忌

扫一扫，查阅本模块 PPT、视频等数字资源

【学习目标】

熟悉用药禁忌的具体内容。

了解用药禁忌的含义。

【结构导图】

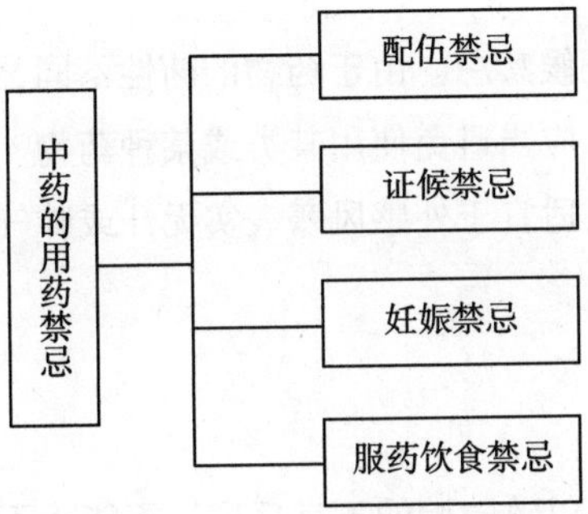

案例导入

大多数人都有感冒的经历，医生会告诉患者感冒期间不要吃冰激凌、不要吃辣椒、不要吃海鲜等辛辣生冷有刺激性的食物，这种说法跟我们今天要学习的中药的用药禁忌之间有什么关系？中药的用药禁忌还包含其他哪些内容？

药物配合应用，相互之间必然产生一定的作用，《神农本草经》序列将各种药物的配伍关系归纳为“有单行者，有相须者，有相使者，有相畏者，有相恶者，有相反者，有相杀者，凡此七情，合和视之”。其中相恶是因为药物的拮抗作用，抵消或削弱了其中一种药物的功效；相反是药物合用时，能产生或增强不良反应，所以相恶、相反是中药配伍用药的禁忌。中药的用药禁忌主要包括配伍禁忌、证候禁忌、妊娠禁忌和服药饮食禁忌四个方面。

一、配伍禁忌

配伍禁忌，是指某些药物合用会产生或增强不良反应，或降低、破坏药效，因而应该避免配合应用。传统配伍禁忌包括“十八反”“十九畏”。

“十八反”歌诀最早见于张子和的《儒门事亲》：“本草明言十八反，半蒌贝蔹及攻乌，藻戟遂芫俱战草，诸参辛芍叛藜芦。”共载相反中药 18 种，即乌头反贝母、瓜蒌、半夏、白及、白蔹；甘草反甘遂、大戟、海藻、芫花；藜芦反人参、丹参、玄参、沙参、细辛、芍药。

“十九畏”歌诀首见于明·刘纯《医经小学》：“硫黄原是火中精，朴硝一见便相争，水银莫与砒霜见，狼毒最怕密陀僧，巴豆性烈最为上，偏与牵牛不顺情，丁香莫与郁金见，牙硝难合京三棱，川乌草乌不顺犀，人参最怕五灵脂，官桂善能调冷气，若逢石脂便相欺，大凡修合看顺

逆，炮爁炙煿莫相依。”指出了共19个相畏（反）的药物：硫黄畏朴硝，水银畏砒霜，狼毒畏密陀僧，巴豆畏牵牛，丁香畏郁金，川乌、草乌畏犀角，牙硝畏三棱，官桂畏赤石脂，人参畏五灵脂。

“十八反”“十九畏”的药物能否同用，历代医家众说纷纭。一些医家认为不可同用，用后会增强毒性、损害机体；也有一些医家认为可以同用，用后可起到相反相成、反抗夺积的效果。现代对“十八反”和“十九畏”也进行了一些药理研究，但实验结果相差较大，认为不可轻易否定。可见，无论文献资料、临床观察及实验研究目前均无统一的结论，说明对“十八反”“十九畏”的科学研究还要做长期艰苦、深入、细致的工作，去伪存真，才能得出准确的结论。鉴于此，临床用药应采取慎重的态度，对于其中一些反药若无充分把握，最好不使用，以免发生意外。

二、证候禁忌

凡用药与论治相违，即属证候禁忌。由于药物的药性不同，其作用各有专长和一定的适用范围，因此对于某类或某种病证，应当避免使用某类或某种药物。如麻黄辛温，功能发汗解表、散风寒，又能宣肺平喘利水，故只适宜于外感风寒表实无汗或肺气不宣的喘咳，而对表虚自汗及阴虚盗汗、肺肾虚喘则禁止使用。

三、妊娠禁忌

妊娠禁忌，是指具损害胎元以致堕胎的不良反应，不能或不宜在妊娠期使用的一些药物。根据药物对于母体和胎儿的影响程度不同，一般可分为慎用与禁用两大类。

慎用的药物包括通经祛瘀、行气破滞及辛热滑利之品，如桃仁、红花、牛膝、大黄、枳实、附子、肉桂、干姜、木通、冬葵子、瞿麦等；而禁用的药物是指毒性较强或药性猛烈的药物，如巴豆、牵牛、大戟、商陆、麝香、三棱、莪术、水蛭、斑蝥、雄黄、砒霜等。

凡禁用的药物绝对不能使用，慎用的药物可以根据病情的需要斟酌使用。如《金匮要略》以桂枝茯苓丸治妇人癥块。但是除非必要时，一般应尽量避免使用，以防发生事故。

四、服药饮食禁忌

服药饮食禁忌是指服药期间对某些食物的禁忌，简称食忌，也就是通常所说的忌口。在服药期间，一般应忌食生冷、油腻、腥膻、有刺激性的食物。此外，根据病情的不同，饮食禁忌也有区别。如热性病，应忌食辛辣、油腻、煎炸性食物；寒性病，应忌食生冷食物、清凉饮料等；胸痹患者应忌食肥肉、脂肪、动物内脏及吸烟等；肝阳上亢头晕目眩、烦躁易怒等应忌食胡椒、辣椒、大蒜、白酒等辛热助阳之品；黄疸胁痛应忌食动物脂肪及辛辣烟酒刺激物品；脾胃虚弱者应忌食油炸黏腻、寒冷固硬、不易消化的食物；肾病水肿应忌食盐、碱过多的和酸辣太过的刺激食品；疮疡、皮肤病患者，应忌食鱼、虾、蟹等腥膻发物及辛辣刺激性食品。此外，古代文献记载甘草、黄连、桔梗、乌梅忌猪肉，鳖甲忌苋菜，常山忌葱，地黄、何首乌忌葱、蒜、萝卜，丹参、茯苓、茯神忌醋，土茯苓、使君子忌茶，薄荷忌蟹肉，以及蜜反生葱、柿反蟹等，也应作为服药饮食禁忌的参考。

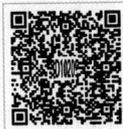

复习思考

【A 型题】（在每小题给出的 A、B、C、D、E 5 个选项中，只有 1 项是最符合题目要求的）

1. 中药配伍中的相畏指的是（　　）

A. 治疗目的相同的药物配伍

B. 性能功效相类似的药物配合应用，可以增强原有疗效的配伍

C. 一种药物的不良反应，能被另一种药物消除或降低的配伍

D. 一种药物能使另一种药物功效降低或丧失的配伍

E. 以上都不是

2. 临床应用属禁忌的是（　　）

A. 相使　B. 相畏　C. 相杀

D. 相反　E. 单行

3. 为配伍禁忌的是（　　）

A. 甘草与芫花　B. 大戟与海藻　C. 贝母与半夏

D. 大戟与芫花　E. 白及与瓜蒌

4. 中药配伍禁忌包括（　　）

A. 相畏　B. “十九畏”　C. 相须

D. 相杀　E. 相使

5. 为配伍禁忌的是（　　）

A. 川乌与丁香　B. 官桂与石脂　C. 五灵脂与三棱

D. 人参与玄参　E. 沙参与赤芍

6. 下列哪一种药物可与甘草配伍（　　）

A. 海藻　B. 大戟　C. 甘遂

D. 芫花　E. 白及

7. 在药物配伍中，乌头可与下列哪一药同用（　　）

A. 贝母　B. 瓜蒌　C. 半夏

D. 白芷　E. 白及

8. 下列关于“十九畏”的内容，错误的是（　　）

A. 硫黄畏朴硝　B. 人参畏藜芦　C. 巴豆畏牵牛

D. 丁香畏郁金　E. 水银畏砒霜

【选择题答案】1. C　2. D　3. A　4. B　5. B　6. E　7. D　8. B

扫一扫，查阅本模块PPT、视频等数字资源

模块八　中药的剂量与用法

【学习目标】

掌握确定剂量的相关依据。

熟悉一般药物及特殊药物的煎药方法。

了解中药剂量的含义、内容及中药的服用时间。

【结构导图】

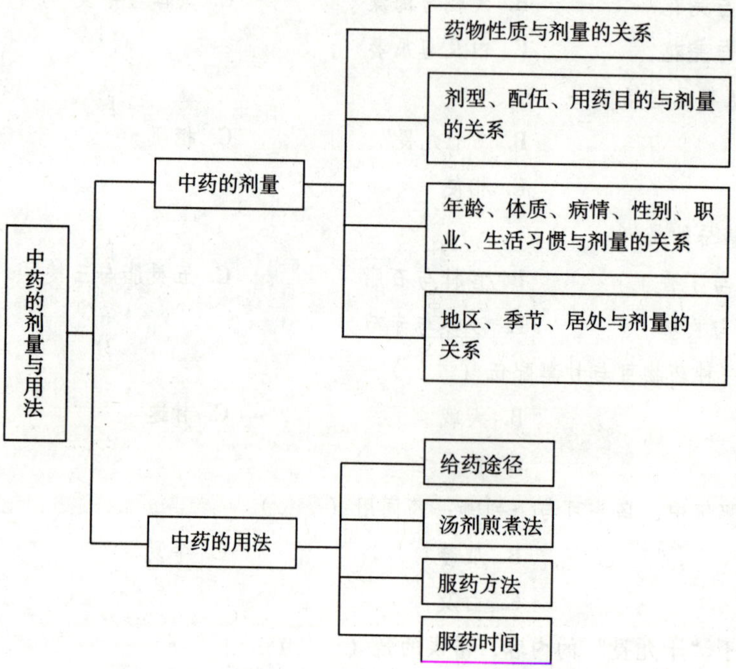

案例导入

历史上，早有将砒霜用以治疗昏睡病、肺结核、皮肤病等顽疾的记载，可是，一旦使用砒霜的量稍有不慎，那砒霜无疑是一种剧烈的毒药。同学们，指导患者用药的时候切记遵医嘱，按时按量服用哟。

项目一　中药的剂量

中药的剂量是指临床应用的分量。它既指每味中药的成人内服一日量，又指方剂中各药之间的比例用量，即相对剂量。中药剂量应用应科学、严谨，剂量过小，治疗无效而贻误病情；剂量过大，易损正气。一般而言，临床确定剂量主要依据药物的性质、用药方法、患者情况及环境

条件等。

一、药物性质与剂量的关系

毒性药物应严格控制剂量，开始时用量宜轻，逐渐加量，一旦病情好转后，应当立即减量或停服；药材质优药力强者，用量宜小些；花、叶类质地较轻者，用量宜轻，反之用量宜重；干品用量宜小，鲜品用量宜大；药性较弱、作用温和、药味较淡的，用量可稍重。此外，在保证药效的前提下，应尽量减少贵重药材用量。

二、剂型、配伍、用药目的与剂量的关系

一般情况，入汤剂时用量宜大，入丸散时用量宜小；单味应用时剂量宜大，复方应用时剂量宜小。同一药物，在复方配伍时，主药的剂量要比做辅药的大些。此外，还有一些中药因用量不同，功效则异，如槟榔行气消积用6~15g即可，而驱绦虫则用到60~120g。

三、年龄、体质、病情、性别、职业、生活习惯与剂量的关系

1. 年龄 老人由于精血亏虚，脾胃虚弱，对药物的耐受力较差，用药量应减少。小儿身体发育尚未健全，用药量宜轻。5岁以下儿童通常用成人用量的1/4。

2. 体质 一般来讲，体质强者，用量宜重，反之用量宜轻。

3. 病情 病情轻重、病势缓急、病程长短与药物剂量也有着密切的关系。一般新病正气不虚者，用量宜大；久病正气虚弱者，用量宜小；病急病重者用量宜重，反之用量宜轻。

4. 性别 一般妇女用量宜略低于男性，尤其在特定的生理时期，如经期、妊娠期，某些药物应慎用。

此外，尚需考虑患者的职业和生活习惯，如平时不喜食辛辣或常处高温下作业的人，应用辛热药时用量宜轻；体力劳动者用发汗解表药可较脑力劳动者用量稍重。

四、地区、季节、居处与剂量的关系

用药还应考虑到地区、季节及居处环境的变化，做到“因时制宜”“因地制宜”。如夏季发汗解表药及辛温大热药不宜多用，冬季发汗解表药及辛热之品可以多用。

项目二 中药的用法

中药的用法包括给药途径、煎煮方法、服药方法和服药时间。

一、给药途径

给药途径也是影响药物疗效的关键因素之一。临床用药时，应根据不同给药方法的特点，结合病症和药物特性，选择合适的给药途径。

中药的传统给药途径主要有口服和皮肤给药，此外，还有吸入给药、舌下给药、黏膜表面给药、直肠给药等。20世纪30年代以后，中药的给药途径增加了皮下注射、肌内注射和静脉注射等。

二、汤剂煎煮法

汤剂是我国应用最早、最广泛的中药剂型，煎煮是用于制作汤剂的一种传统中药制备方法，对煎具、用水、火候、煮法都有一定的要求。

1. 煎药用具 最好选用陶瓷器皿中的砂锅和砂罐，其导热均匀，化学性质稳定，不易与药物成分发生化学反应。若无陶器，可选用白色的搪瓷器皿，工业化生产可用不锈钢锅代替，但切忌用铜、铁、锡、铝等制成的器具。

2. 煎药用水 一般饮用水都可用来煎煮中药，但以水质洁净新鲜为好。用水量以适当加压后水面淹没饮片 2~3cm 为宜；质地坚硬黏稠需久煎的药物，加水量可比一般药物略多；易挥发及质地疏松的药物，加水量以淹没药材为度。

3. 煎前浸泡 一般药物可用冷水浸泡 20~30 分钟；以种子和果实为主的可浸泡 1 个小时。此外，夏季浸泡时间可适当缩短，冬季则可稍微延长。

4. 煎药火候 指火力的大小和火势的急慢，有文火、武火之分。文火，是指使温度上升及水液蒸发缓慢的火候；而武火，又称急火，是指使温度上升及水液蒸发迅速的火候。煎煮一般药宜先武火后文火；而对于挥发性成分含量比较高的药材，应先用武火迅速煮沸数分钟后改用文火略煮即可；滋补类的药物大多需久煎。

5. 煎煮方法 一般中药煎煮 2 次，第二煎加水量为第一煎的 1/3~1/2。两次煎液去渣滤净混合后按医嘱服用。一般而言，解表药、清热药宜武火煎煮，时间宜短，煮沸后煎3~5分钟即可；滋补药需用文火慢煎，时间宜长，煮沸后再续煎 30~60 分钟。此外，还有一些较特殊的煎煮方法，处方上需加以注明。

（1）先煎：一些矿物、贝壳类药物有效成分难溶于水，应打碎先煎煮 20~30 分钟，再与其他药物同煎；乌头类等毒性较强的药物，宜较其他药先煎 45~60 分钟，以确保用药安全。

（2）后下：一些气味芳香的药物，久煎有效成分易于挥发，须在其他药物煎沸 5~10 分钟后放入，如薄荷、砂仁等；有些药物有效成分久煎极易被破坏，亦需后下，如钩藤、大黄、番泻叶等。

（3）包煎：一些黏性强、粉末状及带有绒毛的药物，宜先用纱布袋装好，再与其他药物同煎，以防止药液混浊或刺激咽喉引起咳嗽及沉于锅底引起焦化或糊化。如旋覆花、蒲黄等。

（4）另煎：为了避免煎出有效成分被其他药材吸附，某些贵重药材还应单独另煎，如人参、鹿茸等。

（5）烊化：为避免粘锅或黏附其他药物影响煎煮，胶类药物及黏性大而易溶的药物可单用水或黄酒加热溶化后，用煎好的药液冲服，也可将此类药放入其他药物煎好的药液中加热烊化后服用，如阿胶、鹿角胶、饴糖等。

（6）冲服：某些贵重药用量较轻，可研成细末制成散剂，用温开水或煎好的其他药物煎液冲服；有效成分难溶于水或高温易破坏，也需制成散剂冲服，如雷丸、鹤草芽等。

（7）煎汤代水：如灶心土与其他药物同煎时，煎液混浊，难于服用，因此可先煎后取其上清液代水再煎煮其他药物；玉米须、丝瓜络等质量轻、用量多、吸水量大的药也可煎汤代水用。

三、服药方法

汤剂一般宜温服。但使用辛温解表药要偏热服，服后还须覆盖好衣被，或进热粥，以助汗出；寒证宜热服，热证宜冷服。丸剂颗粒较小者，可直接用温开水送服；大蜜丸者，可以分成小粒吞服；若水丸质硬者，可用开水溶化后服。此外，危重患者可以浓煎药汁，少量频服；不能口服的患者，可采用鼻饲给药法。

四、服药时间

汤剂一般每日 1 剂，煎 2 次分服，2 次间隔时间为 4～6 小时；急性病、热性病可 1 日 2 剂。具体的服药时间则应根据病情和药性而定，大部分中药都可采用饭前服，滋补药最宜，因饭前胃中空虚，药物有效成分能尽快被小肠吸收；对胃肠道有刺激的药物宜饭后服；消食药一般饭后服，能及时发挥疗效；截疟药应在疟发前 2 小时服用；安神药一般睡前 30 分钟至 1 小时服，以及时发挥疗效；慢性病定时服用；急性病、呕吐、惊厥及石淋、咽喉病须煎汤代茶饮，均可不定时服用。

复习思考

【A 型题】（在每小题给出的 A、B、C、D、E 5 个选项中，只有 1 项是最符合题目要求的）

1. 下列有关中药不同药材用药剂量的论述错误的是（　　）

A. 同类药材质优者用量可适当加大

B. 质地较轻的花叶类无毒药物用量一般为 3～9g

C. 矿物贝壳类无毒药物用量一般为 10～30g

D. 有毒药物用量宜小，并严格控制在安全范围之内

E. 性味淡薄、作用缓和的药物用量可稍重

2. 下列有关不同患者情况用药剂量的论述错误的是（　　）

A. 老年人用量宜大　B. 小儿用量宜小

C. 体质健壮者用量宜大　D. 病势急重者用量宜大

E. 青壮年用量宜大

3. 解表药及其他含挥发性有效成分的药物，一般应用何种煎法（　　）

A. 文火急煎　B. 武火急煎　C. 武火久煎

D. 文火久煎　E. 以上都不是

4. 入煎剂时，宜包煎的药物是（　　）

A. 黄芩　B. 大黄　C. 知母

D. 牡蛎　E. 车前子

5. 以下服药方法中，错误的是（　　）

A. 辛温解表药应当冷服　B. 呕吐患者服药宜小量频服

C. 泻下药以泻下为度　D. 消食药宜饭后服

E. 对胃有刺激的药宜饭后服

6. 下列关于服药时间的描述不正确的是（　　）

A. 驱虫药宜清晨空腹服　B. 攻下药宜饭前服　C. 消食药宜饭后服

D. 安神药宜睡前服　E. 峻下逐水药宜饭后服

【B 型题】（A、B、C、D、E 是其下面小题的备选项，每小题只能从中选择 1 个最符合题目要求的，每个选项可以被选择 1 次或 2 次）

A. 先煎　B. 后下　C. 包煎

D. 另煎　E. 烊化

7. 钩藤入汤剂宜（ ）

8. 西洋参入汤剂宜（ ）

A. 先煎　　B. 后下　　C. 包煎

D. 另煎　　E. 冲服

9. 细小而含黏液质多的种子类药入汤剂宜（ ）

10. 贝壳类药入汤剂宜（ ）

A. 睡前服　　B. 空腹服　　C. 饭后服

D. 饭前服　　E. 小量频服

11. 滋补药一般服用的时间为（ ）

12. 对胃肠道有刺激的药，其服用时间是（ ）

13. 驱虫药的服药时间是（ ）

【X型题】（每道题有5个备选答案，正确答案为2~5个，必须将其全部选中，少选、多选或错选者，均不得分）

14. 宜入丸、散，不入煎剂的药物是（ ）

A. 朱砂　　B. 牛黄　　C. 三七

D. 雷丸　　E. 甘遂

15. 煎药器具最宜选用（ ）

A. 砂锅　　B. 瓦罐　　C. 铁锅

D. 不锈钢锅　　E. 铝锅

【选择题答案】1. A　2. A　3. A　4. E　5. A　6. E　7. B　8. D　9. C　10. A　11. D　12. C　13. B　14. AB　15. AB

扫一扫，查阅本模块 PPT、视频等数字资源

模块九　解表药

【学习目标】

掌握解表药的功效、主治病症、性能特点、配伍应用、使用注意方面的共性；掌握重点解表药的性味、功效、应用、特殊用法用量及使用注意。

熟悉解表药的分类。

了解解表药的相关解表功效术语的含义；了解一般解表药的功效、特殊的用法用量及使用注意。

【结构导图】

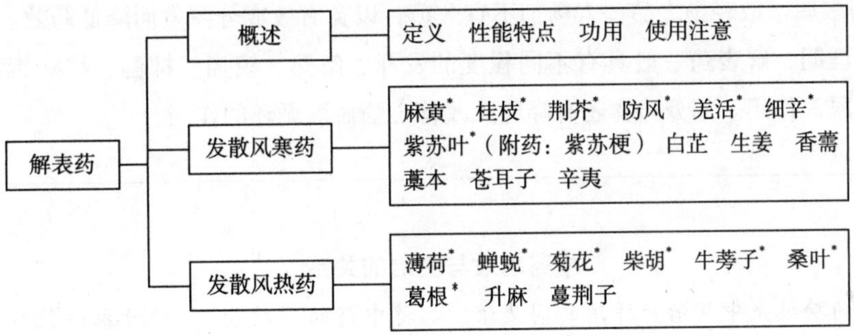

案例导入

满庭芳·静夜思

宋·辛弃疾

云母屏开，珍珠帘闭，防风吹散沉香。离情抑郁，金缕织硫黄。柏影桂枝交映，从容起，弄水银堂。连翘首，惊过半夏，凉透薄荷裳。

一钩藤上月，寻常山夜，梦宿沙场。早已轻粉黛，独活空房。欲续断弦未得，乌头白，最苦参商。当归也！茱萸熟，地老菊花黄。

请同学们找出里面有多少味中药？其中哪些是解表药？

项目一　概　述

【定义】

凡以发散表邪为主要功效，用以解除表证的药物，称为解表药。

【性能特点】

解表药多辛散轻扬，性温或凉，主归肺、膀胱经。

【功用】

解表药多属辛散之品，辛能发散，可使外邪从汗而解，故适用于邪在肌表的病症。即《黄帝内经》所说的“其在皮者，汗而发之”的意义。此外，部分解表药兼能利水消肿、止咳平喘、透疹、止痛、消疮等。

解表药根据其药性和功效主治差异，可以分为发散风寒药与发散风热药两大类，又称辛温解表药与辛凉解表药。

【使用注意】

1. 解表药用量不宜过大，以免发汗太过，耗伤阳气，损及津液，造成“亡阳”“伤阴”的弊端。凡自汗、盗汗、热病伤津、阴虚发热以及疮疡日久、淋证、失血患者，虽有表证，也应慎用解表药。

2. 使用解表药时应针对外感风寒、风热表邪不同，相应的选择长于发散风寒或风热的药物。应根据四时气候变化的不同而恰当地配伍祛暑、化湿、润燥药。根据体质不同，分别与益气、助阳、养阴、补血药配伍，以扶正祛邪。

3. 使用解表药应注意因时因地而异。寒冷季节及西北地区用量可酌情增大。

4. 解表药多属辛散轻扬之品，入汤剂不宜久煎，以免有效成分挥发而降低药效。

现代研究证明，解表药一般具有不同程度的发汗、解热、镇痛、抑菌、抗病毒及祛痰、镇咳、平喘、利尿等作用。部分药物还有降压及改善心脑血液循环的作用。

知识链接

中药功效与主治的关系

中药的功效是中药治疗作用的同义语，亦称中药的“功能”。功效术语往往凝练为短短数个字，是对中药治疗作用高度概括的表述形式。中药的主治是指其所主治的病症，又称为“应用”或“适应证”。

从认识方法而言，主治是确定功效的依据；从临床运用的角度来看，功效提示中药的适应范围。中药功效是联系中药主治（应用）和性味归经的枢纽，因此是学习中药学的重点内容。

项目二　发散风寒药

发散风寒药，性味多为辛温，辛以发散，温可祛寒，发汗作用较强，故以发散肌表风寒邪气为主要作用。适用于外感风寒引起的恶寒发热，无汗或汗出不畅，头身疼痛，鼻塞流涕，口不渴，舌苔薄白，脉浮紧等寒象比较突出的表证。部分发散风寒药还兼有祛风止痒、止痛、止咳平喘、利水消肿、消疮等功效，又可用治风疹瘙痒、风湿痹证、咳喘及水肿、疮疡初起等兼有风寒表证者。该类药物发汗作用较强，体虚者慎用。

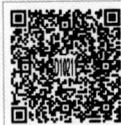

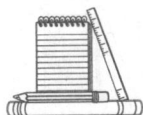

麻黄《神农本草经》

Máhuáng

【来源】

本品为麻黄科植物草麻黄 *Ephedra sinica* Stapf、中麻黄 *Ephedra intermedia* Schrenk et C. A. Mey. 或木贼麻黄 *Ephedra equisetina* Bge. 的干燥草质茎。秋季采割绿色的草质茎，晒干。

【药性】

辛、微苦，温。归肺、膀胱经。

【功效】

发汗散寒，宣肺平喘，利水消肿。

【临床应用】

1. 外感风寒、疹发不畅　麻黄性温辛散，主入肺与膀胱经，善于宣肺气、开腠理、透毛窍而发汗解表，发汗力量强，为发汗解表之要药，又可散风透疹。用治外感风寒表实证，症见恶寒发热、头身痛、无汗等，常与桂枝相须为用，以增强发汗散寒解表之力，如麻黄汤。治疗风疹身痒，可与薄荷、蝉蜕等药配伍。治麻疹透发不畅，兼有咳嗽气急症状时，可在辛凉透疹药中酌加麻黄，因肺主皮毛，本品既能宣肺，又能发散，可收透疹、平喘的效果。

2. 咳嗽气喘　本品辛散苦泄，温通宣畅，主入肺经，可外开皮毛之郁闭，以使肺气宣畅；内降上逆之气，以复肺司肃降之常，故善平喘，为治疗肺气壅遏所致喘咳的要药，用治外邪侵袭、肺气不畅所致咳喘胸闷、咳痰不爽等。如寒邪咳喘、肺气壅遏的喘咳实证，多配杏仁、甘草同用，如三拗汤；肺热咳喘、高热喘急者，常配石膏、杏仁、甘草等同用，如麻杏石甘汤；外有寒邪、内有痰饮，咳嗽气喘、痰多清稀者，常配细辛、干姜、五味子、半夏等同用，如小青龙汤。

3. 风水水肿　本品上宣肺气、发汗解表，可使肌肤之水湿从毛窍外散，并通调水道、下输膀胱以下助利尿之力，故宜于风邪袭表、肺失宣降的水肿、小便不利兼有表证者，常与白术、生姜等同用，如越婢加术汤。

此外，本品兼能散寒通滞，用治风湿痹痛、阴疽、痰核，如阳和汤。

【用法用量】

煎服，2~10g。生麻黄（麻黄生用），辛散作用较强；蜜麻黄（炙麻黄），辛散作用减弱，长于润肺止咳。

【使用注意】

麻黄发汗宣肺力强，用量不宜过大。凡表虚自汗、阴虚盗汗及肺肾虚喘者均慎用。

知识链接

麻黄与麻黄根

麻黄根为麻黄科植物草麻黄或中麻黄的干燥根和根茎。麻黄与麻黄根虽然同出一种植物，但二者功效相反，麻黄能发汗解表而麻黄根能止汗，故李时珍在《本草纲目》中云：“麻黄发汗之气快不能御，而根节止汗效如影响。”

桂枝《名医别录》

Guìzhī

【来源】

本品为樟科乔木植物肉桂 *Cinnamomum cassia* Presl 的干燥嫩枝。春、夏二季采收，除去叶，晒干，或切片晒干。

【药性】

辛、甘，温。归心、肺、膀胱经。

【功效】

发汗解肌，温通经脉，助阳化气，平冲降逆。

【临床应用】

1. 风寒表证 本品辛甘温煦，甘温通阳扶卫，其开腠发汗之力较麻黄温和，而善于宣阳气于卫分，畅营血于肌表，故有助卫实表、发汗解肌、外散风寒之功。对于外感风寒，不论表实无汗、表虚有汗及阳虚受寒者，均宜使用。风寒表实，身不出汗，与麻黄相须配伍，可促使发汗，如麻黄汤；风寒表虚，身有汗出，配芍药同用，有调和营卫、发汗解肌的作用，如桂枝汤。

2. 寒凝血滞证 本品辛散温通，能温通经脉、散寒止痛，对寒湿性风湿痹痛，多配合附子等同用，以祛风散寒、通痹止痛，如桂枝附子汤；对气血寒滞所引起的经闭、痛经、月经不调、产后腹痛等，桂枝既能温散血中之寒凝，又可宣导活血药物，以增强化瘀止痛之效，多与当归、吴茱萸同用，如温经汤；对胸阳不振之心脉瘀阻、胸痹心痛者，桂枝能温通心阳，常与枳实、薤白同用，如枳实薤白桂枝汤；若中焦虚寒，脘腹冷痛，桂枝能温中散寒止痛，每与白芍、饴糖等同用，如小建中汤。

3. 痰饮、蓄水证 本品甘温，善通阳气，能化阴寒，既可温扶脾阳以助运水，又可温肾阳、逐寒邪以助膀胱气化，而行水湿痰饮之邪，为治疗痰饮病、蓄水证的常用药。对阴寒遏阻阳气，津液不能输布，水湿内停所致的痰饮病眩晕、心悸、咳嗽者，配伍茯苓、白术同用，如苓桂术甘汤；对膀胱气化失司，水肿、小便不利的蓄水证，常配合猪苓、泽泻同用，如五苓散。

4. 心悸 本品辛甘性温，能助心阳，通血脉，止悸动。如心阳不振，不能宣通血脉，而见心悸动、脉结代者，每与甘草、人参、麦冬等同用，如炙甘草汤；若阴寒内盛，引动下焦冲气，上凌心胸所致奔豚者，常重用本品，如桂枝加桂汤。

【用法用量】

煎服，3～10g。

【使用注意】

外感热病、阴虚火旺、血热妄行等证，均当忌用。孕妇及月经过多者慎用。

知识链接

现代药理研究表明，本品含挥发油，其主要成分为桂皮醛等。另外尚含有酚类、有机酸、多糖、苷类、香豆精及鞣质等。桂枝水煎剂及桂皮醛有降温、解热作用。桂枝煎剂及乙醇浸液对金黄色葡萄球菌、白色葡萄球菌、伤寒杆菌、常见致病皮肤真菌、痢疾杆菌、肠炎沙门氏菌、霍乱弧菌、流感病毒等均有抑制作用。桂皮油、桂皮醛对结核杆菌有抑制作用，桂皮油有健胃、缓解胃肠道痉挛及利尿、强心等作用。桂皮醛有镇痛、镇静、抗惊厥作用。挥发油有止咳、祛痰作用。桂枝用治脑梗死、肺心病、血管神经性头痛、小儿厌食、子宫内膜异位症、产后身痛、囊性不孕症、慢性盆腔炎、更年期综合征、术后肠粘连、前列腺肥大、冻疮、雷诺氏病、坐骨神经痛、急性痛风、过敏性鼻炎、荨麻疹、黄褐斑等病。

荆芥《神农本草经》

Jīngjiè

【来源】

本品为唇形科植物荆芥 *Schizonepeta tenuifolia* Briq. 的干燥地上部分。夏、秋二季花开到顶、穗绿时采割，除去杂质，晒干。

【药性】

辛，微温。归肺、肝经。

【功效】

解表散风，透疹，消疮。

【临床应用】

1. 外感表证　本品微温，辛散气香，长于发表散风，且药性和缓，是发散风寒药中药性最为平和者，无论外感风寒还是外感风热均可使用。治疗外感风寒证，恶寒发热、头身疼痛无汗者，常与防风相须为用，如荆防败毒散；治疗外感风热、发热头痛者，常配辛凉解表药或清热解毒药，如薄荷、金银花、连翘等，如银翘散。

2. 麻疹不透、风疹瘙痒　本品质轻透散，祛风止痒，宣散疹毒，可助麻疹透发，用治表邪外束，麻疹初起、疹出不畅，常与薄荷、蝉蜕、牛蒡子等配伍，如竹叶柳蒡汤；治风疹瘙痒，湿疹痛痒，配伍苦参、防风、蝉蜕等，如消风散。

3. 疮疡初起兼有表证　本品能祛风解表，透散邪气，宣通壅结而达消疮之功，故可用于疮疡初起而有表证者。偏于风寒者，常配伍羌活、川芎、独活等药，如败毒散；偏于风热者，每与金银花、连翘、柴胡等药配伍治疗疮疡初起，如银翘败毒散。

4. 吐衄下血　本品炒炭应用，其性味已由辛温变为苦涩平和，有入血分而止血的作用，可用于吐血、衄血、便血、崩漏等多种出血证。治血热妄行之吐血、衄血，常配伍生地黄、白茅根、侧柏叶等药；治血热便血、痔血，每与地榆、槐花、黄芩炭等药同用；治妇女崩漏下血，可配伍棕榈炭、莲房炭等固崩止血药。

【用法用量】

煎服，5~10g。荆芥穗（生用），主要用于祛风解表；炒荆芥（炒至微黄色），发表力缓和；荆芥炭（炒至黑色为度），用于止血。

防风《神农本草经》

Fángfēng

【来源】

本品为伞形科植物防风 *Saposhnikovia divaricata*（Turcz.）Schischk. 的干燥根。春、秋二季采挖未抽花茎植株的根，除去须根和泥沙，晒干。

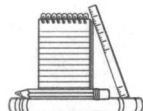

【药性】

辛、甘，微温。归膀胱、肝、脾经。

【功效】

祛风解表，胜湿止痛，止痉。

【临床应用】

1. 外感表证 本品辛温发散，气味俱升，以辛散祛风解表为主，虽不长于散寒，但能胜湿止痛，且甘缓微温不峻烈，故外感风寒、风湿、风热表证均可配伍使用，有“风药中润剂”之称。与荆芥作用相仿，故两药往往配合应用，如治风寒表证，头痛身痛、恶风寒的荆防败毒散；若治外感风湿，头痛如裹、身重肢痛者，每与羌活、藁本、川芎等药同用，如羌活胜湿汤；发散风热，治风热表证，发热恶风、咽痛口渴者，常配伍薄荷、蝉蜕、连翘等辛凉解表药；又因其发散作用温和，对卫气不足、肌表不固而感冒风邪者，本品与黄芪、白术等益卫固表药同用，祛邪而不伤正，固表而不留邪，共奏扶正祛邪之效，如玉屏风散。

2. 风疹瘙痒 本品辛温发散，能祛风解表以达止痒之目的，可以治疗多种皮肤病，其中尤以风邪所致之瘾疹瘙痒较为常用。本品以祛风见长，药性平和，风寒、风热所致之瘾疹瘙痒皆可配伍使用。治疗风寒者，常与麻黄、白芷、苍耳子等配伍，如消风散；治疗风热者，常配伍薄荷、蝉蜕、僵蚕等药；治疗湿热者，可与土茯苓、白鲜皮、赤小豆等同用；若血虚风燥者，常与当归、地黄等配伍；若兼里实热结者，常配伍大黄、芒硝、黄芩等药，如防风通圣散。

3. 风湿痹痛 本品辛温，能祛风湿散寒而止痛，常用之为祛风湿、止痹痛药。治疗风寒湿痹，肢节疼痛、筋脉挛急者，可配伍羌活、独活、桂枝、姜黄等祛风湿、止痹痛药，如蠲痹汤。若风寒湿邪郁而化热，关节红肿热痛，成为热痹者，可与地龙、薏苡仁、乌梢蛇等药同用。

4. 破伤风证 本品有祛风止痉的作用，既能辛散外风，又能息内风以止痉。用治风毒内侵，贯于经络所致的肌肉痉挛、四肢抽搐、颈项强急、牙关紧闭、角弓反张的破伤风，与天麻、天南星、白附子等同用，如玉真散。

此外，本品具有升清燥湿之性，治疗脾虚湿盛、清阳不升所致泄泻，可与人参、黄芪、白术等药配伍，如升阳益胃汤。若用于土虚木乘、肝郁乘脾、肝脾不和之腹泻而痛者，常与白术、白芍、陈皮同用，如痛泻要方。

【用法用量】

煎服，5~10g。如用于便血、崩漏，一般炒炭应用。

【使用注意】

本品药性偏温，阴血亏虚、热病而动风者不宜使用。

知识链接

荆芥与防风的异同

荆芥与防风均味辛性微温，温而不燥，长于发表散风，对于外感表证，无论是风寒感冒，恶寒发热、头痛无汗，还是风热感冒，发热、微恶风寒、头痛、咽痛等，两者均可使用。同时，两者也都可用于风疹瘙痒。但荆芥质轻透散，发汗之力较防风为强，风寒感冒、风热感冒均常选用；又能透疹、消疮、止血。防风质松而润，祛风之力较强，为“风药之润剂”“治风之通用药”，又能胜湿、止痛、止痉，又可用于外感风湿，头痛如裹、身重肢痛等症。

羌活《神农本草经》

Qiānghuó

【来源】

本品为伞形科植物羌活 *Notopterygium incisum* Ting ex H. T. Chang 或宽叶羌活 *Notopterygium franchetii* H. de Boiss. 的干燥根茎和根。春、秋二季采挖，除去须根及泥沙，晒干。

【药性】

辛、苦，温。归膀胱、肾经。

【功效】

解表散寒，祛风除湿，止痛。

【临床应用】

1. 风寒表证　本品辛温发散，气味雄烈，善于升散发表，解表散寒力量强，用治外感风寒湿邪，恶寒发热、肌表无汗、头痛项强、肢体酸痛尤为适宜。常配防风、白芷等，用于风寒湿表证，头痛身痛，如九味羌活汤。若风湿在表之头项强痛、腰背酸重、一身尽痛者，可配伍独活、藁本、防风等药，如羌活胜湿汤。

2. 风湿痹痛　本品辛散祛风、味苦燥湿、性温散寒，有较强的祛风湿、止痛作用，常与其他祛风湿、止痛药配伍，主治风寒湿痹，肢节疼痛。因其善入足太阳膀胱经，以除头项肩背之痛见长，故上半身风寒湿痹、肩背肢节疼痛者尤为多用，常与防风、姜黄、当归等药同用，如蠲痹汤。若风寒、风湿所致的头风痛，可与川芎、白芷、藁本等药配伍，如羌活芎藁汤。

【用法用量】

煎服，3~10g。

【使用注意】

本品辛香温燥之性较烈，阴虚头痛、血虚痹痛者慎用。用量过多，易致呕吐，脾胃虚弱者不宜服。

知识链接

羌活一药，既能发汗解表，又可祛风湿而止痛，但在作为发汗解表药时，应将它的祛风止痛功效密切结合起来，即在临床上用于风寒表证时，必须兼有头痛或骨节疼痛等症，才考虑使用。至于用治风湿痹痛，不论有无表证，都可应用。本品气味浓烈，用量过多，易致呕吐，故在使用时必须注意患者的胃部情况，掌握适应的剂量。

细辛《神农本草经》

Xìxīn

【来源】

本品为马兜铃科植物北细辛 *Asarum heterotropoides* Fr. Schmidt var. *mandshuricum* (Maxim.) Kitag.、汉城细辛 *Asarum sieboldii* Miq. var. *seoulense* Nakai 或华细辛 *Asarum sieboldii* Miq. 的干燥根和根茎。前两种习称“辽细辛”。夏季果熟期或初秋采挖，除净地上部分和泥沙，阴干。

【药性】

辛，温。归心、肺、肾经。

【功效】

解表散寒，祛风止痛，通窍，温肺化饮。

【临床应用】

1. 风寒表证、阳虚外感 本品辛温发散，芳香透达，长于散寒止痛，常与羌活、荆芥、川芎等同用，治疗外感风寒头痛较剧的病症，如川芎茶调散；细辛既入肺经散在表之风寒，又入肾经而除在里之寒邪，对于外感风寒、阴寒里盛的阳虚外感，恶寒发热、无汗、脉反沉者亦可应用，须配合麻黄、附子等同用，如麻黄附子细辛汤。

2. 头痛、齿痛、风湿痹痛 本品辛香走窜，宣泄郁滞，上达巅顶，通利九窍，善于祛风散寒，止痛力强，对于头痛、齿痛都有较显著的疗效。治疗少阴头痛之足寒气逆、脉象沉细者，常配伍独活、川芎等药，如独活细辛汤；用治外感风邪之偏正头痛，常与川芎、白芷、羌活同用，如川芎茶调散；若治头痛如破、脉微弦而紧的风冷头痛，又当配伍川芎、麻黄、附子，如细辛散；治疗风冷牙痛，可单用细辛或与白芷、荜茇煎汤含漱；若胃火牙痛者，又当配伍生石膏、黄连、升麻等清胃泻火药；若龋齿牙痛者，可配杀虫止痛之蜂房煎汤含漱；细辛既散少阴肾经在里之寒邪以通阳散结，又搜筋骨间的风湿而蠲痹止痛，故常配伍独活、桑寄生、防风等以治风寒湿痹、腰膝冷痛，如独活寄生汤。

3. 痰多咳嗽 本品辛散温通，外能发散风寒，内能温肺化饮，主治风寒咳喘证，或寒饮咳喘证。主要用于肺寒咳嗽之痰稀色白、恶寒发热、无汗、喘咳，常与干姜、半夏等配伍，如小青龙汤。若寒痰停饮射肺而咳嗽胸满、气逆喘急，可配伍茯苓、干姜、五味子等药，如苓甘五味姜辛汤。

此外，本品辛散温通，芳香透达，散风邪，化湿浊，通鼻窍，常用治鼻渊等鼻科疾病之鼻塞、流涕、头痛者，为治鼻渊之良药，宜与白芷、苍耳子、辛夷等散风寒、通鼻窍药配伍。用于口舌生疮，可单用一味细辛，研末敷于脐部。

【用法用量】

煎服，1~3g。散剂每次服0.5~1g。外用适量。

【使用注意】

阴虚阳亢头痛、肺燥伤阴干咳者忌用。不宜与藜芦同用。

知识链接

细辛既能外散风寒，又能内祛阴寒，同时止痛、镇咳功效较佳。本品虽有较好的散寒作用，但发汗作用较弱，一般解表方剂中不作主药。临床用于风寒表证主要有两个方面：一是外助麻黄以发汗解表，内助附子以扶阳温肾，治疗阳虚体质的外感风寒，形寒怯冷等症；二是取其兼有止咳、镇痛作用，用于风寒表证兼有头痛、身痛或咳嗽等症。此外，在镇咳方面，可配合干姜以温肺化痰，配五味子以开阖并施，配麻黄宣畅肺气；在止痛方面，可配合白芷治牙痛，配川芎治头痛，配附子治痹痛。以上都是常用的配伍方法，可供参考。

紫苏叶《名医别录》

Zǐsūyù

【来源】

本品为唇形科植物紫苏 *Perilla frutescens*（L.）Britt. 的干燥叶（或带嫩枝）。夏季枝叶茂盛时采收，除去杂质，晒干。

【药性】

辛、温。归肺、脾经。

【功效】

解表散寒，行气和胃。

【临床应用】

1. 风寒感冒　本品辛散性温，发汗解表散寒之力较为缓和，轻证可以单用，重证须与其他发散风寒药合用。因其外能解表散寒，内能行气宽中，且略兼化痰止咳之功，故风寒表证而兼气滞，胸脘满闷、恶心呕逆者，常配伍香附、陈皮等药，如香苏散。或咳喘痰多者，每与杏仁、桔梗等药同用，如杏苏散。

2. 脾胃气滞，胸闷呕吐　本品味辛能行，能行气以宽中除胀、和胃止呕，兼有理气安胎之功，可用治中焦气机郁滞之胸脘胀满、恶心呕吐。偏寒者，常与砂仁、丁香等温中止呕药同用；偏热者，常与黄连、芦根等清胃止呕药同用；若胎气上逆之胸闷呕吐、胎动不安者，常与砂仁、陈皮等理气安胎药配伍。用治七情郁结、痰凝气滞之梅核气证，常与半夏、厚朴、茯苓等同用，如半夏厚朴汤。

此外，本品能解鱼蟹毒，对于进食鱼蟹中毒而致腹痛吐泻者，能和中解毒。可单用本品煎汤服，或配伍生姜、陈皮、藿香等药。

【用法用量】

煎服，5～10g，不宜久煎。

附：紫苏梗

紫苏梗为紫苏的茎。性味辛、温，归肺、脾经。功能理气宽中，止痛，安胎。用于胸膈痞闷，胃脘疼痛，嗳气呕吐，胎动不安。煎服，5～10g。

其他发散风寒药见表 9-1。

表 9-1　其他发散风寒药

药名	来源	药性	功效	主治	用法用量、使用注意
白芷	伞形科植物白芷或杭白芷的干燥根	辛，温。归胃、大肠、肺经	解表散寒，祛风止痛，宣通鼻窍，燥湿止带，消肿排脓	①风寒表证兼有头痛鼻塞；②头额、眉棱骨、上下龈痛，"为治鼻渊要药"；③疮疡；④寒湿白带	煎服，3～10g。外用适量。本品辛香温燥，阴虚火旺、血热妄行者忌服
生姜	姜科植物姜的新鲜根茎	辛，微温。归肺、脾、胃经	解表散寒，温中止呕，化痰止咳，解鱼蟹毒	①风寒感冒；②胃寒呕吐；③寒痰咳嗽；④鱼蟹中毒	煎服，3～10g。热盛及阴虚内热者忌服

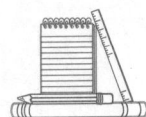

续表

药名	来源	药性	功效	主治	用法用量、使用注意
香薷	唇形科植物石香薷或江香薷的干燥地上部分	辛，微温。归肺、胃经	发汗解表，化湿和中	①暑湿感冒，恶寒发热；②水肿，小便不利；③头痛无汗，腹痛吐泻	煎服，3～10g。发汗力较强，故表虚自汗、暑热者忌用
藁本	伞形科植物藁本或辽藁本的干燥根茎和根	辛，温。归膀胱经	祛风，散寒，除湿，止痛	①风寒感冒，巅顶疼痛；②风寒痹痛	煎服，3～10g。本品辛香温燥，阴虚血燥、肝阳上亢、火热内盛之头痛者忌服
苍耳子	菊科植物苍耳的干燥成熟带总苞的果实	辛、苦，温。有毒，归肺经	散风寒，通鼻窍，祛风湿	①风寒头痛、鼻塞流涕、鼻鼽、鼻渊；②风疹瘙痒，湿痹拘挛	煎服或入丸、散剂，3～10g。过量服用易致中毒。血虚头痛者不宜服用
辛夷	木兰科植物望春花、玉兰或武当玉兰的干燥花蕾	辛，温。归肺、胃经	散风寒，通鼻窍	①风寒头痛；②鼻塞流涕、鼻鼽、鼻渊	包煎，3～10g，外用适量。鼻病阴虚火旺者忌服

项目三　发散风热药

发散风热药，性味多为辛凉，辛以发散，凉可祛热，发汗作用较发散风寒药缓和，以发散风热为主要作用，主要适用于风热感冒及温病初起邪在卫分，症见发热、微恶风寒、咽干口渴、头痛目赤、舌边尖红、苔薄黄、脉浮数等。部分发散风热药分别兼有清头目、利咽喉、透疹、止痒、止咳的作用，又可用于治疗风热所致目赤多泪、咽喉肿痛、麻疹不透、风疹瘙痒及风热咳嗽等症。

薄荷《新修本草》

Bòhe

【来源】

本品为唇形科植物薄荷 *Mentha haplocalyx* Briq. 的干燥地上部分。夏、秋二季茎叶茂盛或花开至三轮时，选晴天，分次采割，晒干或阴干。

【药性】

辛，凉。归肺、肝经。

【功效】

疏散风热，清利头目，利咽，透疹，疏肝行气。

【临床应用】

1. 外感风热、温病初起　本品辛以发散，凉以清热，清轻凉散，其辛散之性较强，是辛凉解表药中最能宣散表邪，且有一定发汗作用之药，为疏散风热常用之品，用于风热表证及温病初起，症见身不出汗、头痛目赤、发热、微恶风寒等，常与荆芥、桑叶、菊花等配合应用，如银翘散。

2. 咽喉肿痛、目赤　本品轻扬升浮、芳香通窍，功善疏散上焦风热，通窍、清头目、利咽喉作用显著。用治风热上攻，头痛眩晕，宜与川芎、石膏、白芷等祛风、清热、止痛药配伍，如上清散。治疗风热上攻之目赤多泪，可与桑叶、菊花、蔓荆子等同用；用治风热壅盛，咽喉肿痛，常配伍桔梗、生甘草、僵蚕，如六味汤。

3. 麻疹不畅、风疹瘙痒　本品质轻，有宣散、透发作用，能助麻疹透发，用治风热束表、麻疹不透，常配伍蝉蜕、牛蒡子、柽柳等药，如竹叶柳蒡汤；治疗风疹瘙痒，可与荆芥、防风、僵蚕等祛风止痒药同用。

4. 肝郁气滞、胸闷胁痛　本品兼入肝经，能疏肝行气，常配伍柴胡、白芍、当归等疏肝理气调经之品，治疗肝郁气滞、胸胁胀痛、月经不调，如逍遥散。

此外，本品芳香辟秽，兼能化湿和中，还可用治夏令感受暑湿秽浊之气，脘腹胀痛，呕吐泄泻，常与香薷、厚朴、金银花等同用，如薄荷汤。

【用法用量】

煎服，3~6g，后下。

【使用注意】

本品芳香辛散，发汗耗气，故体虚多汗者不宜使用。

知识链接

薄荷具有医用和食用双重功能，主要食用部位为茎和叶，也可榨汁服。在食用上，薄荷既可作为调味剂，又可作香料，还可配酒、冲茶、做菜、泡澡等。含有薄荷成分的风油精、清凉油、喉片、口香糖，在平常的生活中很常见。薄荷含有薄荷醇，该物质可清新口气并具有多种药性，可缓解腹痛、胆囊痉挛痛，还具有防腐杀菌、利尿、化痰、健胃和助消化等功效。

蝉蜕《名医别录》

Chántuì

【来源】

本品为蝉科昆虫黑蚱 *Cryptotympana pustulata* Fabricius 的若虫羽化时脱落的皮壳。夏、秋二季收集，除去泥沙，晒干。

【药性】

甘、寒。归肺、肝经。

【功效】

疏散风热，利咽，透疹，明目退翳，解痉。

【临床应用】

1. 外感风热、温病初起　本品甘寒清热，质轻上浮，长于疏散肺经风热以宣肺利咽、开音疗哑，用于风热表证、温病初起，症见声音嘶哑或咽喉肿痛、发热恶风、头痛口渴者，常配合薄荷、牛蒡子等同用。

2. 麻疹不透、风疹瘙痒　本品宣散透发，疏散风热，透疹止痒，用治麻疹初起透发不畅或风疹瘙痒，常与牛蒡子、薄荷同用，如消风散；但若热盛疹出不畅，又可配紫草、连翘等应用。

3. 咽喉肿痛、声音嘶哑 本品用于治疗外感风热引起的咽喉肿痛，多与薄荷、牛蒡子、连翘、桔梗、甘草配合应用。治疗风邪郁肺、肺气失宣所引起的音哑，常配合桔梗、木蝴蝶、胖大海等同用。

4. 目赤肿痛、翳膜遮睛 本品入肝经，善疏散肝经风热而有明目退翳之功，对风热引起的目赤、翳障，及麻疹后目生翳膜，可配菊花、谷精草、白蒺藜等同用，如蝉花散。

5. 破伤风、小儿惊风、夜啼 本品甘寒，既能疏散肝经风热，又可凉肝息风止痉，对破伤风出现牙关紧闭、四肢抽搐、角弓反张者，可配合全蝎、天麻、僵蚕等同用，如五虎追风散；治疗小儿急惊风，可与天竺黄、栀子、僵蚕等药配伍，如天竺黄散。治疗小儿慢惊风，以本品配伍全蝎、天南星等，如蝉蝎散。本品还常用以治疗小儿夜啼不安。现代研究证明，该药能镇静安神，故用之有效。

【用法用量】

煎服，3~6g。

知识链接

蝉蜕具有抗惊厥作用，其酒剂能使实验性破伤风家兔的平均存活期延长，可减轻家兔已形成的破伤风惊厥。蝉蜕能对抗士的宁、可卡因、菸碱等中枢兴奋药引起的小鼠惊厥死亡，蝉蜕身的抗惊厥作用较头足强。本品具有镇静作用，能显著减少正常小鼠的自发活动，延长戊巴比妥钠的睡眠时间，对抗咖啡因的兴奋作用。蝉蜕尚有解热作用，其中蝉蜕头足较身部的解热作用强。

菊花《神农本草经》

Júhuā

【来源】

本品为菊科植物菊 *Chrysanthemum morifolium* Ramat. 的干燥头状花序。9~11月花盛开时分批采收，阴干或焙干，或熏、蒸后晒干。药材按产地和加工方法不同，分为“亳菊”“滁菊”“贡菊”“杭菊”“怀菊”。

【药性】

甘、苦，微寒。归肺、肝经。

【功效】

散风清热，平肝明目，清热解毒。

【临床应用】

1. 外感风热、温病初起 本品味辛疏散，体轻达表，气清上浮，微寒清热，疏风较弱，清热力佳，故能疏散肺经风热，但发散表邪之力不强。用于外感风热，或温病初起，症见发热恶寒、头痛等。与桑叶相须为用，常配伍连翘、薄荷等，如桑菊饮；也可配黄芩、山栀治热盛烦躁等症。

2. 肝阳上亢所致眩晕、头痛 本品性寒，入肝经，能清肝热、平肝阳，对肝阳上亢引起的头目眩晕、头胀头痛等，与珍珠母、石决明、白芍等配伍。肝经热盛、热极动风所致的四肢抽搐、动摇震颤，常与羚羊角、钩藤、桑叶同用，如羚角钩藤汤。

3. 目赤昏花 本品辛散苦泄，微寒清热，入肝经，既能疏散肝经风热，又能清泄肝热以明目，无论肝火或风热引起者均可应用，可用治肝经风热，或肝火上攻所致目赤肿痛，常配合蝉蜕、蒺藜等同用。如肝阴不足，目失所养，眼目昏花，视物不清，则多配生地黄、枸杞子等同用，如杞菊地黄丸。

4. 疮疡肿痛 本品味苦性微寒，能清热解毒，用治疮痈肿毒，常与金银花、生甘草同用，如甘菊汤。但其清热解毒作用、消散痈肿之力不及野菊花，故临床较野菊花少用。

【用法用量】

煎服，5~10g。

知识链接

菊花一药，主要分白菊、黄菊、野菊。黄、白两菊，都有疏散风热、平肝明目、清热解毒的功效。白菊花味甘、清热力稍弱，长于平肝明目；黄菊花味苦，泄热力较强，常用于疏散风热；野菊花味甚苦，清热解毒的力量很强。野菊的茎、叶，功用与花相似，无论内服与外敷，都有功效。

柴胡《神农本草经》

Cháihú

【来源】

本品为伞形科植物柴胡 *Bupleurum chinense* DC. 或狭叶柴胡 *Bupleurum scorzonerifolium* Willd. 的干燥根。按性状不同，分别习称“北柴胡”及“南柴胡”。春、秋二季采挖，除去茎叶和泥沙，干燥。

【药性】

辛，苦、微寒。归肝、胆、肺经。

【功效】

疏散退热，疏肝解郁，升举阳气。

【临床应用】

1. 表证发热及少阳证 本品辛散苦泄，微寒退热，善于祛邪解表退热和疏散少阳半表半里之邪。对于外感表证发热，无论风热、风寒表证，皆可使用。治疗风寒感冒之恶寒发热、头身疼痛，常与防风、生姜等药配伍，如正柴胡饮。若外感风寒，寒邪入里化热之恶寒渐轻、身热增盛者，柴胡多与葛根、羌活、黄芩、石膏等同用，以解表清里，如柴葛解肌汤。若伤寒邪在少阳，寒热往来、胸胁苦满、口苦咽干、目眩，本品用之最宜，为治少阳证之要药，常与黄芩同用，如小柴胡汤。

2. 肝郁气滞 本品辛行苦泄，性善条达肝气，疏肝解郁为疏肝诸药之向导，是“治肝气郁结之要药”。若肝郁血虚、脾失健运之妇女月经不调、乳房胀痛、胁肋作痛、神疲食少、脉弦而虚者，常配伍当归、白芍、白术、茯苓等，如逍遥散。治疗肝失疏泄，气机郁阻所致的胸胁或少腹胀痛、情志抑郁、妇女月经失调、痛经等症，常与香附、川芎、白芍同用，如柴胡疏肝散。

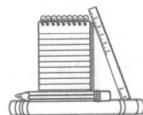

3. 气虚下陷、脏器脱垂 本品能升举脾胃清阳之气，可用治中气不足，气虚下陷所致的脘

腹重坠作胀、食少倦怠、久泻脱肛、子宫下垂、肾下垂等脏器脱垂，配伍黄芪、党参、升麻、柴胡等补气升阳药，如补中益气汤。

此外，本品还可退热截疟，又为治疗疟疾寒热的常用药，常与黄芩、常山、草果等同用。

【用法用量】

煎服，3~10g。注意：大叶柴胡 *Bupleurum longiradiatum* Turcz. 的干燥根茎，表面密生环节，有毒，不可当柴胡同用。

【使用注意】

古人有“柴胡劫肝阴”之说，阴虚阳亢、肝风内动及气机上逆者忌用或慎用。

知识链接

柴胡一药，既能轻清升散，又能疏泄；既能透表退热、疏肝解郁，又可升举阳气。因此，它在临床上是一味既可用于实证，又可用于虚证的药物。由于配伍不同而发挥其各种不同的功效，如配葛根、羌活，则发汗解表；配黄芩、青蒿，则透表泄热；配常山、草果，则截疟退热；配香附、郁金，则疏肝解郁；配党参、黄芪、白术、升麻等，则升举阳气。但阴亏津少及肝阳上亢者不宜应用，故古人有“柴胡劫肝阴”之说。

牛蒡子《名医别录》

Niúbàngzǐ

【来源】

本品为菊科植物牛蒡 *Arctium lappa* L. 的干燥成熟果实。秋季果实成熟时采收果序，晒干，打下果实，除去杂质，再晒干。

【药性】

辛、苦，寒。归肺、胃经。

【功效】

疏散风热，宣肺透疹，解毒利咽。

【临床应用】

1. 风热感冒，温病初起　本品辛散苦泄，寒能清热，升散之中具有清降之性，功能疏散风热，发散之力虽不及薄荷等药，但长于宣肺祛痰、清利咽喉，故风热感冒而见咽喉红肿疼痛，或咳嗽痰多不利者，十分常用。用治风热感冒，或温病初起，发热、咽喉肿痛等症，常配金银花、连翘、荆芥、桔梗等同用，如银翘散。若风热咳嗽，痰多不畅者，常与桑叶、桔梗、前胡等药配伍。

2. 麻疹不透，风疹瘙痒　本品清泄透散，能疏散风热，透泄热毒而促使疹子透发，用治麻疹不透或透而复隐，常配薄荷、柽柳、竹叶等同用，如竹叶柳蒡汤。若风湿浸淫血脉而致的疮疥瘙痒，本品能散风止痒，常配伍荆芥、蝉蜕、苍术等药，如消风散。

3. 痈肿疮毒，丹毒，痄腮喉痹　本品辛苦性寒，于升浮之中又有清降之性，能外散风热，内解热毒，有清热解毒、消肿利咽之效，故可用治痈肿疮毒、丹毒、痄腮、喉痹等热毒病症。因其性偏滑利，兼滑肠通便，故上述病症兼有大便热结不通者尤为适宜。用治风热外袭、火毒内结之痈肿疮毒兼有便秘者，常与大黄、芒硝、栀子、连翘、薄荷等同用。治疗乳痈肿痛，尚未成脓者，可与金银花、连翘、栀子、瓜蒌等药同用，如牛蒡子汤。本品配伍玄参、黄芩、黄连、板蓝根等清热泻火解毒药，还可用治瘟毒发颐、痄腮喉痹等热毒之证，如普济消毒饮。

【用法用量】

煎服，6~12g。炒用可使其苦寒及滑肠之性略减。

【使用注意】

本品性寒，滑肠通便，气虚便溏者慎用。

桑叶《神农本草经》

Sāngyè

【来源】

本品为桑科植物桑 *Morus alba* L. 的干燥叶。初霜后采收，除去杂质，晒干。

【药性】

甘、苦，寒。归肺、肝经。

【功效】

疏散风热，清肺润燥，清肝明目。

【临床应用】

1. 风热感冒、温病初起　本品甘寒质轻，轻清疏散，虽疏散风热作用较为缓和，但又能清肺热、润肺燥，故常用于风热感冒，或温病初起，温热犯肺，发热、咽痒、咳嗽等症，常与菊花相须为用，并配伍连翘、薄荷、桔梗等药，如桑菊饮。

2. 肺热咳嗽、燥热咳嗽　本品苦寒清泄肺热，甘寒凉润肺燥，故可用于肺热或燥热伤肺，咳嗽痰少，色黄而黏稠，或干咳少痰、咽痒等症。轻者可配杏仁、沙参、贝母等同用，如桑杏汤；重者可配生石膏、麦冬、阿胶等同用，如清燥救肺汤。

3. 目赤昏花　本品既能疏散风热，又苦寒入肝能清泄肝热，且甘润益阴以明目，故常用治风热上攻、肝火上炎所致的目赤、涩痛、多泪，可配伍菊花、蝉蜕、夏枯草、决明子等疏散风热、清肝明目之品。若肝肾精血不足，目失所养，眼目昏花，视物不清，常配伍滋补精血之黑芝麻，如扶桑至宝丹。若肝热引起的头昏、头痛，本品亦可与菊花、石决明、夏枯草等清肝药同用。

此外，本品尚能凉血止血，还可用治血热妄行之咯血、吐血、衄血，宜与其他凉血止血药同用。

【用法用量】

煎服，5~10g；或入丸、散。外用煎水洗眼。桑叶蜜制能增强润肺止咳的作用，故肺燥咳嗽多用蜜制桑叶。

葛根《神农本草经》

Gěgēn

【来源】

本品为豆科植物野葛 *Pueraria lobata*（Willd.）Ohwi 的干燥根。习称野葛。秋、冬二季采挖，趁鲜切成厚片或小块，干燥。

【药性】

甘、辛，凉。归脾、胃、肺经。

【功效】

解肌退热，生津止渴，透疹，升阳止泻，通经活络，解酒毒。

【临床应用】

1. 表证发热　本品甘辛性凉，轻扬升散，具有发汗解表、解肌退热之功。外感表证发热，无论风寒与风热，均可选用本品。治疗风热感冒，发热、头痛等症，可与薄荷、菊花、蔓荆子等辛凉解表药同用。若治风寒感冒，邪郁化热，症见发热重、恶寒轻、头痛无汗、目疼鼻干、口微渴、苔薄黄等，常配伍柴胡、黄芩、白芷、羌活等药，如柴葛解肌汤。

2. 麻疹不透　本品味辛性凉，有发表散邪、解肌退热、透发麻疹之功，故可用治麻疹初起，表邪外束，疹出不畅，常与升麻、芍药、甘草等同用，如升麻葛根汤。若麻疹初起，已现麻疹，但疹出不畅，见发热咳嗽，或乍冷乍热者，可配伍牛蒡子、荆芥、蝉蜕、前胡等药，如葛根解肌汤。

3. 热病口渴、消渴证　本品甘凉，于清热之中，又能鼓舞脾胃清阳之气上升，而有生津止渴之功。用治热病津伤口渴，常与芦根、天花粉、知母等同用。治疗消渴证属阴津不足者，可与天花粉、鲜地黄、麦冬等清热养阴生津药配伍，如天花散；若治内热消渴之口渴多饮、体瘦乏力、气阴不足者，又多配伍乌梅、天花粉、麦冬、党参、黄芪等药，如玉泉丸。

4. 热泄热痢、脾虚泄泻　本品味辛升发，能升发清阳，鼓舞脾胃清阳之气上升而奏止泻痢之效，故可用治表证未解、邪热入里之身热、下利臭秽、肛门有灼热感、苔黄脉数或湿热泻痢之热重于湿者，常与黄芩、黄连、甘草同用，如葛根芩连汤。若脾虚泄泻，常配伍人参、白术、木香等药，如七味白术散。

5. 项背强痛　本品既能辛散发表以退热，又长于缓解外邪郁阻、经气不利、筋脉失养所致的颈背强痛，故风寒感冒，无汗、恶寒、项背强痛者，常与麻黄、桂枝等同用，如葛根汤；若表证汗出，恶风、项背强痛者，常与桂枝、白芍等配伍，如桂枝加葛根汤。

此外，《药性论》中还载有葛根“主解酒毒”之效。

【用法用量】

煎服，10~15g。解肌退热、透疹、生津宜生用，升阳止泻宜煨用。

知识链接

柴胡、葛根二者皆能发表、升阳，均可用治风热感冒、发热、头痛，以及清阳不升等证。但柴胡主升肝胆之气，长于疏散少阳半表半里之邪、退热，疏肝解郁，为治疗少阳证的要药。又常用于伤寒邪在少阳，寒热往来、胸胁苦满、口苦咽干、目眩；感冒发热；肝郁气滞，胸胁胀痛、月经不调、痛经等症。葛根主升脾胃清阳之气而达到生津止渴、止泻之功，常用于热病烦渴，阴虚消渴；热泄热痢，脾虚泄泻。同时，葛根解肌退热，对于外感表证，发热恶寒、头痛无汗、项背强痛，无论风寒表证、风热表证，均可使用。

其他发散风热药见表9-2。

表9-2　其他发散风热药

药名	来源	药性	功效	主治	用法用量、使用注意
升麻	毛茛科植物大三叶升麻、兴安升麻或升麻的干燥根茎	辛、微甘，微寒。归肺、脾、胃、大肠经	发表透疹，清热解毒，升举阳气	①风热头痛，齿痛、口疮，咽喉肿痛，麻疹不透；②阳毒发斑；③脱肛、子宫脱垂	煎服，3～10g。麻疹已透、阴虚火旺、阴虚阳亢者忌用。升举阳气作用较柴胡、葛根强
蔓荆子	马鞭草科单叶蔓荆或蔓荆的干燥成熟果实	辛，苦、微寒。归膀胱、肝、胃经	疏散风热，清利头目	①风热感冒头痛；②齿龈肿痛，目赤多泪，目暗不明，头晕目眩	煎服，5～10g

复习思考

【A型题】（在每小题给出的A、B、C、D、E 5个选项中，只有1项是最符合题目要求的）

1. 桂枝治疗风寒表虚证，宜配伍（　　）
A. 麻黄　B. 白术　C. 附子
D. 白芍　E. 细辛

2. 既能发汗解表，又能温经通阳的药是（　　）
A. 羌活　B. 桂枝　C. 细辛
D. 薤白　E. 生姜

3. 以下炒炭具有止血作用的药是（　　）
A. 桂枝　B. 荆芥　C. 紫苏
D. 白芷　E. 以上都是

4. 既能祛风解表，又能胜湿、止痛、止痉的药物是（　　）
A. 荆芥　B. 防风　C. 香薷
D. 紫苏　E. 桂枝

5. 尤善祛上半身风湿的药是（　　）
A. 羌活　B. 白芷　C. 藁本
D. 独活　E. 细辛

6. 下列哪项不是薄荷的主治病症（　　）
A. 风热感冒　B. 风疹瘙痒　C. 肝气郁滞
D. 头痛目赤　E. 肺热燥咳

7. 以下哪项不是蝉蜕的功效（　　）
A. 疏散风热　B. 透疹止痒　C. 祛风解痉
D. 退翳明目　E. 通鼻窍

8. 功能疏肝解郁的药物是（　　）
A. 薄荷　B. 牛蒡子　C. 桑叶
D. 菊花　E. 蔓荆子

【选择题答案】1. D　2. B　3. B　4. B　5. A　6. E　7. E　8. A

扫一扫，查阅本模块 PPT、视频等数字资源

模块十 清热药

【学习目标】

掌握重点清热药的性能、功效、应用、特殊用法用量及使用注意。

熟悉清热药的分类；熟悉石膏与知母，黄连、黄芩与黄柏，金银花与连翘，玄参与生地黄，赤芍与牡丹皮，地骨皮与牡丹皮，黄连与胡黄连等相似药物在功效、主治病症上的共同点与不同点。

了解一般药物的功效、特殊用法用量及特殊的使用注意。

【结构导图】

清热药
- 概述：定义 性能特点 功用 适应证 使用注意
- 清热泻火药：石膏* 知母* 栀子* 夏枯草* 天花粉 决明子 芦根 淡竹叶
- 清热燥湿药：黄芩* 黄连* 黄柏* 龙胆* 苦参 白鲜皮
- 清热解毒药：金银花*（附：忍冬藤） 连翘* 蒲公英* 鱼腥草* 射干* 白头翁* 大青叶* 板蓝根*（附：青黛） 穿心莲 绵马贯众 紫花地丁 土茯苓 秦皮 大血藤 山豆根 马勃 马齿苋 鸦胆子 半边莲 山慈菇 白蔹 野菊花 重楼 木蝴蝶
- 清热凉血药：地黄*（附：鲜地黄） 玄参* 牡丹皮* 赤芍* 紫草 水牛角
- 清虚热药：青蒿* 地骨皮* 胡黄连 银柴胡 白薇

案例导入

俗话说："哑巴吃黄连，有苦说不出。"清热药中很多药物都具有苦味。请同学们结合下面所学的知识，探讨一下清热药中哪一类药物多具苦味？体现了苦味哪一方面的功效？

项目一 概 述

【定义】

凡以清泄里热为主要功效，用以治疗里热证的药物，称为清热药。

【性能特点】

清热药多性寒凉、味苦、主沉降，归心、肺、胃、肝经。

【功用】

清热药清泄里热，主要用于热病、湿热痢疾、目赤肿痛、咽喉肿痛、痈肿疮毒、温病发斑、阴虚发热等各种里热证，即《素问·至真要大论》所说“热者寒之”的意思。

【适应证】

清热药主要用治温热病高热烦渴、湿热泻痢、温毒发斑、痈肿疮毒及阴虚发热等里热证。使用清热药时，应辨明热证的虚实。实热证有气分热、营血分热及气血两燔之别，应分别予以清热泻火、清营凉血、气血两清；虚热证又有邪热伤阴、阴虚发热及肝肾阴虚、阴虚内热之异，则须清热养阴透热或滋阴凉血除蒸。若里热兼有表证，治宜先解表后清里，或配解表药同用，以表里双解；若里热兼积滞，宜配通里泻下药用。

清热药根据其药性和功效主治差异，可以分为清热泻火药、清热燥湿药、清热解毒药、清热凉血药及清虚热药，分别对应气分实热证、各种湿热病证、各种热毒证、血分实热证及阴虚内热证等。

【使用注意】

本类药物性属寒凉，多服久服能损伤阳气，故阳气不足或脾胃虚弱者须慎用。此外，清热药禁用于寒证、阴盛格阳及真寒假热证。

项目二　清热泻火药

热为火之渐，火为热之极。本类药物性味多苦寒或甘寒，清热力较强，用以治疗火热较盛的病症，故称为清热泻火药。药物以清泄气分邪热为主，适用于热病邪入气分而见高热、口渴、汗出、烦躁，甚或神昏谵语、舌红苔黄、脉洪数实者。此外，因各药归经的差异，还分别适用于肺热、胃热、心火、肝火等引起的脏腑火热证。

使用清热泻火药时，若里热炽盛而正气已虚，则宜选配补虚药，以扶正祛邪。

石膏《神农本草经》

Shígāo

【来源】

本品为硫酸盐类矿物石膏族石膏，主含含水硫酸钙（$CaSO_4 \cdot 2H_2O$）。采挖后，除去杂石及泥沙。

【药性】

甘、辛，大寒。归肺、胃经。

【功效】

清热泻火，除烦止渴。

【临床应用】

1. 温热病热入气分证　本品性大寒，为“清泻肺胃气分实热之要药”，适用于温病热入气分证，症见高热口渴、烦躁、大汗出、脉洪大等，与知母相须为用，如白虎汤；若温病气血两燔，症见神昏谵语、发斑者，宜与清热凉血药同用，如配伍玄参等的化斑汤。

2. 肺热喘咳　常与麻黄、杏仁等止咳平喘药配用，如麻杏甘石汤。

3. 胃火亢盛　治疗胃火所致的头痛、齿痛、牙龈肿痛等症，可配合升麻、牡丹皮、生地黄等组成的清胃散。

4. 湿疹、水火烫伤 石膏煅后研末外用，有清热、收敛、生肌的作用，治疗疮疡溃后不敛及创伤久不收口，亦可与黄连、黄柏、青黛等同用。

【用法用量】

15~60g，先煎。

【使用注意】

脾胃虚寒及阴虚内热者忌用。

知母《神农本草经》

Zhīmǔ

【来源】

本品为百合科植物知母 *Anemarrhena asphodeloides* Bge. 的干燥根茎。春、秋二季采挖，除去须根和泥沙，晒干，习称“毛知母”。或除去外皮，晒干。

【药性】

苦、甘，寒。归肺、胃、肾经。

【功效】

清热泻火，滋阴润燥。

【临床应用】

1. 温热病热入气分 本品上能清肺热，中能清胃火，适用于肺胃有实热的病症。前者症见高热烦躁、口渴、脉洪大，常和石膏同用，如白虎汤；后者症见头痛、齿痛、牙龈肿痛等，配合石膏、牛膝、地黄等，如玉女煎。

2. 阴虚发热，虚劳咳嗽及消渴等症 本品滋肾，不仅清实热，且可退虚热。可与黄柏共同配合滋阴药，治疗阴虚火旺所致五心烦热、潮热盗汗者，如知柏地黄丸；配养阴润肺药如沙参、麦冬、川贝母等，可用于肺虚燥咳；配清热生津药如天花粉、麦冬、葛根等，可用治消渴，如玉液汤。

【用法用量】

6~12g。

【使用注意】

虚寒证不宜；另本品性寒质润，有滑肠作用，故脾虚便溏者不宜用。

知识链接

知母与石膏的异同

二药均能清热泻火，除烦止渴，治温病气分实热及肺胃火热等证常相须使用。但知母味甘质润，重在清润，上清肺润燥，治肺燥咳嗽；中泻胃生津，治内热消渴；下滋肾降火，治阴虚骨蒸。既清实火，又退虚热。石膏性寒质重沉降，重在清解，长于清泻肺胃实火；内服生用，治肺热咳喘、胃火牙痛；煅后外用，收湿敛疮、生肌止血，治溃疡不敛、湿疹、水火烫伤、外伤出血等。

栀子《神农本草经》

Zhīzǐ

【来源】

本品为茜草科植物栀子 *Gardenia jasminoides* Ellis 的干燥成熟果实。9~11 月果实成熟显红黄色时采收。除去果梗及杂质，蒸至上气或置沸水中略烫，取出，干燥。

【药性】

苦，寒。归心、肺、三焦经。

【功效】

泻火除烦，清热利湿，凉血解毒；外用消肿止痛。

【临床应用】

1. 热病发热，心烦不宁　本品用治外感热病初起发热、心烦、胸闷等，配合淡豆豉透邪泄热、除烦解郁，如栀子豉汤；治疗实热火证高热烦躁、神昏谵语，可配黄连等，如黄连解毒汤。

2. 血热妄行证　本品用治热毒实火引起的吐血、鼻衄、尿血、目赤肿痛和疮疡肿毒等，与地黄、侧柏叶、牡丹皮等配伍，如十灰散。

3. 湿热黄疸　本品用于湿热郁结所致的黄疸、面目皮肤发黄，常与大黄、茵陈等同用。

【用法用量】

6~10g，煎服。外用生品适量，研末调敷。

【使用注意】

本品苦寒伤胃，脾虚便溏者不宜用。

知识链接

栀子的现代研究

现代药理研究表明，栀子对金黄色葡萄球菌、脑膜炎双球菌、卡他球菌等有抑制作用；煎剂可杀死钩端螺旋体及血吸虫成虫；水浸液在体外对多种皮肤真菌有抑制作用。在其含有的多种有效成分中，环烯醚萜苷等有保肝利胆的作用。另外，其乙醇提取物、水提取物有一定的抗炎和治疗软组织损伤的作用。使用其提取物制成的油膏，可加速软组织的愈合。

夏枯草《神农本草经》

Xiàkūcǎo

【来源】

本品为唇形科植物夏枯草 *Prunella vulgaris* L. 的干燥果穗。夏季果穗呈棕红色时采收，除去杂质，晒干。

【药性】

辛、苦，寒。归肝、胆经。

【功效】

清肝泻火，明目，散结消肿。

【临床应用】

1. 肝火上炎　本品苦寒主入肝经，善泻肝火以明目。用治肝火上炎、目赤肿痛，可配桑叶、菊花、决明子等药用。本品清肝明目之中，略兼养肝，配当归、枸杞子，可用于肝阴不足、目珠疼痛至夜尤甚者；亦可配香附、甘草用，如夏枯草散。本品具有一定的降血压作用，故常用于肝热型高血压病，症见头痛、眩晕、烦躁等。

2. 痰火郁结，瘰疬，瘿瘤　本品味辛能散结，苦寒能泄热，常配贝母、香附等药用以治肝郁化火、痰火凝聚之瘰疬，如夏枯草汤；用治瘿瘤，则常配昆布、玄参等用，如夏枯草膏。

3. 乳痈肿痛　本品既能清热泻肝火，又能散结消肿，可治乳痈肿痛，常与蒲公英同用。若配金银花，可治热毒疮疡，如化毒丹。

【用法用量】

煎服，9~15g。

【使用注意】

脾胃虚弱者慎用。

天花粉《神农本草经》

Tiānhuāfěn

【来源】

本品为葫芦科植物栝楼 *Trichosanthes kirilowii* Maxim. 或双边栝楼 *Trichosanthes rosthornii* Harms 的干燥根。秋、冬二季采挖，洗净，除去外皮，切段或纵剖成瓣，干燥。

【药性】

甘、微苦，微寒。归肺、胃经。

【功效】

清热泻火，生津止渴，消肿排脓。

【临床应用】

1. 热病烦渴　本品甘寒，既能清肺胃二经实热，又能生津止渴，故常用治热病烦渴，可配芦根、麦冬等用；或配地黄、五味子用，如天花散；取本品生津止渴之功，配沙参、麦冬、玉竹等用，可治燥伤肺胃、咽干口渴，如沙参麦冬汤。

2. 肺热燥咳　本品既能泻火以清肺热，又能生津以润肺燥，用治燥热伤肺、干咳少痰、痰中带血等肺热燥咳证，可配天冬、麦冬、地黄等药用，如滋燥饮；取本品生津润燥之功，配人参用治燥热伤肺、气阴两伤之咳喘咯血，如参花散。

3. 胃热口渴，消渴　本品善清肺胃热、生津止渴，可用治积热内蕴、化燥伤津之消渴证，常配麦冬、芦根、白茅根等药用；若配人参，则治内热消渴、气阴两伤者，如玉壶丸。

4. 疮疡肿毒　本品既能清热泻火而解毒，又能消肿排脓以疗疮，用治疮疡初起、热毒炽盛，未成脓者可使消散，脓已成者可溃疮排脓，常与金银花、白芷等同用，如仙方活命饮；取本品清热、消肿作用，配薄荷等份为末，西瓜汁送服，可治风热上攻、咽喉肿痛。

【用法用量】

煎服，10~15g。

【使用注意】

孕妇慎用；不宜与生川乌、制川乌、生草乌、制草乌、附子同用。

决明子《神农本草经》

Juémíngzǐ

【来源】

本品为豆科植物钝叶决明 *Cassia obtusifolia* L. 或决明（小决明）*Cassia tora* L. 的干燥成熟种子。秋季采收成熟果实，晒干，打下种子，除去杂质。

【药性】

甘、苦、咸，微寒。归肝、大肠经。

【功效】

清热明目，润肠通便。

【临床应用】

1. 目疾诸证 本品主入肝经，功善清肝明目而治肝热目赤肿痛、羞明多泪，常配黄芩、赤芍、木贼用，如决明子散；若配菊花、青葙子、茺蔚子等，可用治风热上攻头痛目赤，如决明子丸；本品有益肝阴之功，配山茱萸、地黄等药，可用治肝肾阴亏、视物昏花、目暗不明，如决明散。

2. 头痛，眩晕 本品苦寒入肝，既能清泻肝火，又兼能平抑肝阳，故可用治肝阳上亢之头痛、眩晕，常配菊花、钩藤、夏枯草等药用。

3. 肠燥便秘 本品性味甘咸寒，兼入大肠经而能清热润肠通便，用治内热肠燥之大便秘结，可与火麻仁、瓜蒌仁等同用。

【用法用量】

煎服，9~15g；用于润肠通便时不宜久煎。

【使用注意】

气虚便溏者不宜用。

其他清热泻火药见表 10-1。

表 10-1 其他清热泻火药

药名	来源	药性	功效	主治	用法用量、使用注意
芦根	禾本科植物芦苇的新鲜或干燥根茎	甘，寒。归肺、胃经	清热泻火，生津止渴，除烦，止呕，利尿	①热病烦渴；②胃热呕逆；③肺热咳嗽、肺痈吐脓；④湿热淋证、水肿	煎服，15~30g；鲜品加倍，或捣汁用。脾胃虚寒者忌服
淡竹叶	禾本科植物淡竹叶的干燥茎叶	甘、淡，寒。归心、胃、小肠经	清热泻火，除烦止渴，利尿通淋	①热病烦渴；②口疮尿赤、热淋涩痛	煎服，6~10g。阴虚火旺、骨蒸潮热者忌用

项目三 清热燥湿药

本类药物性味苦寒，清热之中燥湿力强，故称为清热燥湿药，主要用于湿热证。因其苦降泄热力大，故本类药物多能清热泻火，可用治脏腑火热证。因湿热所侵机体部位的不同，临床症状各有所异。如湿温或暑温夹湿，湿热蕴结，气机不畅，则症见身热不扬、胸脘痞闷、小便短赤、

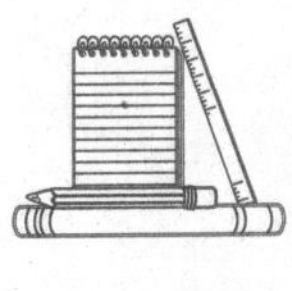

舌苔黄腻；若湿热蕴结脾胃，升降失常，则症见脘腹胀满、呕吐、泻痢；若湿热壅滞大肠、传导失职，则症见泄泻、痢疾、痔疮肿痛；若湿热蕴蒸肝胆，则症见黄疸尿赤、胁肋胀痛、耳肿流脓；若湿热下注，则症见带下色黄，或热淋灼痛；若湿热流注关节，则症见关节红肿热痛；若湿热浸淫肌肤，则可见湿疹、湿疮。上述湿热为患诸病症均属本类药物主治范围。

本类药物苦寒性大，燥湿力强，过服易伐胃伤阴，故一般用量不宜过大。凡脾胃虚寒、津伤阴损者应慎用，必要时可与健胃药或养阴药同用。用本类药物治疗脏腑火热证及痈疽肿毒时，均可配清热泻火药、清热解毒药用。

黄芩《神农本草经》

Huángqín

【来源】

本品为唇形科植物黄芩 *Scutellaria baicalensis* Georgi 的干燥根。春、秋二季采挖，除去须根及泥沙，晒后撞去粗皮，晒干。

【药性】

苦，寒。归肺、胆、脾、大肠、小肠经。

【功效】

清热燥湿，泻火解毒，止血，安胎。

【临床应用】

1. 湿温，暑湿，胸闷呕恶，湿热痞满，黄疸泻痢　本品性味苦寒，功能清热燥湿，善清肺胃胆及大肠之湿热，尤长于清中上焦湿热。治湿温、暑湿证，湿热阻遏气机而致胸闷恶心呕吐、身热不扬、舌苔黄腻者，常配滑石、白豆蔻、通草等药用，如黄芩滑石汤；若配黄连、干姜、半夏等，可治湿热中阻、痞满呕吐，如半夏泻心汤；若配黄连、葛根等药用，可治大肠湿热之泄泻、痢疾，如葛根黄芩黄连汤；若配茵陈、栀子，可治湿热黄疸。

2. 肺热咳嗽，高热烦渴　本品主入肺经，善清泻肺火及上焦实热，用治肺热壅遏所致咳嗽痰稠，可单用，如清金丸；若配苦杏仁、桑白皮、紫苏子，可治肺热咳嗽气喘，如清肺汤；若配法半夏，可治肺热咳嗽痰多，如黄芩半夏丸。本品苦寒，清热泻火力强，配薄荷、栀子、大黄等，可用治外感热病、中上焦热盛所致的高热烦渴、面赤唇燥、尿赤便秘、苔黄脉数者，如凉膈散。

3. 血热吐衄　本品能清热泻火以凉血止血，可用治火毒炽盛迫血妄行之吐血、衄血等症，常配大黄用，如大黄汤。本品经配伍，也可用治其他出血证，如配地榆、槐花，用治血热便血；配当归，用治崩漏，如子芩丸。

4. 痈肿疮毒　本品有清热泻火解毒的作用，可用治火毒炽盛之痈肿疮毒，常与黄连、黄柏、栀子配伍，如黄连解毒汤。若治热毒壅滞痔疮热痛，则常配黄连、大黄、槐花等药用。

5. 胎动不安　本品具清热安胎之功，用治血热胎动不安，可配地黄、黄柏等药用，如保阴煎；若配白术用，可治气虚血热胎动不安，如芩术汤；若配熟地黄、续断、人参等药用，可治肾虚有热胎动不安，如泰山磐石散。

【用法用量】

煎服，3~10g。

【使用注意】

本品苦寒伤胃，脾胃虚寒者不宜使用。

黄连《神农本草经》

Huánglián

【来源】

本品为毛茛科植物黄连 *Coptis chinensis* Franch.、三角叶黄连 *Coptis deltoidea* C. Y. Cheng et Hsiao 或云连 *Coptis teeta* Wall. 的干燥根茎。以上三种分别习称为“味连”“雅连”“云连”。秋季采挖，除去须根和泥沙，干燥，撞去残留须根。

【药性】

苦，寒。归心、脾、胃、肝、胆、大肠经。

【功效】

清热燥湿，泻火解毒。

【临床应用】

1. 湿热痞满，呕吐吞酸　本品大苦大寒，清热燥湿力大于黄芩，尤长于清中焦湿热。治湿热阻滞中焦、气机不畅所致脘腹痞满、恶心呕吐，常配紫苏叶用，如苏叶黄连汤，或配黄芩、干姜、半夏用，如半夏泻心汤；若配石膏用，可治胃热呕吐，如石连散；若配吴茱萸，可治肝火犯胃所致胁肋胀痛、呕吐吞酸，如左金丸；若配人参、白术、干姜等药用，可治脾胃虚寒、呕吐酸水，如连理汤。

2. 湿热泻痢　本品善去脾胃大肠湿热，为治泻痢要药，单用有效。若配木香，可治湿热泻痢、腹痛、里急后重，如香连丸；若配葛根、黄芩等药用，可治湿热泻痢兼表证发热，如葛根黄芩黄连汤；若配乌梅，可治湿热下痢脓血日久，如黄连丸。

3. 高热神昏，心烦不寐，血热吐衄　本品泻火解毒之中，尤善清泻心经实火，可用治心火亢盛所致神昏、烦躁之症。若配黄芩、黄柏、栀子，可治三焦热盛、高热烦躁，如黄连解毒汤；若配石膏、知母、玄参、牡丹皮等药用，可治高热神昏，如清瘟败毒饮；若配黄芩、白芍、阿胶等药用，可治热盛伤阴、心烦不寐，如黄连阿胶汤；若配肉桂，可治心火亢旺、心肾不交之怔忡不寐，如交泰丸；若配大黄、黄芩，可治邪火内炽、迫血妄行之吐衄，如泻心汤。

4. 痈肿疖疮，目赤牙痛　本品既能清热燥湿，又能泻火解毒，尤善疗疔毒。用治痈肿疔毒，多与黄芩、黄柏、栀子同用，如黄连解毒汤；若配淡竹叶，可治目赤肿痛、赤脉胬肉，如黄连汤；若配地黄、升麻、牡丹皮等药用，可治胃火上攻、牙痛难忍，如清胃散。

5. 消渴　本品善清胃火而可用治胃火炽盛，消谷善饥之消渴证，常配麦冬用，如消渴丸；或配黄柏用，以增强泻火之力，如黄柏丸；若配地黄，可用治肾阴不足、心胃火旺之消渴，如黄连丸。

6. 外治湿疹，湿疮，耳道流脓　本品有清热燥湿、泻火解毒之功，取之制为软膏外敷，可治皮肤湿疹、湿疮。取之浸汁涂患处，可治耳道流脓；煎汁滴眼，可治眼目红肿。

【用法用量】

煎服，2~5g。外用适量。

【使用注意】

本品大苦大寒，过服久服易伤脾胃，脾胃虚寒者忌用；苦燥易伤阴津，阴虚津伤者慎用。

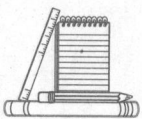

知识链接

黄连的现代研究

黄连的主要有效成分为原小檗碱型生物碱，已经分离出来的生物碱有小檗碱（黄连素）、巴马汀、黄连碱、甲基黄连碱、药根碱、木兰碱等。其中以小檗碱含量最高。这些生物碱除木兰碱为阿朴啡型外，都属于原小檗碱型，又是季铵型生物碱。药理研究表明，其主要成分小檗碱有明显的抗菌、抗病毒作用，小檗碱、黄连碱、巴马汀、药根碱等原小檗碱型生物碱还具有明显的抗炎、镇痉、抗溃疡、免疫调节及抗癌等作用。

黄柏《神农本草经》

Huángbò

【来源】

本品为芸香科植物黄皮树 *Phellodendron chinense* Schneid. 的干燥树皮。习称“川黄柏”。剥取树皮后，除去粗皮，晒干。

【药性】

苦，寒。归肾、膀胱经。

【功效】

清热燥湿，泻火除蒸，解毒疗疮。

【临床应用】

1. 湿热带下，热淋涩痛 本品苦寒沉降，长于清泻下焦湿热。用治湿热下注之带下黄浊臭秽，常配山药、芡实、车前子等药用，如易黄汤；若治湿热下注膀胱、小便短赤热痛，常配萆薢、茯苓、车前子等药用，如萆薢分清饮。

2. 湿热泻痢，黄疸 本品清热燥湿之中，善除大肠湿热以治泻痢，常配白头翁、黄连、秦皮等药用，如白头翁汤；若配栀子用，可治湿热郁蒸之黄疸，如栀子柏皮汤。

3. 湿热脚气，痿证 取本品清泄下焦湿热之功，用治湿热下注所致脚气肿痛、痿证，常配苍术、牛膝用，如三妙丸。若配知母、熟地黄、龟甲等药用，可治阴虚火旺之痿证，如虎潜丸。

4. 骨蒸劳热，盗汗，遗精 本品主入肾经而善泻相火、退骨蒸，用治阴虚火旺、潮热盗汗、腰酸遗精，常与知母相须为用，并配地黄、山药等药用，如知柏地黄丸；或配熟地黄、龟甲用，如大补阴丸。

5. 疮疡肿毒，湿疹瘙痒 取本品既能清热燥湿，又能泻火解毒，用治疮疡肿毒，内服外用均可，如黄连解毒汤以本品配黄芩、黄连、栀子煎服；又如二黄散以本品配大黄为末，醋调外搽；治湿疹瘙痒，可配荆芥、苦参、白鲜皮等煎服；亦可配煅石膏等份为末，外撒或油调搽患处，如石黄散。

【用法用量】

煎服，3～12g。外用适量。

知识链接

黄连、黄芩与黄柏的异同

三黄皆为苦寒之品，均有较强的清热燥湿、泻火解毒之功，其中黄连苦寒最甚，作用力最强。用治湿热诸证，三者常相须为用。然黄芩善清上焦湿热，泻肺火，为治湿温、暑湿及肺热咳嗽之要药；尚能泻火止血，治血热吐血；又能清热安胎，治胎热胎动不安。黄连善泻心胃二经实火，清中焦湿热，既是治热盛火炽、高热烦躁之良品，又为疗湿热泻痢、痞满呕逆之要药；且善泻火解毒疗疮，常治痈疽疔毒诸症。黄柏性沉降善清下焦湿热火毒，为治下焦湿热之带下、淋浊、黄疸及足膝肿痛等症之良药，且入肾经善泻相火、清虚热，治阴虚火旺、骨蒸潮热。

龙胆《神农本草经》
Lóngdǎn

【来源】

本品为龙胆科植物条叶龙胆 *Gentiana manshurica* Kitag.、龙胆 *Gentiana scabra* Bge.、三花龙胆 *Gentiana triflora* Pall. 或坚龙胆 *Gentiana rigescens* Franch. 的干燥根及根茎。前三种习称“龙胆”，后一种习称“坚龙胆”。春、秋二季采挖，洗净，干燥。

【药性】

苦，寒。归肝、胆经。

【功效】

清热燥湿，泻肝胆火。

【临床应用】

1. 湿热黄疸，阴肿阴痒，带下，湿疹瘙痒　本品苦寒，清热燥湿之中，尤善清下焦湿热，常用治下焦湿热所致诸症。治湿热黄疸，可配苦参用，如苦参丸，或配栀子、大黄、白茅根等药用，如龙胆散；若治湿热下注，阴肿阴痒、湿疹瘙痒、带下黄臭，常配泽泻、木通、车前子等药用，如龙胆泻肝汤。

2. 肝火头痛，目赤耳聋，胁痛口苦　本品苦寒沉降，善泻肝胆实火，治上述诸症，多配柴胡、黄芩、栀子等药用，如龙胆泻肝汤。

3. 惊风抽搐　本品清泻肝胆实火之功，可用治肝经热盛、热极生风所致之高热惊风抽搐，常配牛黄、青黛、黄连等药用，如凉惊丸；或配黄柏、大黄、芦荟等药用，如当归芦荟丸。

【用法用量】

煎服，3~6g。

【使用注意】

脾胃虚寒者不宜用，阴虚津伤者慎用。

其他清热燥湿药见表 10-2。

表 10-2 其他清热燥湿药

药名	来源	药性	功效	主治	用法用量、使用注意
苦参	豆科植物苦参的干燥根	苦，寒。归心、肝、胃、大肠、膀胱经	清热燥湿，杀虫，利尿	①湿热泻痢、便血、黄疸尿闭；②赤白带下、阴肿阴痒、湿疹湿疮、皮肤瘙痒、疥癣麻风；③外治滴虫性阴道炎	煎服。4.5～9g。外用适量，煎汤洗患处。脾胃虚寒者忌用，反藜芦
白鲜皮	芸香科植物白鲜的干燥根皮	苦，寒。归脾、胃、膀胱经	清热燥湿，祛风解毒	①湿热疮毒、黄水淋漓、湿疹、风疹、疥癣疮癞；②湿热黄疸、风湿热痹尿赤	煎服，5～10g。外用适量，煎汤洗或研粉敷。脾胃虚寒者慎用
秦皮	木犀科植物苦枥白蜡树、白蜡树、尖叶白蜡树或宿柱白蜡树的干燥枝皮或干皮	苦、涩，寒。归肝、胆、大肠经	清热燥湿，收涩止痢，止带，明目	①湿热泻痢、带下阴痒；②肝热目赤肿痛、目生翳膜	煎服，6～12g。外用适量，煎洗患处。脾胃虚寒者忌用

项目四 清热解毒药

本类药物性质寒凉，清热之中更长于解毒，具有清解火热毒邪的作用。主要适用于痈肿疮毒、丹毒、瘟毒发斑、痄腮、咽喉肿痛、热毒下痢、虫蛇咬伤、癌肿、水火烫伤以及其他急性热病等。在临床用药时，应根据各种证候的不同表现及兼证，结合具体药物的特点，有针对性地选择应用，并应根据病情的需要给以相应的配伍。如热毒在血分者，可配伍清热凉血药；火热炽盛者，可配伍清热泻火药；夹有湿邪者，可配伍利湿、燥湿、化湿药；疮痈肿毒、咽喉肿痛者，可配伍活血消肿药或软坚散结药；热毒血痢、里急后重者，可配伍活血行气药等。

本类药物易伤脾胃，中病即止，不可过服。

金银花《新修本草》

Jīnyínhuā

【来源】

本品为忍冬科植物忍冬 *Lonicera japonica* Thunb. 的干燥花蕾或带初开的花。夏初花开放前采收，干燥。

【药性】

甘，寒。归肺、心、胃经。

【功效】

清热解毒，疏散风热。

【临床应用】

1. 痈肿疔疮 本品甘寒，清热解毒，散痈消肿，为治一切内痈外痈之要药。治疗痈疮初起、红肿热痛者，可单用本品煎服，并用药渣外敷患处，亦可与皂角刺、白芷配伍，如仙方活命饮；用治疗疮肿毒、坚硬根深者，常与紫花地丁、蒲公英、野菊花同用，如五味消毒饮；用治肠痈腹痈者，常与当归、地榆、黄芩配伍，如清肠饮；用治肺痈咳吐脓血者，常与鱼腥草、芦根、桃仁等同用，以清肺排脓。

2. 外感风热，温病初起 本品甘寒，芳香疏散，善散肺经热邪，透热达表，常与连翘、薄荷、牛蒡子等同用，治疗外感风热或温病初起、身热头痛、咽痛口渴，如银翘散；本品善清心、胃热毒，有透营转气之功，配伍水牛角、地黄、黄连等药，可治热入营血、舌绛神昏、心烦少寐，如清营汤；若与香薷、厚朴、连翘同用，又可治疗暑温、发热烦渴、头痛无汗，如新加香薷饮。

3. 热毒血痢 本品甘寒，有清热解毒、凉血、止痢之效，故常用治热毒痢疾、下利脓血，单用浓煎口服即可奏效；亦可与黄芩、黄连、白头翁等药同用，以增强止痢效果。

此外，尚可用治咽喉肿痛、小儿热疮及痱子。

【用法用量】

煎服，6~15g。

【使用注意】

脾胃虚寒及气虚疮疡脓清者忌用。

附：忍冬藤

本品为忍冬科植物忍冬的干燥茎枝。秋、冬二季采割，晒干，生用。味甘，性寒，归肺、胃经。其功效与金银花相似而解毒作用稍弱，但有清热疏风、通络止痛的作用，故常用于温病发热、热毒血痢、痈肿疮疡、风湿热痹、关节红肿热痛等症。煎服，9~30g。

连翘《神农本草经》

Liánqiào

【来源】

本品为木犀科植物连翘 *Forsythia suspensa*（Thunb.）Vahl 的干燥果实。秋季果实初熟尚带绿色时采收，除去杂质，蒸熟，晒干，习称“青翘”；果实熟透时采收，晒干，除去杂质，习称“老翘”。

【药性】

苦，微寒。归肺、心、小肠经。

【功效】

清热解毒，消肿散结，疏散风热。

【临床应用】

1. 痈肿疮毒，瘰疬痰核 本品苦寒，主入心经，既能清心火、解疮毒，又能消散痈肿结聚，故有“疮家圣药”之称。用治痈肿疮毒，常与金银花、蒲公英、野菊花等解毒消肿之品同用；若疮痈红肿未溃，常与皂角刺配伍，如加减消毒饮；若疮疡脓出、红肿溃烂，常与牡丹皮、天花粉同用，如连翘解毒汤；用治痰火郁结、瘰疬痰核，常与夏枯草、浙贝母、玄参、牡蛎等同用，共奏清肝散结、化痰消肿之效。

2. 风热外感，温病初起 本品苦能清泄，寒能清热，入心、肺二经，长于清心火，散上焦风热，常与金银花、薄荷、牛蒡子等同用，治疗风热外感或温病初起，头痛发热、口渴咽痛，如银翘散。若用连翘心与麦冬、莲子心等配伍，尚可用治温热病热入心包、高热神昏，如清宫汤；

本品又有透热转气之功，与水牛角、地黄、金银花等同用，还可治疗热入营血之舌绛神昏、烦热斑疹，如清营汤。

3. 热淋涩痛　本品苦寒通降，兼有清心利尿之功，多与车前子、白茅根、竹叶、木通等药配伍，治疗湿热壅滞所致之小便不利或淋沥涩痛，如如圣散。

【用法用量】

煎服，6~15g。

【使用注意】

脾胃虚寒及气虚脓清者不宜用。

知识链接

金银花与连翘的异同

二者均可清热解毒、疏散风热，用于热毒疮痈、风热感冒、温病初期等。金银花凉散风热优于连翘；连翘解毒消痈优于金银花，素有“疮家圣药”之称。金银花入血分，能凉血止痢，治疗热毒血痢；连翘入心经，能清心开窍，治疗温病热陷心包之高热神昏，尚可散结、利尿，治疗瘰疬、痰核以及热淋尿少等。

蒲公英《新修本草》

Púgōngyīng

【来源】

本品为菊科植物蒲公英 *Taraxacum mongolicum* Hand. -Mazz.、碱地蒲公英 *Taraxacum borealisinense* Kitam. 或同属数种植物的干燥全草。春至秋季花初开时采挖，除去杂质，洗净，晒干。

【药性】

苦、甘，寒。归肝、胃经。

【功效】

清热解毒，消肿散结，利尿通淋。

【临床应用】

1. 痈肿疔毒，乳痈内痈　本品苦寒，既能清解火热毒邪，又能泄降滞气，故为清热解毒、消痈散结之佳品，主治内外热毒疮痈诸症，兼能疏郁通乳，故为治疗乳痈之要药。用治乳痈肿痛，可单用本品浓煎内服，或以鲜品捣汁内服，渣敷患处，也可与全瓜蒌、金银花、牛蒡子等药同用；用治疗毒肿痛，常与野菊花、紫花地丁、金银花等药同用，如五味消毒饮；用治肠痈腹痛，常与大黄、牡丹皮、桃仁等同用；用治肺痈吐脓，常与鱼腥草、冬瓜仁、芦根等同用。本品解毒消肿散结，与板蓝根、玄参等配伍，可用治咽喉肿痛；鲜品外敷还可用治毒蛇咬伤。

2. 热淋涩痛，湿热黄疸　本品苦甘而寒，能清利湿热、利尿通淋，对湿热引起的淋证、黄疸等有较好的疗效。用治热淋涩痛，常与白茅根、金钱草、车前子等同用，以加强利尿通淋的效果；治疗湿热黄疸，常与茵陈、栀子、大黄等同用。

此外，本品还有清肝明目的作用，以治肝火上炎引起的目赤肿痛。可单用取汁点眼，或浓煎内服；亦可与菊花、夏枯草、黄芩等配伍使用。

【用法用量】

煎服，10~15g。外用鲜品适量，捣敷或煎汤熏洗患处。

【使用注意】

用量过大可致缓泻。

知识链接

蒲公英的不良反应

蒲公英的不良反应较少见。口服煎剂偶见恶心、呕吐、腹部不适及轻度泄泻等胃肠道反应，亦有出现全身瘙痒、荨麻疹等。服用酒浸剂有头晕、恶心、多汗等反应，少数患者出现荨麻疹并发结膜炎，停药后消失。部分患者服片剂后有胃部发热感。个别患者在静脉滴注蒲公英注射液后出现寒战、面色苍白青紫及精神症状；肌注可致局部疼痛。

鱼腥草《名医别录》

Yúxīngcǎo

【来源】

本品为三白草科植物蕺菜 *Houttuynia cordata* Thunb. 的新鲜全草或干燥地上部分。鲜品全年均可采割；干品夏季茎叶茂盛花穗多时采割，除去杂质，晒干。生用。

【药性】

辛，微寒。归肺经。

【功效】

清热解毒，消痈排脓，利尿通淋。

【临床应用】

1. 肺痈吐脓，肺热咳嗽　本品寒能泄降，辛以散结，主入肺经，以清解肺热见长，又具消痈排脓之效，故为治肺痈之要药。用治痰热壅肺、胸痛、咳吐脓血，常与桔梗、芦根、瓜蒌等药同用；若用治肺热咳嗽、痰黄气急，常与黄芩、贝母、知母等药同用。

2. 热毒疮痈　本品辛寒，既能清热解毒，又能消痈排脓，亦为外痈疮毒常用之品，常与野菊花、蒲公英、金银花等同用；亦可单用鲜品捣烂外敷。

3. 湿热淋证　本品有清热除湿、利水通淋之效，善清膀胱湿热，常与车前草、白茅根、海金沙等药同用，治疗小便淋沥涩痛。

此外，本品又能清热止痢，还可用治湿热泻痢。

【用法用量】

煎服，15~25g。鲜品用量加倍，水煎或捣汁服。外用适量，捣敷或煎汤熏洗患处。

【使用注意】

本品含挥发油，不宜久煎。虚寒证及阴证疮疡者忌服。

知识链接

鱼腥草的现代研究

鱼腥草主含挥发油，其成分有癸酰乙醛、月桂烯等，另外还包括黄酮类、有机酸类、氨基酸类等成分。其中含量较高的鱼腥草素，现代药理试验证明具有抗菌、抗病毒、抗炎、抗过敏、抗肿瘤、利尿、平喘镇咳作用，还可增强机体免疫功能。

射干《神农本草经》

Shègān

【来源】

本品为鸢尾科植物射干 *Belamcanda chinensis*（L.）DC. 的干燥根茎。春初刚发芽或秋末茎叶枯萎时采挖，除去须根及泥沙，干燥。

【药性】

苦，寒。归肺经。

【功效】

清热解毒，消痰，利咽。

【临床应用】

1. 咽喉肿痛 本品苦寒泄降，清热解毒，主入肺经，有清肺泻火、利咽消肿之功，为治咽喉肿痛常用之品。主治热毒痰火郁结、咽喉肿痛，可单用，如射干汤；或与升麻、甘草等同用。若治外感风热之咽痛音哑，常与荆芥、连翘、牛蒡子同用。

2. 痰盛咳喘 本品善清肺火，降气消痰，平喘止咳。常与桑白皮、桔梗等药同用，治疗肺热咳喘、痰多而黄；若与麻黄、细辛、生姜、半夏等药配伍，则可治疗寒痰咳喘、痰多清稀，如射干麻黄汤。

【用法用量】

煎服，3~10g。

【使用注意】

本品苦寒，脾虚便溏者不宜使用。孕妇忌用或慎用。

白头翁《神农本草经》

Báitóuwēng

【来源】

本品为毛茛科植物白头翁 *Pulsatilla chinensis*（Bge.）Regel 的干燥根。春、秋二季采挖，除去泥沙，干燥。

【药性】

苦，寒。归胃、大肠经。

【功效】

清热解毒，凉血止痢。

【临床应用】

1. 热毒血痢 本品苦寒降泄，清热解毒，凉血止痢，尤善于清胃肠湿热及血分热毒，故为治热毒血痢之良药。用治热痢腹痛、里急后重、下痢脓血，可单用，或配伍黄连、黄柏、秦皮同用，如白头翁汤；若为赤痢下血、日久不愈、腹内冷痛，则以本品与阿胶、干姜、赤石脂等药同用，亦如白头翁汤。

2. 疮痈肿毒 本品苦寒，主入阳明，有解毒凉血消肿之功，可与蒲公英、连翘等清热解毒、消痈散结药同用，以治疗痄腮、瘰疬、疮痈肿痛等症。本品若与秦皮等配伍，煎汤外洗，又可治疗阴痒带下。

此外，本品尚可用于血热出血以及温疟发热烦躁。

【用法用量】

煎服，9~15g。

【使用注意】

虚寒泻痢者忌服。

大青叶《名医别录》

Dàqīngyè

【来源】

本品为十字花科植物菘蓝 *Isatis indigotica* Fort. 的干燥叶。夏、秋二季分 2~3 次采收，除去杂质，晒干。

【药性】

苦，寒。归心、胃经。

【功效】

清热解毒，凉血消斑。

【临床应用】

1. 热入营血，温毒发斑 本品苦寒，善解心胃二经实火热毒；又入血分而凉血消斑、气血两清，故可用治温热病心胃毒盛、热入营血、气血两燔、高热神昏、发斑发疹，常与水牛角、玄参、栀子等同用，如犀角大青汤。本品功善清热解毒，若与葛根、连翘等药同用，便能表里同治，故可用于风热表证或温病初起之发热头痛、口渴咽痛等，如清瘟解毒丸。

2. 喉痹口疮，痄腮丹毒 本品苦寒，既能清心胃实火，又善解瘟疫时毒，有解毒利咽、凉血消肿之效。用治心胃火盛、咽喉肿痛、口舌生疮者，常与地黄、大黄、升麻同用，如大清汤；若温毒上攻，发热头痛、痄腮、喉痹者，可与金银花、大黄、拳参同用；用治血热毒盛、丹毒红肿者，可用鲜品捣烂外敷，或与蒲公英、紫花地丁、重楼等药配伍使用。

【用法用量】

煎服，9~15g。

【使用注意】

脾胃虚寒者忌用。

板蓝根《新修本草》

Bǎnlángēn

【来源】

本品为十字花科植物菘蓝 *Isatis indigotica* Fort. 的干燥根。秋季采挖，除去泥沙，晒干。

【药性】

苦，寒。归心、胃经。

【功效】

清热解毒，凉血利咽。

【临床应用】

1. 外感发热，温病初起，咽喉肿痛 本品苦寒，入心、胃经，善于清解实热火毒，有类似于大青叶的清热解毒之功，而更以解毒利咽散结见长。用治外感风热或温病初起之发热、头痛、咽痛，可单味使用，或与金银花、荆芥等疏散风热药同用；若风热上攻、咽喉肿痛，常与玄参、马勃、牛蒡子等同用。

2. 温毒发斑，痄腮，丹毒，痈肿疮毒 本品苦寒，有清热解毒、凉血消肿之功，主治多种瘟疫热毒之证。用治时行温病、发斑发疹、舌绛紫暗者，常与地黄、紫草、黄芩同用，如神犀丹；若用治丹毒、痄腮、大头瘟疫、头面红肿、咽喉不利者，常配伍玄参、连翘、牛蒡子等，如普济消毒饮。

【用法用量】

煎服，9~15g。

【使用注意】

体虚而无实火热毒者忌服，脾胃虚寒者慎用。

附：青黛

本品为爵床科植物马蓝、蓼科植物蓼蓝或十字花科植物菘蓝的叶或茎叶经加工制得的干燥粉末、团块或颗粒。秋季采收以上植物的落叶，加水浸泡，至叶腐烂，叶落脱皮时，捞去落叶，加适量石灰乳，充分搅拌至浸液由乌绿色转为深红色时，捞取液面泡沫，晒干而成，研细末用。味咸，性寒；归肝经。具有清热解毒，凉血消斑，泻火定惊的作用。常用于温毒发斑、血热吐衄、胸痛咯血、口疮、痄腮、喉痹、小儿惊痫等症。内服1~3g，本品难溶于水，一般作散剂冲服，或入丸剂服用。外用适量。胃寒者慎用。

知识链接

大青叶、板蓝根、青黛的异同

大青叶为菘蓝叶；板蓝根为菘蓝的根；青黛为马蓝、蓼蓝或菘蓝的茎叶经加工制得的粉末。三者同出一源，均能清热解毒、凉血消斑，同用治温毒发斑、咽喉肿痛、痄腮等症。然大青叶凉血消斑力强，多治斑疹吐衄；板蓝根解毒利咽效佳，善治大头瘟、咽喉肿痛；青黛清肝定惊功著，治疗小儿惊痫以及肝火犯肺之咳痰咯血。

穿心莲《岭南采药录》

Chuānxīnlián

【来源】

本品为爵床科植物穿心莲 *Andrographis paniculata* (Burm. f.) Nees 的干燥地上部分。秋初茎叶茂盛时采割，晒干。

【药性】

苦，寒。归心、肺、大肠、膀胱经。

【功效】

清热解毒，凉血，消肿。

【临床应用】

1. 外感风热，温病初起　本品苦寒降泄，清热解毒，故凡温热之邪所引起的病症皆可应用。治外感风热或温病初起、发热头痛，可单用；亦常与金银花、连翘、薄荷等同用。

2. 肺热咳喘，肺痈吐脓，咽喉肿痛　本品善清肺火，凉血消肿，故常与黄芩、桑白皮、地骨皮合用，治疗肺热咳嗽气喘；与鱼腥草、桔梗、冬瓜仁等药同用，则治肺痈咳吐脓痰；若与玄参、牛蒡子、板蓝根等药同用，常用治咽喉肿痛。

3. 湿热泻痢，热淋涩痛，湿疹瘙痒　本品苦燥性寒，有清热解毒、燥湿、止痢功效，故凡湿热诸证均可应用。主治胃肠湿热、腹痛泄泻、下痢脓血者，可单用，或与苦参、木香等同用；用治膀胱湿热、小便淋沥涩痛，多与车前子、白茅根、黄柏等药合用；治湿疹瘙痒，可以本品为末，甘油调涂患处。亦可用于湿热黄疸、湿热带下等症。

4. 痈肿疮毒，蛇虫咬伤　本品既能清热解毒，又能凉血消痈，故可用治火热毒邪诸证。用治热毒壅聚、痈肿疮毒者，可单用或配金银花、野菊花、重楼等同用，并用鲜品捣烂外敷；若治蛇虫咬伤者，可与墨旱莲同用。

【用法用量】

煎服，6~9g。外用适量。

【使用注意】

不宜多服久服；脾胃虚寒者不宜用。

其他清热解毒药见表 10-3。

表 10-3　其他清热解毒药

药名	来源	药性	功效	主治	用法用量、使用注意
绵马贯众	鳞毛蕨科植物粗茎鳞毛蕨的干燥根茎和叶柄残基	苦，微寒；有小毒。归肝、胃经	清热解毒，驱虫	①风热感冒，温毒发斑；②血热出血；③虫疾腹痛；④疮疡	煎服，4.5~9g。驱虫及清热解毒宜生用；止血宜炒炭用。外用适量。本品有小毒，用量不宜过大。服用本品时忌油腻。脾胃虚寒者及孕妇慎用
紫花地丁	堇菜科植物紫花地丁的干燥全草	苦、辛，寒。归心、肝经	清热解毒，凉血消肿	①疔疮肿毒，痈疽发背；②毒蛇咬伤，丹毒	煎服，15~30g。外用鲜品适量，捣烂敷患处。体质虚寒者忌服

续表

药名	来源	药性	功效	主治	用法用量、使用注意
土茯苓	百合科植物光叶菝葜的干燥根茎	甘、淡，平。归肝、胃经	解毒，除湿，通利关节	①梅毒及汞中毒所致肢体拘挛；②淋浊带下、湿疹瘙痒、疥癣；③痈肿疮毒	煎服，15~60g。外用适量。肝肾阴虚者慎服。服药时忌茶
大血藤	木通科植物大血藤的干燥藤茎	苦，平。归大肠、肝经	清热解毒，活血，祛风止痛	①肠痈腹痛、热毒疮疡；②跌打损伤、经闭痛经；③风湿痹痛	煎服，9~15g。外用适量。孕妇慎服
山豆根	豆科植物越南槐的干燥根及根茎	苦，寒；有毒。归肺、胃经	清热解毒，消肿利咽	①火毒蕴结，乳蛾喉痹，咽喉肿痛；②牙龈肿痛，口舌生疮	煎服，3~6g。外用适量。本品有毒，过量服用易引起呕吐、腹泻、胸闷、心悸等，故用量不宜过大。脾胃虚寒者慎用
马勃	灰包科真菌脱皮马勃、大马勃或紫色马勃的干燥子实体	辛，平。归肺经	清肺利咽，止血	①风热郁肺咽痛、咳嗽失音；②吐血衄血、外伤出血	煎服，2~6g，布包煎；或入丸、散。外用适量，研末撒，或调敷患处，或作吹药。风寒伏肺咳嗽失音者禁服
马齿苋	马齿苋科一年生肉质草本植物马齿苋的干燥地上部分	酸，寒。归肝、大肠经	清热解毒，凉血止血，止痢	①热毒血痢；②疮疡，湿疹，丹毒；③崩漏、便血，蛇虫咬伤	煎服，9~15g。脾胃虚寒，肠滑作泄者忌服
鸦胆子	苦木科植物鸦胆子的干燥成熟果实	苦，寒。有小毒。归大肠、肝经	清热解毒，截疟，止痢，外用腐蚀赘疣	①热毒血痢、冷积久痢；②各型疟疾；③鸡眼赘疣	内服，0.5~2g。孕妇及小儿慎用。胃肠出血及肝肾病患者，应忌用或慎用
半边莲	桔梗科植物半边莲的干燥全草	辛，平。归心、小肠、肺经	清热解毒，利尿消肿	①痈肿疔疮；②鼓胀、水肿、黄疸；③湿疮湿疹，蛇虫咬伤	煎服，干品9~15g。虚证水肿者忌用
山慈菇	兰科植物杜鹃兰、独蒜兰或云南独蒜兰的干燥假鳞茎	甘、微辛，凉。归肝、脾经	清热解毒，化痰散结	①痈疽疔毒、瘰疬痰核，蛇虫咬伤；②癥瘕痞块	煎服，3~9g。正虚体弱者慎用
白蔹	葡萄科植物白蔹的干燥块根	苦，微寒。归心、胃经	清热解毒，消痈散结，敛疮生肌	①疮痈肿毒、瘰疬痰核、痈疽发背；②水火烫伤、手足皲裂	煎服，5~10g。脾胃虚寒者不宜服。反乌头
野菊花	菊科植物野菊的干燥头状花序	苦、辛，微寒。归肝、心经	清热解毒，泻火平肝	①痈疽疔疖、咽喉肿痛；②目赤肿痛、头痛眩晕	煎服，9~15g；外用适量，煎汤外洗或制膏外涂

续表

药名	来源	药性	功效	主治	用法用量、使用注意
重楼	百合科植物云南重楼或七叶一枝花的干燥根茎	苦，微寒。有小毒。归肝经	清热解毒，消肿止痛，凉肝定惊	①痈肿疔疮、咽喉肿痛、毒蛇咬伤；②惊风抽搐；③跌打损伤	煎服，3～9g。体虚、无实火热毒者、孕妇及患阴证疮疡者均忌服
木蝴蝶	紫葳科植物木蝴蝶的干燥成熟种子	苦、甘，凉。归肺、肝、胃经	清肺利咽，疏肝和胃	①喉痹音哑、肺热咳嗽；②肝胃气痛	煎服，1～3g

项目五　清热凉血药

凡能清热凉血，以治疗营血分热为主的药物，称为清热凉血药。

本类药物性味多为苦寒或咸寒，偏入血分以清热，多归心、肝经。因心主血，营气通于心，肝藏血，故本类药物有清解营分、血分热邪的作用。主要用于营分、血分等实热证，如温热病热入营分、热灼营阴、心神被扰，症见舌绛、身热夜甚、心烦不寐、脉细数，甚则神昏谵语、斑疹隐隐；若热陷心包，则神昏谵语、舌謇肢厥、舌质红绛；若热盛迫血，心神被扰，症见舌色深绛、吐血衄血、尿血便血、斑疹紫暗、躁扰不安，甚或昏狂等。亦可用于其他疾病引起的血热出血证。若气血两燔，可配清热泻火药同用，使气血两清。

地黄《神农本草经》

dìhuáng

【来源】

本品为玄参科植物地黄 *Rehmannia glutinosa* Libosch. 的新鲜或干燥块根。秋季采挖，去除芦头、须根及泥沙，将地黄缓缓烘焙到约八成干，习称“生地黄”。

【药性】

甘、寒。归心、肝、肾经。

【功效】

清热凉血，养阴生津。

【临床应用】

1. 热入营血，舌绛烦渴，斑疹吐衄　本品甘寒，入营血分，为清热、凉血、止血之要药。又因其性甘寒质润，能清热生津止渴，故常用治温热病热入营血，壮热烦渴、神昏舌绛者，多配玄参、连翘、丹参等药用，如清营汤；若治血热吐衄，常与大黄同用，如大黄散；若治血热便血、尿血，常与地榆同用，如两地丹；若治血热崩漏或产后下血不止、心神烦乱，可配益母草药用，如地黄酒。

2. 阴虚内热，骨蒸劳热　本品甘寒养阴，入肾经而滋阴降火，养阴津而泄伏热。治阴虚内热、潮热骨蒸，可配知母、地骨皮等药用，如地黄膏；若配青蒿、鳖甲、知母等药用，可治温病后期、余热未尽、阴津已伤、邪伏阴分，症见夜热早凉、舌红脉数者，如青蒿鳖甲汤。

3. 津伤口渴，内热消渴，肠燥便秘 本品甘寒质润，既能清热养阴，又能生津止渴。用治热病伤阴、烦渴多饮，常配麦冬、沙参、玉竹等药用，如益胃汤；治阴虚内热之消渴证，可配山药、黄芪、山茱萸等药用，如滋膵饮；若治温病津伤、肠燥便秘，可配玄参、麦冬等药用，如增液汤。

【用法用量】

煎服，10~15g。

【使用注意】

脾虚湿滞，腹满便溏者不宜使用。

附：鲜地黄

本品性味甘、苦，寒；归心、肝、肾经。功能清热生津，凉血，止血。适用于热病伤阴，症见舌绛烦渴、温毒发斑、吐血鼻衄、咽喉肿痛。煎服，12~30g。（2020 年《中国药典》已将鲜地黄与生地黄统一命名为“地黄”。）

玄参《神农本草经》

Xuánshēn

【来源】

本品为玄参科植物玄参 *Scrophularia ningpoensis* Hemsl. 的干燥根。冬季茎叶枯萎时采挖，除去根茎、幼芽、须根及泥沙，晒或烘至半干，堆放 3~6 天，反复数次至干燥。

【药性】

甘、苦、咸，微寒；归肺、胃、肾经。

【功效】

清热凉血，滋阴降火，解毒散结。

【临床应用】

1. 温邪入营，内陷心包，温毒发斑 本品咸寒，入血分而能清热凉血。治温病热入营分，身热夜甚、心烦口渴、舌绛脉数者，常配地黄、丹参、连翘等药用，如清营汤；若治温病邪陷心包、神昏谵语，可配麦冬、竹叶卷心、连翘心等药用，如清宫汤；若治温热病、气血两燔，发斑发疹，可配石膏、知母等药用，如化斑汤。

2. 热病伤阴，津伤便秘，骨蒸劳嗽 本品甘寒质润，功能清热生津、滋阴润燥。可治热病伤阴、津伤便秘，常配地黄、麦冬用，如增液汤；治肺肾阴虚、骨蒸劳嗽，可配百合、地黄、贝母等药用，如百合固金汤。

3. 目赤咽痛，瘰疬，白喉，痈肿疮毒 本品性味苦咸、寒，既能清热凉血，又能泻火解毒。用治肝经热盛、目赤肿痛，可配栀子、大黄、羚羊角等药用，如玄参饮；若治瘟毒热盛、咽喉肿痛、白喉，可配黄芩、连翘、板蓝根等药用，如普济消毒饮；本品咸寒，有泻火解毒、软坚散结之功，配浙贝母、牡蛎，可治痰火郁结之瘰疬，如消瘰丸；若治痈肿疮毒，取本品配金银花、连翘、蒲公英等药用；若治脱疽，可配金银花、当归、甘草等药用，如四妙勇安汤。

【用法用量】

煎服，9~15g。

【使用注意】

脾胃虚寒、食少便溏者不宜服用。反藜芦。

知识链接

玄参与地黄的异同

二药均能清热凉血、养阴生津，皆治热入营血、热病伤阴、阴虚内热等证，常相须为用。但玄参泻火解毒、散结力较强，且利咽，故火盛、阴亏之咽喉肿痛及痈疮肿毒、瘰疬痰核多用；地黄功偏养阴凉血，阴虚血热、内热消渴多用；又凉血止血，治血热出血。

牡丹皮《神农本草经》

Mǔdānpí

【来源】

本品为毛茛科植物牡丹 *Paeonia suffruticosa* Andr. 的干燥根皮。秋季采挖根部，除去细根和泥沙，剥取根皮，晒干或刮去粗皮，除去木心，晒干。前者习称连丹皮，后者习称刮丹皮。

【药性】

苦、辛，微寒；归心、肝、肾经。

【功效】

清热凉血，活血化瘀。

【临床应用】

1. 温毒发斑，血热吐衄　本品苦寒，入心肝血分。善能清营分、血分实热，功能清热凉血止血。治温病热入营血、迫血妄行所致发斑、吐血、衄血，可配水牛角、地黄、赤芍等药用；治温毒发斑，可配栀子、大黄、黄芩等药用，如牡丹汤；若治血热吐衄，可配大黄、大蓟、茜草根等药用，如十灰散；若治阴虚血热吐衄，可配地黄、栀子等药用，如滋水清肝饮。

2. 温病伤阴，阴虚发热，夜热早凉，无汗骨蒸　本品性味苦辛寒，入血分而善于清透阴分伏热，为治无汗骨蒸之要药，常配鳖甲、知母、地黄等药用，如青蒿鳖甲汤。

3. 血滞经闭，痛经，跌打伤痛　本品辛行苦泄，有活血化瘀之功。治血滞经闭、痛经，可配桃仁、川芎、桂枝等药用，如桂枝茯苓丸；治跌打伤痛，可与红花、乳香、没药等配伍，如牡丹皮散。

4. 痈肿疮毒　本品苦寒，清热凉血之中，善于散瘀消痈。治火毒炽盛、痈肿疮毒，可配大黄、白芷、甘草等药用，如将军散；若配大黄、桃仁、芒硝等药用，可治瘀热互结之肠痈初起，如大黄牡丹皮汤。

【用法用量】

煎服，6~12g。清热凉血宜生用，活血祛瘀宜酒炙用。

【使用注意】

血虚有寒、月经过多者及孕妇慎用。

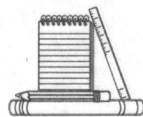

赤芍《开宝本草》

Chìsháo

【来源】

本品为毛茛科植物芍药 *Paeonia lactiflora* Pall. 或川赤芍 *Paeonia veitchii* Lynch 的干燥根。春、秋二季采挖，除去根茎、须根及泥沙，晒干。

【药性】

苦，微寒；归肝经。

【功效】

清热凉血，散瘀止痛。

【临床应用】

1. 温毒发斑，血热吐衄　本品苦寒，入肝经血分，善清泻肝火，泄血分郁热而奏凉血、止血之功。治温毒发斑，可配水牛角、牡丹皮、地黄等药用；治血热吐衄，可配地黄、大黄、白茅根等药用。

2. 目赤肿痛，痈肿疮疡　本品苦寒，入肝经而清肝火，若配荆芥、薄荷、黄芩等药用，可用治肝经风热目赤肿痛、羞明多眵，如芍药清肝散；本品具清热凉血、散瘀消肿之功，治热毒壅盛、痈肿疮疡，可配金银花、天花粉、乳香等药用，如仙方活命饮，或配连翘、栀子、玄参等药用，如连翘败毒散。

3. 肝郁胁痛，经闭痛经，癥瘕腹痛，跌打损伤　本品苦寒，入肝经血分，有活血散瘀止痛之功，治肝郁血滞之胁痛，可配柴胡、牡丹皮等药用，如赤芍药散；治血滞经闭、痛经、癥瘕腹痛，可配当归、川芎、延胡索等药用，如少腹逐瘀汤；治跌打损伤、瘀肿疼痛，可配虎杖用，如虎杖散，或配桃仁、红花、当归等药用。

【用法用量】

煎服，6～12g。

【使用注意】

血寒经闭者不宜用。反藜芦。

知识链接

赤芍与牡丹皮的异同

二药均能清热凉血、活血散瘀。治温病热入营血，出血发斑，及血瘀病症，常相须为用。然赤芍活血化瘀优于牡丹皮，牡丹皮清热凉血优于赤芍。赤芍善清血分实热，且祛瘀止痛力强；而牡丹皮既清血分实热，又善透阴分伏热，治阴虚发热、无汗骨蒸。

其他清热凉血药见表 10-4。

表 10-4　其他清热凉血药

药名	来源	药性	功效	主治	用法用量、使用注意
紫草	紫草科植物新疆紫草或内蒙紫草的干燥根	甘、咸，寒；归心，肝经	清热凉血，活血解毒，透疹消斑	①温病血热毒盛、斑疹紫黑、麻疹不透； ②疮疡、湿疹、水火烫伤	煎服，5～10g，脾虚便溏者忌服

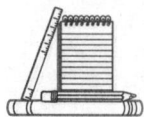

续表

药名	来源	药性	功效	主治	用法用量、使用注意
水牛角	牛科动物水牛的角	苦，寒；归心、肝经	清热凉血，解毒，定惊	①温病高热、神昏谵语、惊风、癫狂； ②血热妄行斑疹、吐衄； ③痈肿疮疡、咽喉肿痛	镑片或粗粉煎服，15～30g，脾胃虚寒者忌用

项目六 清虚热药

本类药物性寒凉，主入阴分，以清虚热、退骨蒸为主要作用。主要用于肝肾阴虚，虚火内扰所致的骨蒸潮热、午后发热、手足心热、虚烦不寐、盗汗遗精、舌红少苔、脉细而数，以及温热病后期邪热未尽、伤阴劫液，而致夜热早凉、热退无汗、舌质红绛、脉象细数等虚热证。本类药物亦可用于实热证。使用本类药常配伍清热凉血及清热养阴之品，以标本兼顾。

青蒿《神农本草经》

Qīnghāo

【来源】

本品为菊科植物黄花蒿 *Artemisia annua* L. 的干燥地上部分。秋季花盛开时采割，除去老茎，阴干。

【药性】

苦、辛，寒。归肝、胆经。

【功效】

清虚热，除骨蒸，解暑热，截疟，退黄。

【临床应用】

1. 温邪伤阴，夜热早凉　本品苦寒清热，辛香透散，长于清透阴分伏热，故可用治温病后期、余热未清、邪伏阴分、伤阴劫液、夜热早凉、热退无汗，或热病后低热不退等，常与鳖甲、知母、牡丹皮、地黄等同用，如青蒿鳖甲汤。

2. 阴虚发热，劳热骨蒸　本品苦寒，入肝走血，具有清退虚热、凉血除蒸的作用。用治阴虚发热、骨蒸劳热、潮热盗汗、五心烦热、舌红少苔者，常与银柴胡、胡黄连、知母、鳖甲等同用，如清骨散。

3. 暑热外感，发热口渴　本品苦寒清热，芳香而散，善解暑热，故可用治外感暑热、头昏头痛、发热口渴等症，常与连翘、滑石、西瓜翠衣等同用，如清凉涤暑汤。

4. 疟疾寒热　本品辛寒芳香，主入肝胆，截疟之功甚强，尤善除疟疾寒热，为治疗疟疾之良药。如《肘后备急方》单用较大剂量鲜品捣汁服，或随症配伍黄芩、滑石、青黛、通草等药。本品芳香透散，又长于清解肝胆之热邪，可与黄芩、滑石、半夏等药同用，治疗湿热郁遏少阳三焦、气机不利、寒热如疟、胸痞作呕之证，如蒿芩清胆汤。

【用法用量】

煎服，6~12g，后下，不宜久煎；或鲜用绞汁服。

【使用注意】

脾胃虚弱、肠滑泄泻者忌服。

知识链接

青蒿素对人类的重大贡献

青蒿素是我国首创的新型抗疟疾药，具有高效、低速、低毒，以及与氯喹无交叉抗药性的特点。即使对于有强抗药性的疟原虫都有“杀伤力”，而对人体的负面影响非常小。被世界卫生组织（WHO）认定为21世纪替代奎宁的最有效抗疟药。

地骨皮《神农本草经》

Dìgǔpí

【来源】

本品为茄科植物枸杞 *Lycium chinense* Mill. 或宁夏枸杞 *Lycium barbarum* L. 的干燥根皮。春初或秋后采挖根部，洗净，剥取根皮，晒干。

【药性】

甘，寒。归肺、肝、肾经。

【功效】

凉血除蒸，清肺降火。

【临床应用】

1. 阴虚发热，盗汗骨蒸 本品甘寒清润，能清肝肾之虚热，除有汗之骨蒸，为退虚热疗骨蒸之佳品。常与知母、鳖甲、银柴胡等配伍，治疗阴虚发热，如地骨皮汤；若用治盗汗骨蒸、肌瘦潮热，常与秦艽、鳖甲配伍，如秦艽鳖甲散。

2. 肺热咳嗽 本品甘寒，善清泄肺热，除肺中伏火，则清肃之令自行，故多用治肺火郁结、气逆不降、咳嗽气喘、皮肤蒸热等症，常与桑白皮、甘草等同用，如泻白散。

3. 血热出血证 本品甘寒入血分，能清热、凉血、止血，常用治血热妄行的吐血、衄血、尿血等。《经验广集》单用本品加酒煎服，亦可配白茅根、侧柏叶等凉血止血药治之。

此外，本品于清热除蒸泻火之中，尚能生津止渴，故与地黄、天花粉、五味子等同用，可治内热消渴。

【用法用量】

煎服，9~15g。

【使用注意】

外感风寒发热及脾虚便溏者不宜用。

知识链接

地骨皮与牡丹皮的异同

地骨皮与牡丹皮均凉血疗虚热，用于阴虚发热。但地骨皮清泄肺热；而牡丹皮清泄肝热，且能清血分实热，又可活血散瘀。前人有“有汗骨蒸地骨皮，无汗骨蒸用丹皮”的说法，其原因是地骨皮味甘，偏于补虚，适宜于有汗之骨蒸者；牡丹皮味辛，偏于泻实，适宜于无汗之骨蒸者。

胡黄连《新修本草》

Húhuánglián

【来源】

本品为玄参科植物胡黄连 *Picrorhiza scrophulariiflora* Pennell 的干燥根茎。秋季采挖，除去须根和泥沙，晒干。

【药性】

苦，寒。归肝、胃、大肠经。

【功效】

退虚热，除疳热，清湿热。

【临床应用】

1. 骨蒸潮热　本品性寒，有退虚热、除骨蒸、凉血清热之功。治阴虚劳热骨蒸，常与银柴胡、地骨皮等同用，如清骨散。

2. 小儿疳热　本品既退虚热，又善除疳热，尤宜于小儿疳积发热、消化不良、腹胀体瘦、低热不退等症，常与党参、白术、山楂等同用，如肥儿丸。

3. 湿热泻痢　本品苦寒沉降，能清热燥湿，尤善除胃肠湿热，为治湿热泻痢之良药，常与黄芩、黄柏、白头翁等同用。

此外，本品能清大肠湿火蕴结，还可用治痔疮肿痛、痔漏成管，常配刺猬皮、麝香为丸，如胡连追毒丸。

【用法用量】

煎服，3~10g。

【使用注意】

脾胃虚寒者慎用。

知识链接

黄连与胡黄连比较

二药均苦寒，能清热燥湿，同为治湿热泻痢之良药，治疗湿热泻痢、湿热黄疸等。黄连清湿热作用优于胡黄连，为治疗湿热泻痢的要药；胡黄连长于入血分，清退虚热，治疗阴虚骨蒸发热、小儿疳热，而黄连不具备。黄连善清心经及中焦热邪，治疗心火亢盛、胃热呕哕、消渴及热毒痈肿，为胡黄连所不具有。

其他清虚热药见表 10-5。

表 10-5　其他清虚热药

药名	来源	药性	功效	主治	用法用量、使用注意
银柴胡	石竹科植物银柴胡的干燥根	甘，微寒。归肝、胃经	清虚热，除疳热	①阴虚发热，骨蒸劳热；②小儿疳积发热	煎服，3～10g。外感风寒、血虚无热者忌用
白薇	萝藦科植物白薇或蔓生白薇的干燥根及根茎	苦、咸，寒。归胃、肝、肾经	清热凉血，利尿通淋，解毒疗疮	①阴虚发热、产后虚热、温邪伤营发热；②热淋、血淋；③疮痈肿毒、毒蛇咬伤、咽喉肿痛；④阴虚外感	煎服，5～10g。脾胃虚寒、食少便溏者不宜服用

复习思考

【A 型题】（在每小题给出的 A、B、C、D、E 5 个选项中，只有 1 项是最符合题目要求的）

1. 既能退虚热，又能清热燥湿的药物是（　　）
   A. 黄柏　B. 知母　C. 银柴胡
   D. 地骨皮　E. 白薇
2. 既能清热凉血，又能定惊的药物是（　　）
   A. 栀子　B. 水牛角　C. 地黄
   D. 玄参　E. 龙胆
3. 既善清虚热，又可清泄肺热的药物是（　　）
   A. 黄芩　B. 地骨皮　C. 黄连
   D. 石膏　E. 鱼腥草
4. 既能清热凉血，又能活血祛瘀的药物是（　　）
   A. 牡丹皮　B. 地骨皮　C. 地黄
   D. 白薇　E. 淡竹叶
5. 治疗疟疾寒热兼感暑邪者的最佳药物是（　　）
   A. 柴胡　B. 青蒿　C. 黄芩
   D. 白薇　E. 鸦胆子
6. 银柴胡的功效是（　　）
   A. 清血热，退虚热　B. 除湿热，清疳热　C. 退虚热，清肝热
   D. 退虚热，清疳热　E. 清实热，除虚热

【选择题答案】1. A　2. B　3. B　4. A　5. B　6. D

扫一扫，查阅本模块 PPT、视频等数字资源

模块十一　泻下药

【学习目标】

掌握泻下药的性能、功效、适应证和注意事项；掌握重点泻下药的临床应用、用法用量和使用注意。

熟悉泻下药的分类；熟悉大黄与芒硝等相似药物性能功效、主治病症的异同点。

了解一般泻下药、攻下药、润下药和峻下逐水药的含义；了解一般药物的功效、用法用量、使用注意。

【结构导图】

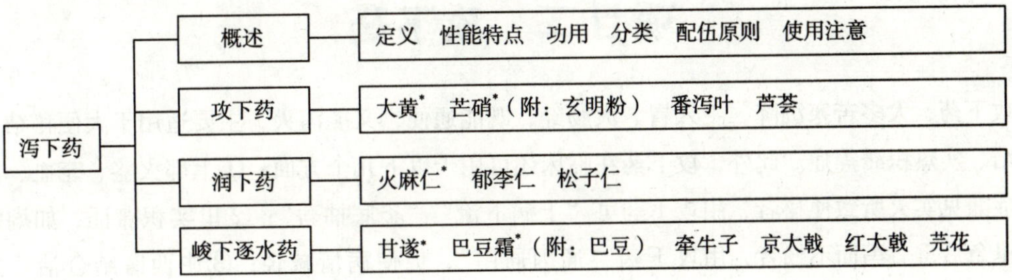

案例导入

在生活中，中老年人常有便秘的现象，有一些人经常会泡诸如番泻叶、大黄之类的药材长期饮用来缓解便秘的症状。思考一下，这些药可以久用吗？为什么？

项目一　概　述

【定义】

凡能引起腹泻，或润滑肠道，以泻下通便为主要功效，治疗里实积滞证的药物，称为泻下药。

【性能特点】

泻下药为沉降之品，主归大肠经。药性有寒有温热，亦有性平者。均能通利大便，攻下药和峻下逐水药作用猛烈，尤以后者为甚，润下药作用缓和。

【功用】

泻下药的主要功用可分为三点：①通利大便，以排除胃肠积滞和燥屎；②清热泻火，使实热壅滞之邪通过泻下而解除；③逐水退肿，使水邪从大小便排出，达到驱除停饮，消退水肿的目的。主要适用于大便秘结、胃肠积滞、实热内结及水肿停饮等里实证。

【分类】

根据泻下药作用强弱的不同，可分为攻下药、润下药和峻下逐水药。

【配伍原则】

本类药物应根据里实证的兼证及患者体质进行适当配伍。一般情况下，里实积滞证常因气机阻滞而腹胀腹痛，故常需配伍行气药，以消除气滞胀满，加强泻下通便作用；热积便秘，应配伍清热药；寒积便秘，应配伍温里药；里实兼表证者，宜与解表药配伍，或先解表后攻里，或表里同治；里实而正虚者，应配伍补益药。

【使用注意】

使用攻下药、峻下逐水药时，因其作用峻猛，或具有毒性，易伤正气及脾胃，故年老体虚、脾胃虚弱者当慎用；妇女胎前产后及经期应当忌用。润下药的作用较缓和，不致引起大泻，适宜于年老虚弱、妇女胎前产后因血虚津亏所致的肠燥便秘。应用作用峻猛而有毒性的泻下药时，一定要严格炮制法度，控制用量，避免中毒现象发生，确保用药安全。

项目二 攻下药

攻下药，大多苦寒沉降，主入胃、大肠经，既能通便，又能泻火，主要适用于大便秘结、燥屎坚结、实热积滞等症。此外，攻下药在临床还可用于以下几个方面：①上部火盛、充血、出血等病症兼见实火所致便秘者，用攻下药可“上病下治”“釜底抽薪”；②里实积滞证，如痢疾初起，里急后重、泻而不畅者，用攻下药“通因通用”，促使病情减轻；③中西医结合治疗急腹症，根据中医的“不通则痛”“六腑以通为用”的理论，对某些急腹症腑气不通属于实热结滞者，宜用通里攻下、清热泻火、急下存阴的方法，以获得良好疗效。攻下药应用时常辅以行气药，以加强泻下及消除胀满作用；若治冷积便秘者，须配用温里药。

大黄《神农本草经》

Dàhuáng

【来源】

本品为蓼科植物掌叶大黄 *Rheum palmatum* L.、唐古特大黄 *Rheum tanguticum* Maxim. ex Balf. 或药用大黄 *Rheum officinale* Baill. 的干燥根和根茎。秋末茎叶枯萎或次春发芽前采挖，除去细根，刮去外皮，切瓣或段，绳穿成串干燥或直接干燥。

【药性】

苦，寒。归脾、胃、大肠、肝、心包经。

【功效】

泻下攻积，清热泻火，凉血解毒，逐瘀通经，利湿退黄。

【临床应用】

1. 实热积滞便秘 本品是治疗积滞便秘要药，适用于热结便秘之证，用于大便不通、积滞泻痢，常与芒硝、厚朴、枳实等配伍，如大承气汤；肠道湿热积滞，大便里急后重、溏而不爽等症，可单用或与黄连、黄芩等清热燥湿药配伍。热结便秘而兼气、血、阴津亏耗者，须分别与益气、补血、养阴生津之药同用，以扶正祛邪。

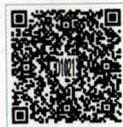

本品泻下通便之力虽强，而不良反应相对较小，其他便秘证亦常用。如治寒积便秘、腹痛，可与附子、干姜等温里药同用，以共收温下之效。习惯性便秘亦用之有效，唯其苦燥之性易引起继发性便秘，故不宜常服。

2. 里热证　对于温热病邪热亢盛，高热神昏、烦躁等属于里热证者，可单用本品或配栀子、黄芩、黄连等清热之品，如凉膈散。

3. 血热吐衄，目赤咽肿　本品苦降，能使上炎之火下泄，用治血热妄行之吐血、衄血者，对目赤肿痛、热毒疮疖等属于血分实热壅滞者，可配黄连、黄芩、牡丹皮、赤芍等同用，如泻心汤。

4. 瘀血证　本品具有活血逐瘀通经的作用，为治疗瘀血证的常用药。可用于瘀血留滞证，配合桃仁、赤芍、红花等活血行瘀之品，如复元活血汤。

5. 热毒疮疡及烧烫伤　本品清热解毒，又下泻热毒，同时还能活血以助其消肿止痛。故皮肤痈肿疔疖及肠痈等内痈均可使用。治外痈可内服，亦可外用。治疗肠痈腹痛，可与牡丹皮、桃仁配伍，如大黄牡丹皮汤。治烧烫伤，多研细末单用，或配麻油调敷患处。

6. 黄疸　本品清泻湿热，治疗湿热黄疸，常与茵陈、栀子同用，如茵陈蒿汤，可明显增强其利湿退黄之功。治湿热淋证，常与车前子、瞿麦等利尿通淋药同用，尤宜于血淋。

【用法用量】

煎服，3~15g，外用适量。用作通便，宜生用后下。大黄生用，泻下力猛；制用（用黄酒拌匀后蒸熟成黑色），泻下力较缓，侧重于清热化湿；酒洗（用生大黄喷黄酒，烘干后应用），可增强活血行瘀之功；炒炭，能够凉血止血。

【使用注意】

因其苦寒，脾胃虚弱者宜慎用；因其沉降，兼能活血祛瘀，故月经期、妊娠期、哺乳期宜慎用。

知识链接

大黄的现代研究及炮制品

本草称大黄性燥，久用反致便秘加重。现代研究发现，本品同时含有鞣质、没食子酸等收敛成分，故大剂量或久用会引起继发性便秘；煎煮过久，亦会使泻下成分大量破坏，收敛成分大量煎出，致使无泻下作用反而出现便秘。大黄又称将军，故生大黄又称生军，其炮制品又有熟军、酒军、焦军等名称。

芒硝《名医别录》

Mángxiāo

【来源】

本品为硫酸盐类矿物芒硝族芒硝，经加工精制而成的结晶体。主含含水硫酸钠（$Na_2SO_4 \cdot 10H_2O$）。

【药性】

咸、苦，寒。归胃、大肠经。

【功效】

泻下通便，润燥软坚，清火消肿。

【临床应用】

1. 实热积滞，燥结便秘　本品能泻下攻积，且性寒能清热，味咸润燥软坚，长于软化坚硬燥结之大便，故为“咸能软能下”的代表药物。治疗实热积滞，大便燥结之证，常与大黄相须为用，以增强攻下热结之效，如大承气汤。攻润相济，泄热导滞的作用较为显著。

2. 咽痛，口疮，目赤，痈疮肿痛　本品治咽喉肿痛、口舌生疮，可与硼砂、冰片等同用外吹患处，如冰硼散；或以芒硝置西瓜中制成的西瓜霜外用；治目赤肿痛，可用其配制眼药水滴眼；乳痈初起，用纱布包裹外敷；肠痈初期，可与大黄、大蒜同用，捣烂外敷；治疗痔疮肿痛，可单用本品煎汤外洗。

【用法用量】

一般不入煎剂，待汤剂煎得后，溶入汤液中服用，6~12g。外用适量。

【使用注意】

孕妇、哺乳期慎用。不宜与三棱、硫黄同用。

附：玄明粉

玄明粉又称元明粉，为芒硝经风化干燥制得。功效与芒硝相似。皮硝为芒硝的粗制品，一般外用。

处方写芒硝、朴硝、皮硝，均付芒硝；写玄明粉、元明粉、风化硝，均付玄明粉。

知识链接

大黄与芒硝的异同

相同点：两药均清热泻火，攻积通便。用于胃肠积滞之大便秘结，火热上炎之目赤肿痛、口舌生疮、热毒疮疡。不同点：大黄的泻下力强，用于热结便秘；又能凉血止血、活血祛瘀、清泻湿热，用于血热出血、瘀血、湿热黄疸等。芒硝则善润燥软坚，用于燥屎坚结。

其他攻下药见表11-1。

表11-1　其他攻下药

药名	来源	药性	功效	主治	用法用量、使用注意
番泻叶	豆科植物狭叶番泻或尖叶番泻的干燥小叶	甘、苦，寒。归大肠经	泻热行滞，通便，利水	①热结便秘；②腹水肿胀	煎服，2~6g，后下；或开水泡服，1.5~3g。妇女哺乳期、月经期及孕期慎用。剂量过大，可导致恶心、呕吐、腹痛等不良反应
芦荟	百合科植物库拉索芦荟、好望角芦荟或其他同属近缘植物叶的汁液浓缩干燥物	苦，寒。归肝、胃、大肠经	泻下通便，清肝泻火，杀虫疗疳	①热结便秘；②惊痫抽搐；③小儿疳积；④外治癣疮	宜入丸散，2~5g。外用适量，研磨敷患处

项目三　润下药

润下药，多为植物种仁和种子，富含油脂，能润滑大肠，促使排便而不致峻泻，适用于一切血虚津枯所致的便秘。临床应用，应随症加减。如热盛伤津而便秘者，配伍养阴药；兼血虚者，配伍补血药；兼气滞者，可配伍理气药。

火麻仁《神农本草经》

Huǒmárén

【来源】

本品为桑科植物大麻 *Cannabis sativa* L. 的干燥成熟果实。秋季果实成熟时采收，除去杂质，晒干。

【药性】

甘，平。归脾、胃、大肠经。

【功效】

润肠通便。

【临床应用】

肠燥便秘，血虚津亏　本品甘平，质润多脂，略具滋补之功。适用于老人、产妇、体弱等津血不足之肠燥便秘。可单用煮粥，或与当归、熟地黄、杏仁等配伍，如益血润肠丸；对于便秘属津亏燥热者，常与地黄、玄参、麦冬配伍；对于便秘属精血不足者，常与当归、肉苁蓉、生何首乌配伍；对于肠胃燥热便秘较甚者，常与大黄、厚朴等配伍，如麻子仁丸。

【用法用量】

生用或炒用，煎服，10~15g，打碎入药。

其他润下药见表 11-2。

表 11-2　其他润下药

药名	来源	药性	功效	主治	用法用量、使用注意
郁李仁	蔷薇科植物欧李、郁李或长柄扁桃的干燥成熟种子	辛、苦、甘，平。归脾、大肠、小肠经	润肠通便，下气利水	①肠燥便秘；②水肿胀满及脚气浮肿	打碎入煎，6~10g。孕妇慎用
松子仁	松科乔木红松的种仁	甘，温。归大肠、肺经	滑肠通便，润肺止咳	①肺燥咳嗽；②肠燥便秘	可佐餐食用，6~15g

知识链接

郁李仁的现代药理作用

郁李仁含脂肪油（58.3%~74.2%）及苦杏仁苷、挥发性有机酸、皂苷、粗蛋白质、植物甾醇、维生素 B_1 等成分；欧李含郁李仁苷 A、郁李仁苷 B 及苦杏仁苷等成分。其能促进肠蠕动，明显缩短排便时间；对实验动物（犬）有显著降血压作用；并有抗炎、镇痛、利尿作用。

项目四　峻下逐水药

本类药物大多苦寒，有的辛温，主归大肠与肺肾经，均有毒性。其药力峻猛，能引起强烈腹泻，使大量水分从二便排出，消除肿胀。适用于水肿、胸腹积水、痰饮结聚、喘满壅实者；近代又用于治疗晚期血吸虫病的腹水，可改善症状。

本类药物得畅泻即应停服，改以调养之品，以免损伤正气。合理的炮制，可降低峻下逐水药的毒烈之性。本类药物的用法、用量及禁忌均较特殊，尤应予以重视。

甘遂《神农本草经》

Gānsuí

【来源】

本品为大戟科植物甘遂 *Euphorbia kansui* T. N. Liou ex T. P. Wang 的干燥块根。春季开花前或秋末茎叶枯萎后采挖，撞去外皮，晒干。

【药性】

苦，寒；有毒。归肺、肾、大肠经。

【功效】

泻水逐饮，消肿散结。

【临床应用】

1. 水肿，痰饮及臌胀　本品峻下逐水作用较强，药后可连续泻下，使体内留滞的水湿迅速排出，从而缓解水肿胀满及痰饮的多种症状。可单用研末服；或与大戟、芫花为末，枣汤送服，如十枣汤。

2. 外用于湿热肿毒之证　外用能消肿散结，本品研末水调外敷，用于因湿热壅滞而结成的肿毒初起，并须配合清热解毒药内服。

【用法用量】

炮制（醋炙）减轻毒性后多入丸散用，0.5~1.5g。外用适量，生用。

【使用注意】

孕妇及虚证者禁用。不宜与甘草同用。

巴豆霜《神农本草经》

Bādòushuāng

【来源】

本品为巴豆 *Croton tiglium* L. 的炮制加工品。取巴豆仁，照制霜法制霜，或取仁碾细后，测定脂肪油含量，加适量的淀粉，使脂肪油含量符合规定，混匀，即得。

【药性】

辛，热；有大毒。入胃、大肠经。

【功效】

峻下冷积，逐水退肿，豁痰利咽；外用蚀疮。

【临床应用】

1. 寒积便秘 本品辛热，能峻下冷积，开通肠道闭塞。前人称其有“斩关夺门之功”。治寒积便秘，常配干姜、大黄等。

2. 鼓胀腹水 本品可以逐水退肿。宜于鼓胀腹水难消，且患者正虚不甚之证，有泻水治标之效。如《肘后方》用巴豆、杏仁炙黄为丸，每服1丸如小豆大，以下水之度，主治水鼓胀满，动摇时有水声者；现代用本品配伍绛矾、神曲等药，主治血吸虫病之肝硬化腹水，有一定疗效。

3. 喉痹痰阻 本品治痰壅咽喉、气急喘促、胸膈胀满、窒息欲死，配胆南星等，内服；如病情危急，也可用巴豆霜少量灌服，促使吐出痰涎而通闭塞；治癫痫痴狂，常与朱砂、牛黄等药同用，以祛痰而治窍闭。

4. 疮疡化脓而未溃破者 本品外用有腐蚀作用，故可暂用于疮疡脓热而未溃破者，如验方咬头膏，以巴豆配伍乳香、没药、蓖麻子等药，外贴患处，能腐蚀皮肤，促使溃破。

【用法用量】

多入丸散用，0.1~0.3g。外用适量。

【使用注意】

孕妇禁用；不宜与牵牛子同用。

附：巴豆

巴豆为大戟科植物巴豆 *Croton tiglium* L. 的干燥成熟果实。秋季果实成熟时采收，堆置2~3天，摊开，干燥。用时破开果壳，生用、炒用或制霜用。味辛，性热；有大毒；归胃、大肠经。具有外用蚀疮的功效。用于寒积便秘，腹水臌胀，喉痹痰阻，疮疡化脓而未溃破者。外用适量，研末涂患处，或捣烂以纱布包擦患处。本品有大毒，故非急症必须时，不得轻易使用。孕妇禁用。不宜与牵牛子同用。

知识链接

巴豆的毒性反应

巴豆中所含毒性成分，以巴豆油为最强，对胃肠道黏膜具有强烈的刺激、腐蚀性，可引起恶心、呕吐与腹痛，导致出血性胃肠炎；口服巴豆油1/4~1/2滴即会猛烈腹泻，服至1滴便有严重症状，服至20滴可以致死，故临床多压去油制为巴豆霜使用。巴豆毒素能溶解红细胞，并使局部细胞坏死，但遇热后即失去其毒性。服用本品时若进食辛热食物，可使其泻下加剧；若冷饮黄连、黄柏等清热药的煎液，或进食冷粥等，可稍缓解其峻下之力。

其他峻下逐水药见表11-3。

表11-3 其他峻下逐水药

药名	来源	药性	功效	主治	用法用量、使用注意
牵牛子	旋花科植物裂叶牵牛或圆叶牵牛的干燥成熟种子	苦，寒；有毒。归肺、肾、大肠经	泻水通便，消痰涤饮，杀虫攻积	①水肿，便秘，二便不通；②痰饮喘咳；③虫积腹痛	煎服，3~6g；入丸散服，每次1.5~3g。本品炒用药性减缓。孕妇禁用。畏巴豆、巴豆霜

续表

药名	来源	药性	功效	主治	用法用量、使用注意
京大戟	大戟科植物大戟的干燥根	苦，寒；有毒。归肺、脾、肾经	泻水逐饮，消肿散结	①胸腹积水；②痈肿疮毒及瘰疬痰核。本品善祛脏腑之积水	煎服，1.5~3g。入丸散服，每次1g；内服醋制用，以减低毒性。外用适量，生用。虚弱者及孕妇禁用。反甘草
红大戟	茜草科植物红大戟的干燥块根	苦，寒；有小毒。归脾、肺、肾经	泻水逐饮，消肿散结	①水肿胀满；②气逆咳喘；③二便不利；④痈肿疮毒	煎服，1.5~3g；入丸散服，每次1g；内服醋制用。外用适量，生用。
芫花	瑞香科植物芫花的干燥花蕾	苦、辛，温；有毒。归肺、脾、肾经	泻水逐饮；外用杀虫疗疮	①胸腹积水；②头疮、白秃、顽癣。本品善祛胸胁之积水	煎服，1.5~3g；入丸散服，醋芫花每次0.6~0.9g，1日1次。外用适量。生用。内服醋制用，以减低毒性。虚弱者及孕妇禁用。反甘草

复习思考

【A型题】（在每小题给出的A、B、C、D、E 5个选项中，只有1项是最符合题目要求的）

1. 下列除哪项外均为大黄的功效（　　）
A. 泻下攻积　B. 清热泻火　C. 凉血解毒
D. 逐瘀通经　E. 利尿通淋

2. 具有泻下软坚、清热功效的药物是（　　）
A. 大黄　B. 甘遂　C. 芒硝
D. 番泻叶　E. 郁李仁

3. 下列除哪项外均为大黄的主治病症（　　）
A. 积滞便秘　B. 湿热痢疾　C. 热毒疮疡
D. 痰饮喘咳　E. 血热吐衄

4. 既可润肠通便，又能利水消肿的药物是（　　）
A. 决明子　B. 生地黄　C. 火麻仁
D. 郁李仁　E. 松子仁

5. 甘遂内服时，宜（　　）
A. 入汤剂　B. 入丸散　C. 先煎
D. 后下　E. 另煎

6. 甘遂、京大戟、芫花均有毒，内服时宜（　　）
A. 久煎　B. 醋制　C. 酒制
D. 后下　E. 姜汁制

7. 下列除哪项外，均为巴豆的功效（　　）
A. 峻下冷积　B. 逐水退肿　C. 祛痰利咽
D. 破血消癥　E. 外用蚀疮

8. 牵牛子不宜配伍的药是（　　）
A. 芒硝　B. 五灵脂　C. 硫黄
D. 巴豆　E. 郁金

【选择题答案】1. E　2. C　3. D　4. D　5. B　6. B　7. D　8. D

模块十二　祛风湿药

扫一扫，查阅本模块 PPT、视频等数字资源

【学习目标】

掌握祛风湿药的功效、主治、性能特点、配伍应用与使用注意方面的共性；掌握重点祛风湿药的临床应用、用法用量和使用注意。

熟悉祛风湿药的分类；熟悉羌活与独活、独活与威灵仙、秦艽与防己、五加皮与桑寄生等相似药物功效、主治病症的异同点。

了解一般祛风湿药的含义；一般药物的功效、用法用量、使用注意。

【结构导图】

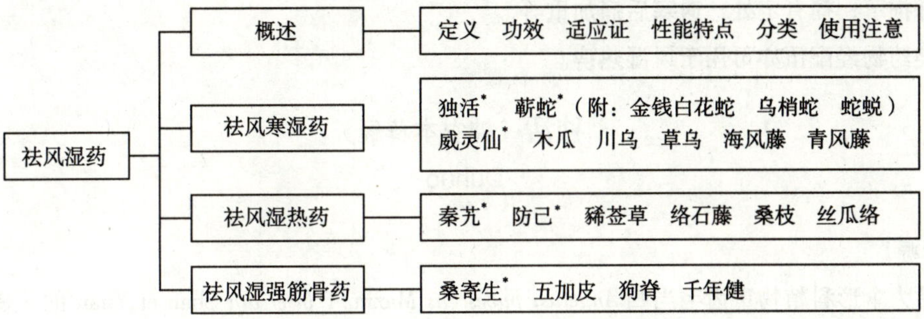

案例导入

小王想到他有位亲戚患风湿病多年，每逢阴寒湿冷天气便腰膝酸痛，行动十分困难，于是给对方送去泡有蕲蛇、独活等的保健酒。请思考一下，这一类的药酒适合给小王亲戚饮用吗？

项目一　概　述

【定义】

凡以祛除风寒湿邪，治疗风湿痹证为主的药物，称为祛风湿药。

【性能特点】

祛风湿药味多辛苦，性温或凉。能祛除留于肌肉、经络、筋骨的风湿之邪。

【功用】

本类药物可驱散风湿之邪，兼有散寒、舒筋、通络、止痛、活血或补肝肾、强筋骨等作用。

祛风湿药主要用于风湿痹证之肢体疼痛，关节不利、肿大，筋脉拘挛等症。部分祛风湿药还可以用于治疗腰膝酸软、下肢痿弱等。

【分类】

根据祛风湿药的药性及功效的不同，分为祛风寒湿药、祛风湿热药及祛风湿强筋骨药 3 类。

1. 祛风寒湿药：主治风寒湿痹，肢体关节疼痛，筋脉拘挛，痛有定处，遇寒加重等。

2. 祛风湿热药：主治风湿热痹，关节红肿热痛等症。

3. 祛风湿强筋骨药：主治风湿日久，肝肾虚损，腰膝酸软，脚弱无力等。风湿日久，易损肝肾；肝肾虚损，风寒湿邪又易犯腰膝部位。

【使用注意】

辛温性燥的祛风湿药，易伤阴耗血，故阴血亏虚者慎用。

项目二 祛风寒湿药

祛风寒湿药性味多辛苦温，入肝脾肾经。辛能行散祛风，苦能燥湿，温能祛寒。具有较好的祛风、除湿、散寒、止痛、通经络等作用，尤以止痛为其特点，适用于风寒湿痹，肢体关节疼痛，筋脉拘挛，痛有定处，遇寒后痛加重等。

本类药物经配伍亦可用于风湿热痹。

独活《神农本草经》

Dúhuó

【来源】

本品为伞形科植物重齿毛当归 *Angelica pubescens* Maxim. f. *biserrata* Shan et Yuan 的干燥根。春初苗刚发芽或秋末茎叶枯萎时采挖，除去须根和泥沙，烘至半干，堆置 2~3 天，发软后再烘至全干。

【药性】

辛、苦，微温。归肾、膀胱经。

【功效】

祛风除湿，通痹止痛。

【临床应用】

1. 风寒湿痹证 本品辛散苦燥，气香温通，善祛风湿、止痹痛，为治风湿痹痛主药，凡风寒湿邪所致之痹证，无论新久均可用。因其主入肾经，性善下行，故尤以下半身风寒湿痹为宜。治风寒湿痹，肌肉、腰背、手足疼痛，与当归、白术、牛膝等同用，如独活汤；治痹证日久正虚，腰膝酸软，关节屈伸不利，与桑寄生、杜仲、人参等配伍使用，如独活寄生汤。

2. 风寒夹湿头痛 本品辛散温通苦燥，能发散风寒湿邪而解表，治外感风寒夹湿所致的头痛头重、一身尽痛，常配伍羌活、藁本、防风等，如羌活胜湿汤。

3. 少阴伏风头痛 本品善入肾经搜伏风，治疗风扰肾经，伏而不出之少阴头痛。常与细辛、川芎等配伍，如独活细辛汤。

此外，取独活祛风湿的作用，还可以治皮肤瘙痒，内服或外洗皆可。

【用法用量】

煎服，3~10g。外用，适量。

【使用注意】

本品为辛温性燥的祛风湿药，易伤阴耗血，故阴血亏虚者慎用。

知识链接

羌活与独活、独活与威灵仙的异同

羌活气味较浓，发散解表力强，善治上半身风寒湿痹；独活气味较淡，性较缓和，善治下半身风寒湿痹，解表力不及羌活，祛风湿之力较强，作用偏下偏里。独活与威灵仙的共同点是性味辛、温，都能治风湿痹痛。不同点是独活味兼苦，燥湿力强，尤宜于湿痹，还可用于治风寒表证夹湿证；威灵仙善通经络而止痛，治风湿肢体麻木、筋脉拘挛。

蕲蛇《雷公炮炙论》

Qíshé

【来源】

本品为蝰科动物五步蛇 *Agkistrodon acutus*（Güenther）的干燥体。多于夏、秋二季捕捉，剖开蛇腹，除去内脏，洗净，用竹片撑开腹部，盘成圆盘状，干燥后拆除竹片。

【药性】

甘、咸，温；有毒。归肝经。

【功效】

祛风，通络，止痉。

【临床应用】

1. **风湿顽痹，中风半身不遂**　本品具走窜之性，性温通络，能内走脏腑，外达肌表而透骨搜风，以祛内外之风邪，为截风要药；又能通经络，凡风湿痹证无不宜之，尤善治病深日久之风湿顽痹，经络不利，麻木拘挛，以及中风口眼㖞斜、半身不遂者，常与防风、羌活、当归等配伍。

2. **小儿惊风，破伤风**　本品入肝，既能祛外风，又能息内风，风去则惊搐自定，为治痉挛抽搐常用药。治小儿急慢惊风、破伤风之痉挛抽搐，多与乌梢蛇、蜈蚣同用，如定命散。

3. **麻风、疥癣**　本品外走肌表而祛风止痒，兼以毒攻毒，故为治风毒之邪壅于肌肤的常用之品。治麻风，与大黄、蝉蜕、皂角刺等相配，如追风散；治疥癣，与荆芥、薄荷、天麻同用，如驱风膏。

此外，本品有毒，能以毒攻毒，可治瘰疬、梅毒、恶疮。

【用法用量】

煎服，3~9g。研末吞服，一次1~1.5g，一日2~3次。或酒浸、熬膏，或入丸散服。

【使用注意】

血虚生风者慎服，阴虚内热者忌服。

附：金钱白花蛇、乌梢蛇与蛇蜕

金钱白花蛇为眼镜蛇科动物银环蛇 *Bungarus multicinctus* Blyth 的幼蛇干燥体。分布于长江以南各地。夏、秋二季捕捉，剖开蛇腹，除去内脏，擦净血迹，用乙醇浸泡处理后，盘成圆形，干燥。切段用。性能、功效、应用与蕲蛇相似而力较强。煎服，2~5g；研粉吞服，1~1.5g。

乌梢蛇为游蛇科动物乌梢蛇 *Zaocys dhumnades*（Cantor）的干燥体。全国大部分地区均有。多于夏、秋二季捕捉，剖开腹部或先剥皮留头尾，除内脏，盘成圆盘状，干燥。去头及鳞片，切寸段，生用、酒炙，或黄酒闷透，去皮骨用。性能、功效、应用与蕲蛇相似，剂量 6~12g。

蛇蜕为游蛇科动物锦蛇 *Elaphe carinata*（Guenther）和黑眉锦蛇 *Elaphe taeniura* Cope 或乌梢蛇 *Zaocys dhumnades*（Cantor）等蜕下的干燥表皮膜。全国各地均产。全年均可收集，去净泥沙，晾干。性味甘、咸，平。归肝经。功能祛风，定惊，退翳，解毒。适用于小儿惊风，抽搐痉挛，翳障，喉痹，瘰疬，皮肤瘙痒，白癜风等。煎服，2~3g；研末吞服，每次 0.3~0.6g。孕妇忌用。

威灵仙《新修本草》

Wēilíngxiān

【来源】

本品为毛茛科植物威灵仙 *Clematis chinensis* Osbeck、棉团铁线莲 Clematis *hexapetala* Pall. 或东北铁线莲 Clematis *manshurica* Rupr. 的干燥根和根茎。秋季采挖，除去泥沙，晒干。切段，生用。

【药性】

辛、咸，温。归膀胱经。

【功效】

祛风湿，通经络。

【临床应用】

1. 风湿痹痛 本品辛散温通，性猛善走，通行十二经，既能祛风湿，又能通经络而止痛，为治风湿痹痛要药。凡风湿痹痛，肢体麻木，筋脉拘挛，屈伸不利，无论上下皆可应用，尤宜于风邪偏盛，拘挛掣痛者。可单用为末服，如威灵仙散；与当归、肉桂同用，可治风寒腰背疼痛，如神应丸。

2. 消咽喉骨鲠 本品味咸，能软坚而消骨鲠，可单用或与砂糖、醋煎后慢慢咽下。与砂仁、砂糖煎服亦有较好疗效。

此外，取本品宣通经络止痛的作用，可治跌打伤痛、头痛、牙痛、胃脘痛等；还能消痰逐饮，用于痰饮、噎膈、痞满积聚。

【用法用量】

煎服，6~10g。消骨鲠可用 30~50g。外用适量。

【使用注意】

本品辛散走窜，气血虚弱者慎服。

木瓜《名医别录》

Mùguā

【来源】

本品为蔷薇科植物贴梗海棠 *Chaenomeles speciosa*（Sweet）Nakai 的干燥近成熟果实。习称“皱皮木瓜”。夏、秋二季果实绿黄时采收，置沸水中烫至外皮灰白色，对半纵剖，晒干。切片，生用。

【药性】

酸，温。归肝、脾经。

【功效】

舒筋活络，和胃化湿。

【临床应用】

1. 风湿痹证　本品味酸入肝，益筋和血，善舒筋活络，且能祛湿除痹，尤为湿痹、筋脉拘挛要药，亦常用于腰膝关节酸重疼痛。常于乳香、没药、地黄同用，治筋急项强致转侧不利，如木瓜煎。与羌活、独活、附子配伍，治脚膝疼重，不能远行久立者，如木瓜丹。

2. 脚气浮肿　本品温通，祛湿舒筋，为脚气水肿常用药，多配吴茱萸、槟榔、紫苏叶等，治感受风湿，脚气肿痛不可忍者，如鸡鸣散。

3. 吐泻转筋　本品温香入脾，能化湿和胃，湿去则中焦得运，泄泻可止；味酸入肝，舒筋活络而缓挛急。治湿阻中焦之腹痛吐泻转筋，偏寒湿者，常配吴茱萸、小茴香、紫苏等，如木瓜汤；偏暑湿者，多配蚕沙、薏苡仁、黄连等，如蚕矢汤。

此外，本品有消食作用，用于消化不良；并能生津止渴，可治津伤口渴。

【用法用量】

煎服，6~9g。

【使用注意】

胃酸过多者不宜服用。

其他祛风寒湿药见表12-1。

表12-1　其他祛风寒湿药

药名	来源	药性	功效	主治	用法用量、使用注意
川乌	毛茛科植物乌头的干燥母根	辛、苦，热；有大毒。归心、肝、肾、脾经	祛风除湿，温经止痛	①风寒湿痹，关节疼痛；②心腹冷痛，寒疝作痛；③跌打损伤，麻醉止痛	煎服，1.5~3g，宜先煎、久煎。生品宜外用，适量
草乌	毛茛科植物北乌头的干燥块根	同川乌	祛风除湿，温经止痛	①风寒湿痹，关节疼痛；②心腹冷痛，寒疝作痛；③麻醉止痛	一般炮制后使用，1.5~3g。宜先煎，久煎
海风藤	胡椒科植物风藤的干燥藤茎	辛、苦，微温。归肝经	祛风湿，通经络，止痹痛	①风寒湿痹；②跌打损伤	煎服，6~12g。外用适量
青风藤	防己科植物青藤及毛青藤的干燥藤茎	苦、辛，平。归肝、脾经	祛风湿，通经络，利小便	①风湿痹痛；②水肿、脚气肿痛	煎服，6~12g。外用适量

项目三　祛风湿热药

本节药物性味多为辛苦寒，入肝脾肾经。辛行散，苦降泄，寒清热。具有良好的祛风除湿、通络止痛、清热消肿之功，主要用于风湿热痹、关节红肿热痛等症。经配伍亦可用于风寒湿痹。

秦艽《神农本草经》

Qínjiāo

【来源】

本品为龙胆科植物秦艽 *Gentiana macrophylla* Pall.、麻花秦艽 *Gentiana straminea* Maxim.、粗茎秦艽 *Gentiana crassicaulis* Duthie ex Burk. 或小秦艽 *Gentiana dahurica* Fisch. 的干燥根。春、秋二季采挖，除去泥沙；秦艽及麻花秦艽晒软，堆置“发汗”至表面呈红黄色或灰黄色时，摊开晒干，或不经“发汗”直接晒干；小秦艽趁鲜时挫去黑皮，晒干。切片，生用。

【药性】

辛、苦，平。归胃、肝、胆经。

【功效】

祛风湿，清湿热，止痹痛，退虚热。

【临床应用】

1. 风湿痹证 本品辛散苦泄，质偏润而不燥，为风药中之润剂。风湿痹痛，筋脉拘挛，骨节酸痛，无论寒热新久均可配伍应用。其性偏凉，兼有清热作用，故对热痹尤为适宜，多配防己、牡丹皮、络石藤等。

2. 中风半身不遂 本品既能祛风邪、舒筋络，又善“活血荣筋”，可用于中风半身不遂，口眼㖞斜，四肢拘急，舌强不语等，单用大量水煎服即能奏效。与升麻、葛根、防风等同用，可治中风口眼㖞斜，言语不利，恶风恶寒者，如秦艽升麻汤；与当归、熟地黄、白芍等同用，可治血虚中风者，如秦艽汤。

3. 骨蒸潮热，小儿疳积发热 本品能退虚热，除骨蒸，为治虚热要药。治骨蒸日晡潮热，如秦艽鳖甲散；治肺痿骨蒸劳嗽，如秦艽扶羸汤；治小儿疳积发热，如秦艽散。

4. 湿热黄疸 本品苦以降泄，能清肝胆湿热而退黄。

此外，本品尚能治痔疮、肿毒等。

【用法用量】

煎服，3~10g。

知识链接

秦艽与防己的异同

共同点：皆味苦，性寒凉，均能祛风湿、止痹痛。主治风湿热痹，肢体关节红肿热痛。

不同点：秦艽质润，为“风中之润剂”，既能祛风湿、止痹痛，又能舒筋通络。凡风湿痹痛、肢体麻木、筋脉拘挛、骨节酸痛、关节屈伸不利，无论新久上下，偏寒偏热，均可配伍应用，而尤宜于热痹。古人谓“痹证必用秦艽”，同时，本品又能退虚热，清湿热，用于阴虚发热、骨蒸潮热、小儿疳积发热、湿热黄疸。防己具有较强的利水消肿作用，也常用治水肿、小便不利、脚气肿痛及湿疹疮毒。

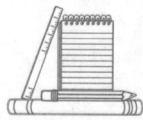

防己《神农本草经》

Fángjǐ

【来源】

本品为防己科植物粉防己 *Stephania tetrandra* S. Moore 的干燥根。秋季采挖，洗净，除去粗皮，晒至半干切段，个大者再纵切，干燥。

【药性】

苦，寒。归膀胱、肺经。

【功效】

祛风止痛，利水消肿。

【临床应用】

1. 风湿痹证　本品辛能行散，苦寒降泄，既能祛风除湿止痛，又能清热。对风湿痹证湿热偏盛，肢体酸重，关节红肿疼痛，及湿热身痛者，尤为要药，如宣痹汤；亦可用于风寒湿痹，四肢挛急者，如防己饮。

2. 水肿，小便不利，脚气肿痛　本品苦寒降泄，能清热利水，善走下行而泄下焦膀胱湿热，尤宜于下肢水肿，小便不利者。

3. 湿疹疮毒　本品苦以燥湿，寒以清热，治湿疹疮毒，可与苦参、金银花等配伍。

此外，本品有降血压作用，可用于高血压病。

【用法用量】

煎服，5～10g。

【使用注意】

本品苦寒易伤胃气，胃纳不佳及阴虚体弱者慎服。

知识链接

在过去，另有一种“广防己”（又名“木防己”）是马兜铃科植物广防己的根，与正品粉防己（汉防己）统称为“防己”。但由于“广防己”含有马兜铃酸，具有肾毒性，为保证用药安全，国家已于2004年下文停用“广防己”。

豨莶草《新修本草》

Xīxiāncǎo

【来源】

本品为菊科植物豨莶 *Sigesbeckia orientalis* L.、腺梗豨莶 *Sigesbeckia pubescens* Makino 或毛梗豨莶 *Sigesbeckia glabrescens* Makino 的干燥地上部分。夏、秋二季花开前和花期均可采割，除去杂质，晒干。

【药性】

辛、苦，寒。归肝、肾经。

【功效】

祛风湿，利关节，解毒。

【临床应用】

1. 风湿痹痛，中风半身不遂 本品辛散苦燥，能祛筋骨间风湿、通经络、利关节。生用性寒，宜于风湿热痹；酒制后善于补肝肾，常用于风湿痹痛、筋骨无力、腰膝酸软、四肢麻痹，或中风半身不遂。

2. 风疹，湿疮，痈肿疮毒 本品辛能散风，生用苦寒能清热解毒，化湿热。治风疹湿疮，可单用内服或外洗。

此外，本品能降血压，可治高血压病。

【用法用量】

煎服，9～12g。外用，适量。治风湿痹痛、半身不遂宜制用，治风疹湿疮、痈肿疮毒宜生用。

其他祛风湿热药见表 12-2。

表 12-2 其他祛风湿热药

药名	来源	药性	功效	主治	用法用量、使用注意
络石藤	夹竹桃科植物络石的干燥带叶藤茎	苦，微寒。归心、肝、肾经	祛风通络，凉血消肿	①风湿热痹；②喉痹，痈肿；③跌仆损伤	煎服，6～12g。外用适量鲜品捣敷
桑枝	桑科植物桑的干燥嫩枝	微苦，平。归肝经	祛风湿，利关节	风湿痹证	煎服，9～15g。外用适量
丝瓜络	葫芦科植物丝瓜的干燥成熟果实的维管束	甘，平。归肺、胃、肝经	祛风，通络，活血，下乳	①风湿痹证；②胸胁胀痛；③乳汁不通，乳痈	煎服，5～12g。外用适量

项目四 祛风湿强筋骨药

本节药物主入肝肾经，除祛风湿外，兼有补肝肾、强筋骨作用，主要用于风湿日久，肝肾虚损，腰膝酸软，脚弱无力等。风湿日久，易损肝肾；肝肾虚损，风寒湿邪又易犯腰膝部位，故选用本节药物有扶正祛邪、标本兼顾的意义。亦可用于肾虚腰痛，骨痿，软弱无力者。

桑寄生《神农本草经》

Sāngjìshēng

【来源】

本品为桑寄生科植物桑寄生 *Taxillus chinensis*（DC.）Danser 的干燥带叶茎枝。冬季至次春采割，除去粗茎，切段，干燥，或蒸后干燥。切厚片，生用。

【药性】

苦、甘，平。归肝、肾经。

【功效】

祛风湿，补肝肾，强筋骨，安胎元。

【临床应用】

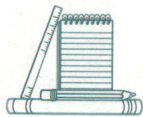

1. 风湿痹证 本品苦能燥，甘能补，既能祛风湿又长于补肝肾、强筋骨，对痹证日久，伤

及肝肾，腰膝酸软，筋骨无力者尤宜。

2. 崩漏经多，妊娠漏血，胎动不安　本品能补肝肾，养血而固冲任，安胎元。治肝肾亏虚，月经过多，崩漏，妊娠下血，胎动不安者，如桑寄生散。

此外，本品尚能补益肝肾以平肝降压，可用于高血压病。

【用法用量】

煎服，9~15g。

五加皮《神农本草经》

Wǔjiāpí

【来源】

本品为五加科植物细柱五加 *Acanthopanax gracilistylus* W. W. Smith 的干燥根皮。夏、秋采挖根部，剥取根皮，晒干。

【药性】

辛、苦，温。归肝、肾经。

【功效】

祛风除湿，补益肝肾，强筋壮骨，利水消肿。

【临床应用】

1. 风湿痹证　本品辛能散风，苦能燥湿，温能祛寒，且兼补益之功，为强壮性祛风湿药，尤宜于老人及久病体虚者。治风湿痹证，腰膝疼痛，筋脉拘挛，可单用或配当归、牛膝等，如五加皮酒。

2. 筋骨痿软，小儿行迟，体虚乏力　本品有温补之效，能补肝肾、强筋骨。

3. 水肿，脚气肿痛　本品能温肾而除湿利水。治水肿，小便不利，如五皮散；治风寒湿壅滞之脚气肿痛，如五加皮丸。

【用法用量】

煎服，5~10g；或酒浸、入丸散服。

知识链接

五加皮与桑寄生的异同

五加皮与桑寄生的共同点是均能祛风湿、补肝肾、强筋骨，能治风湿日久而致的腰膝酸软、筋骨无力等症。不同点是五加皮多用于老年久病体弱者，还可治疗水肿；桑寄生长于补肝肾、强筋骨，故肝肾不足、腰膝酸痛者尤宜，还可治胎漏下血、胎动不安。

其他祛风湿强筋骨药见表12-3。

表12-3　其他祛风湿强筋骨药

药名	来源	药性	功效	主治	用法用量、使用注意
狗脊	蚌壳蕨科植物金毛狗脊的干燥根茎	苦、甘，温。归肝、肾经	祛风湿，补肝肾，强腰膝	①风湿痹证；②腰膝酸软，下肢无力；③遗尿，白带过多	煎服，6~12g。肾虚有热，小便不利或短涩黄赤者慎服

续表

药名	来源	药性	功效	主治	用法用量、使用注意
千年健	天南星科植物千年健的干燥根茎	苦、辛，温。归肝、肾经	祛风湿，壮筋骨	风寒湿痹	煎服，5～10g；或酒浸服。阴虚内热者慎服

复习思考

【A型题】（在每小题给出的A、B、C、D、E 5个选项中，只有1项是最符合题目要求的）

1. 性善下行，主治下半身风寒湿痹痛的药物是(　　)

A. 羌活　　B. 独活　　C. 桑枝

D. 威灵仙　　E. 川乌

2. 痹证见关节红肿疼痛，宜选用(　　)

A. 独活　　B. 威灵仙　　C. 羌活

D. 防风　　E. 防己

3. 功能祛风通络，善治上肢以上肩臂疼痛的药物是(　　)

A. 桑枝　　B. 桂枝　　C. 独活

D. 威灵仙　　E. 络石藤

4. 功能祛风、通络、定惊止痉的药物是(　　)

A. 防风　　B. 蝉蜕　　C. 威灵仙

D. 蕲蛇　　E. 木瓜

5. 被称为“风药中之润剂”的药物是(　　)

A. 威灵仙　　B. 防己　　C. 蕲蛇

D. 川乌　　E. 秦艽

6. 既能祛风湿，又能退虚热的药物是(　　)

A. 地骨皮　　B. 青蒿　　C. 胡黄连

D. 秦艽　　E. 黄柏

7. 肝肾不足所致胎动不安，应首选(　　)

A. 紫苏　　B. 桑寄生　　C. 五加皮

D. 秦艽　　E. 狗脊

【B型题】（A、B、C、D、E是其下面小题的备选项，每小题只能从中选择1个最符合题目要求的，每个选项可以被选择1次或2次）

A. 羌活　　B. 独活　　C. 木瓜

D. 桑寄生　　E. 五加皮

8. 善于治疗上肢风寒湿痹的药物是(　　)

9. 善于治疗下肢风寒湿痹的药物是(　　)

【选择题答案】1. B　2. E　3. A　4. D　5. E　6. D　7. B　8. A　9. B

模块十三　化湿药

扫一扫，查阅本模块 PPT、视频等数字资源

【学习目标】

掌握化湿药的功效与主治病症、性能特点、配伍应用和使用注意；掌握重点药的临床应用、用法用量和使用注意。

熟悉相似药物苍术与厚朴等在功效、应用上的异同。

了解化湿药的含义，配伍关系；一般药物的功效、用法用量、使用注意。

【结构导图】

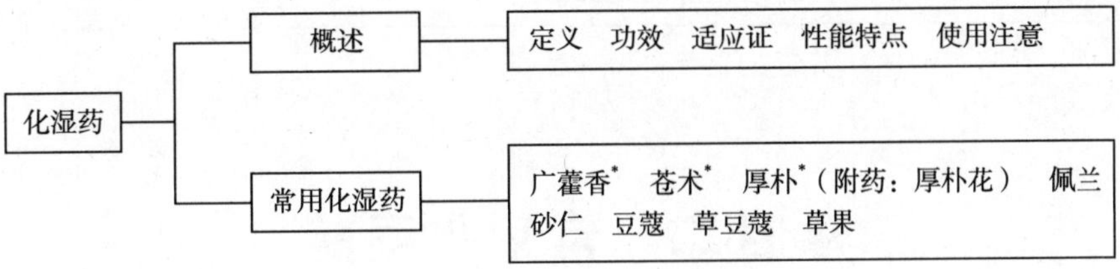

案例导入

“铜盘蕙草起青烟，斗帐香囊四角悬。”古人喜欢使用芳香的药物来做成香囊，既可以使身心愉悦，又可以避秽祛病。学完本章知识，动起手来给自己或者家人做一个专属的香囊吧。

项目一　概　述

【定义】

凡气味芳香，性偏温燥，以化湿运脾为主要作用，治疗湿困中焦病证的药物，称为化湿药，又称芳香化湿药。

【性能特点】

辛香温燥，主入脾、胃经，能促进脾胃运化，消除湿浊，前人谓之“醒脾”，“醒脾化湿”等。同时，其辛能行气，香能通气，能行中焦之气机，以解除因湿浊引起的脾胃气滞之症状。

【功用】

本类药物辛香温燥，芳香之品醒脾化湿，温燥之药燥湿健脾，兼有解暑、避秽、开窍、截疟等功效。

本类药物主要用于湿浊内阻，脾为湿困，运化失常所致的脘腹痞满、呕吐泛酸、大便溏薄、食少体倦、口甘多涎、舌苔白腻等症。亦具芳香解暑之功，湿温、暑湿等证亦可选用。

【使用注意】

1. 化湿药物气味芳香，多含挥发油，一般以散剂疗效较好；入汤剂不宜久煎，宜后下，防止挥发性有效成分挥发而疗效降低。

2. 本类药物多辛温香燥，易耗气伤阴，故阴虚血燥及气虚者慎用。

知识链接

外湿与内湿

湿性黏腻，无处不到，且不易祛除。湿邪分外湿、内湿。外湿因久居湿地，或长期熬夜，损伤阳气，湿浊无法排出所致；内湿因过食生冷肥甘，脾肾虚寒，水谷精微不得运化而生湿浊。

外湿阻滞肌表、经脉、肌肉、筋骨，治疗宜祛风湿；内湿侵袭脾肺肾，致功能失调，治疗分别宜芳香化湿、燥湿、淡渗利湿。临床用药时宜根据湿邪与风、寒、热邪夹杂的情况，分别佐以祛风、散寒、清热之品。

项目二　常用化湿药

广藿香《名医别录》

Guǎnghuòxiāng

【来源】

本品为唇形科植物广藿香 *Pogostemon cablin*（Blanco）Benth. 的地上部分。枝叶茂盛时采割，日晒夜闷，反复至干。

【药性】

辛，微温。归脾、胃、肺经。

【功效】

芳香化浊，和中止呕，发表解暑。

【临床应用】

1. 湿阻中焦　本品气味芳香，为芳香化湿浊要药。因其性微温，多用于寒湿困脾所致的脘腹痞闷、少食作呕、神疲体倦等症。

2. 呕吐　本品既能化湿，又能和中止呕。治湿浊中阻所致之呕吐，本品最为捷要。

3. 暑湿或湿温初起　本品既能化湿，又可解暑。治暑月外感风寒、内伤生冷所致的恶寒发热、头痛脘闷、呕恶吐泻等症。

【用法用量】

煎服，3～10g。

【使用注意】

阴虚血燥者不宜用。

苍术《神农本草经》

Cāngzhú

【来源】

本品为菊科植物茅苍术 *Atractylodes lancea*（Thunb.）DC. 或北苍术 *Atractylodes chinensis*（DC.）Koidz. 的干燥根茎。春、秋二季采挖，除去泥沙，晒干，撞去须根。

【药性】

辛，苦，温。归脾、胃、肝经。

【功效】

燥湿健脾，祛风散寒，明目。

【临床应用】

1. 湿阻中焦　本品苦温燥湿以祛湿浊，辛香健脾以和脾胃。对湿阻中焦，脾失健运所致脘腹胀闷、呕恶食少、吐泻乏力、舌苔白腻等症，最为适宜。若脾虚湿聚，水湿内停的痰饮或外溢的水肿，与利水渗湿药同用，如胃苓汤；若湿热或暑湿证，则可与清热燥湿药同用。

2. 风湿痹证　本品辛散苦燥，长于祛湿，故痹证湿胜者尤宜，如薏苡仁汤。若湿热痹痛，可配伍清热泻火药，如白虎加苍术汤；若用于湿热痿证，如四妙散；若治下部湿浊带下、湿疮、湿疹，可与清热燥湿药同用。

3. 风寒夹湿表证　本品辛香燥烈，能开肌腠而发汗，祛肌表之风寒表邪，因其长于胜湿，故以风寒表证夹湿者最为适宜。

此外，本品尚能明目，用于夜盲症及眼目昏涩。可单用，或与羊肝、猪肝蒸煮同食。

【用法用量】

煎服，3~9g。

【使用注意】

阴虚内热、气虚多汗者忌用。

厚朴《神农本草经》

Hòupò

【来源】

本品为木兰科植物厚朴 *Magnolia officinalis* Rehd. et Wils. 或凹叶厚朴 *Magnolia officinalis* Rehd. et Wils. var. *biloba* Rehd. et Wils. 的干燥干皮、根皮及枝皮。4~6 月剥取，根皮及枝皮直接阴干，干皮置沸水中微煮后堆置阴湿处，“发汗”至内表面变紫褐色或棕褐色时，蒸软取出，卷成筒状，干燥。

【药性】

苦，辛，温。归脾、胃、肺、大肠经。

【功效】

燥湿消痰，下气除满。

【临床应用】

1. 湿阻中焦，脘腹胀满　本品苦燥辛散，能燥湿，又能下气除胀满，为消除胀满的要药。

2. 食积气滞，腹胀便秘 本品可下气宽中，消积导滞。若热结便秘者，配伍大黄、芒硝、枳实，如大承气汤。

3. 痰饮喘咳 本品能燥湿消痰，下气平喘。若痰饮阻肺，肺气不降，咳喘胸闷者，如苏子降气汤；若寒饮化热，胸闷气喘，喉间痰声辘辘，烦躁不安者，如厚朴麻黄汤；若宿有喘病，因外感风寒而发者，如桂枝加厚朴杏子汤。

此外，七情郁结，痰气互阻，咽中如有物阻，咽之不下，吐之不出的梅核气，亦可取本品燥湿消痰、下气宽中之效，如半夏厚朴汤。

【用法用量】

煎服，3~10g。

【使用注意】

本品辛苦温燥湿，易耗气伤津，故气虚津亏者及孕妇当慎用。

附：厚朴花

本品为厚朴的干燥花蕾。于春季花未开时采摘，稍蒸后，晒干或低温干燥。性味苦微温，善于理气宽中、芳香化湿，其功似厚朴而力缓，主治脾胃湿阻气滞之胸腹胀满疼痛、纳少苔腻等症。用量3~9g。

知识链接

苍术与厚朴的异同

苍术与厚朴均能燥湿运脾，用治湿阻中焦证。苍术燥湿健脾力强，脾湿偏盛者多用；兼祛风湿、发汗解表、明目，用治风寒湿痹、外感风寒夹湿之表证、夜盲症等。厚朴兼下气、消积、平喘，用治湿阻、食积气滞的脘腹胀满及痰饮喘咳、气逆痰多等症。

佩兰《神农本草经》

Pèilán

【来源】

本品为菊科植物佩兰 *Eupatorium fortunei* Turcz. 的干燥地上部分。夏、秋二季分两次采割。除去杂质，晒干。

【药性】

辛，平。归脾、胃、肺经。

【功效】

芳香化湿，醒脾开胃，发表解暑。

【临床应用】

1. 湿阻中焦 本品气味芳香，其化湿和中之功与藿香相似，治湿阻中焦之证，每相须为用，以增强芳香化湿之功。又因其性平，芳香化湿浊、去陈腐，用治脾经湿热所致的症见口中甜腻、多涎、口臭等的脾瘅证。

2. 暑湿或湿温初起 本品既能化湿，又能解暑。

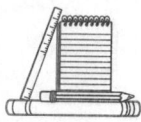

【用法用量】

3~10g。

砂仁《药性论》

Shārén

【来源】

本品为姜科植物阳春砂 *Amomum villosum* Lour.、绿壳砂 *Amomum villosum* Lour. var. *xanthioides* T. L. Wu et Senjen 或海南砂 *Amomum longiligulare* T. L. Wu 的干燥成熟果实。夏、秋二季果实成熟时采收，晒干或低温干燥。

【药性】

辛，温。归脾、胃、肾经。

【功效】

化湿开胃，温脾止泻，理气安胎。

【临床应用】

1. 湿阻中焦及脾胃气滞证　本品辛散温通，气味芬芳，其化湿醒脾、行气温中之效均佳，为醒脾调胃要药，故凡湿阻或气滞所致之脘腹胀痛等脾胃不和诸证常用，尤其是寒湿气滞者最为适宜。

2. 脾胃虚寒吐泻　本品善温中暖胃以达止呕止泻之功，但其重在温脾。

3. 气滞妊娠恶阻及胎动不安　本品能行气和中而止呕安胎。若妊娠呕逆不能食，可单用，如缩砂散；若气血不足，胎动不安者，以益气养血安胎，如泰山磐石散。

【用法用量】

煎服，3~6g，后下。

【使用注意】

阴虚血燥者慎用。

豆蔻《名医别录》

Dòukòu

【来源】

本品为姜科植物白豆蔻 *Amomum kravanh* Pierre ex Gagnep. 或爪哇白豆蔻 *Amomum compactum* Soland ex Maton 的干燥成熟果实。按产地不同分为“原豆蔻”和“印尼白蔻”。

【药性】

辛，温。归肺、脾、胃经。

【功效】

化湿行气，温中止呕，开胃消食。

【临床应用】

1. 湿阻中焦及脾胃气滞证　本品可化湿行气，常与藿香、陈皮等同用；若脾虚湿阻气滞之胸腹虚胀，食少无力者，常与黄芪、白术、人参等同用，如白豆蔻丸。另外本品辛散入肺而宣化湿邪，故还常用于湿温初起、胸闷不饥证。若湿邪偏重者，每与薏苡仁、杏仁等同用，如三仁汤；若热重于湿者，又常与黄芩、滑石等同用，如黄芩滑石汤。

2. 呕吐　本品能行气宽中，温胃止呕。尤以胃寒湿阻气滞呕吐最为适宜。可单用为末服，或配藿香、半夏等药，如白豆蔻汤。若小儿胃寒，吐乳不食者，可与砂仁、甘草等药研细末服之。

【用法用量】

煎服，3～6g，后下。

【使用注意】

阴虚血燥者慎用。

其他化湿药见表13-1。

表13-1　其他化湿药

药名	来源	药性	功效	主治	用法用量、使用注意
草豆蔻	姜科植物草豆蔻的干燥近成熟种子	辛，温。归脾、胃经	燥湿行气，温中止呕	①寒湿中阻证；②寒湿呕吐	煎服，3～6g。阴虚血燥者慎用
草果	姜科植物草果的干燥成熟果实	辛，温。归脾、胃经	燥湿温中，除痰截疟	①寒湿中阻证；②疟疾	煎服，3～6g。阴虚血燥者慎用

复习思考

【A型题】（在每小题给出的A、B、C、D、E 5个选项中，只有1项是最符合题目要求的）

1. 用治外有风寒表证内兼湿阻中焦证宜选(　　)

A. 广藿香　　B. 豆蔻　　C. 五加皮

D. 砂仁　　E. 茯苓

2. 用治湿阻气滞之脘腹胀闷、腹痛及咳喘多痰宜选(　　)

A. 佩兰　　B. 砂仁　　C. 厚朴

D. 广藿香　　E. 豆蔻

【B型题】（A、B、C、D、E是其下面小题的备选项，每小题只能从中选择1个最符合题目要求的，每个选项可以被选择1次或2次）

A. 苍术　　B. 佩兰　　C. 砂仁

D. 厚朴　　E. 豆蔻

3. 功能化湿行气，温中止呕，又能安胎的药是(　　)

4. 功能化湿解暑的药是(　　)

【X型题】（每道题有5个备选答案，正确答案为2～5个，必须将其全部选中，少选、多选或错选者，均不得分）

5. 厚朴的功效是(　　)

A. 燥湿　　B. 补脾　　C. 平喘

D. 下气　　E. 除胀

6. 具有安胎作用的药物是(　　)

A. 广藿香　　B. 苍术　　C. 砂仁

D. 紫苏梗　　E. 黄芩

【选择题答案】1. A　2. C　3. C　4. B　5. ACDE　6. CDE

扫一扫，查阅本模块 PPT、视频等数字资源

模块十四　利水渗湿药

【学习目标】

掌握重点利水渗湿药的临床应用、用法用量和使用注意。

熟悉本类药的功效、主治、性味归经、功用、适应证和使用注意；熟悉茯苓与薏苡仁、车前子与滑石、大黄与虎杖等相似药物功效、主治病症的共同点与不同点。

了解利水渗湿药、利水消肿药、利尿通淋药、利湿退黄药及其有关功效术语的含义；了解一般药物的功效、用法用量、使用注意。

【结构导图】

- 利水渗湿药
  - 概述：定义　功效　适应证　性能特点　分类　使用注意
  - 利水消肿药：茯苓*（附：茯苓皮）　薏苡仁*　猪苓　泽泻　冬瓜皮　赤小豆
  - 利尿通淋药：车前子*（附：车前草）　木通（附：川木通）　通草　滑石　萹蓄　瞿麦　萆薢　地肤子　海金沙　石韦　冬葵果
  - 利湿退黄药：茵陈　金钱草　虎杖

案例导入

利水渗湿药自然是以驱除水湿为主，前文中的峻下逐水药也有此功效。请同学们讨论一下，利水渗湿药与峻下逐水药的驱邪方式、主治病症有何不同？

项目一　概　述

【定义】

凡能通利水道，渗泄水湿，治疗水湿内停病证为主的药物，称为利水渗湿药。

【性能特点】

本类药物味多甘淡，性平或寒凉，主归膀胱、小肠、肾、脾经，作用趋向偏于下行。

【功用】

本类药物具有利水消肿、利尿通淋、利湿退黄等功效，可用于小便不利、水肿、泄泻、痰饮、淋证、黄疸、湿疹、带下、湿温等水湿所致的各种病证。

【分类】

根据药物作用特点及临床应用的不同，利水渗湿药分为利水消肿药、利尿通淋药和利湿退

黄药3类。

1. 利水消肿药　主治水湿内停之水肿、小便不利，以及泄泻、痰饮等病。

2. 利尿通淋药　主治小便短赤，热淋，血淋，石淋及膏淋等病。

3. 利湿退黄药　主治湿热黄疸。

【使用注意】

本类药物易耗伤津液，对阴亏津少、肾虚遗精遗尿者，宜慎用或忌用。有些药物有较强的通利作用，孕妇应慎用。

项目二　利水消肿药

本类药物性味甘淡平或微寒，淡能渗泄水湿，使小便畅利，水肿消退，故具有利水消肿作用。用于水湿内停之水肿，小便不利，以及泄泻、痰饮等病。临证时则宜根据不同病证之病因病机，选择适当配伍。

茯苓《神农本草经》

Fúlíng

【来源】

本品为多孔菌科真菌茯苓 *Poria cocos*（Schw.）Wolf 的干燥菌核。多于7~9月采挖，挖出后除去泥沙，堆置“发汗”后，摊开晾至表面干燥，再“发汗”，反复数次至现皱纹、内部水分大部散失后，阴干，称为“茯苓个”；或将鲜茯苓按不同部位切制，阴干，分别称为“茯苓块”和“茯苓片”。

【药性】

甘、淡，平。归心、肺、脾、肾经。

【功效】

利水渗湿，健脾，宁心。

【临床应用】

1. 水肿　本品味甘而淡，甘则能补，淡则能渗，药性平和，既可祛邪，又可扶正，利水而不伤正气，实为利水消肿要药。可用治寒热虚实各种水肿。治疗水湿内停所致之水肿、小便不利，如五苓散；治脾肾阳虚水肿，如真武汤；用于水热互结，阴虚小便不利水肿，如猪苓汤。

2. 痰饮证　本品善渗泄水湿，使湿无所聚，痰无由生，可治痰饮之目眩心悸，如苓桂术甘汤；若饮停于胃而呕吐者，如小半夏加茯苓汤。

3. 脾虚泄泻　本品能健脾渗湿而止泻，尤宜于脾虚湿盛泄泻，如参苓白术散；茯苓味甘，善入脾经，能健脾补中，治疗脾胃虚弱，倦怠乏力，食少便溏，如四君子汤。

4. 心悸，失眠　本品益心脾而宁心安神。常用治心脾两虚，气血不足之心悸、失眠、健忘，如归脾汤；若心气虚，不能藏神，惊恐而不安卧者，如安神定志丸。

【用法用量】

煎服，10~15g。

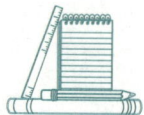

附：茯苓皮

本品为多孔菌科真菌茯苓菌核的干燥外皮。性能同茯苓，功偏利水消肿，长于行皮肤水湿，多治皮肤水肿、小便不利。用量15~30g。

薏苡仁《神农本草经》

Yìyǐrén

【来源】

本品为禾本科植物薏米 *Coix lacryma-jobi* L. var. *ma-yuen*（Roman.）Stapf 的干燥成熟种仁。秋季果实成熟时采割植株，晒干，打下果实，再晒干，除去外壳、黄褐色种皮及杂质，收集种仁。

【药性】

甘、淡，凉。归脾、胃、肺经。

【功效】

利水渗湿，健脾止泻，除痹，清热排脓，解毒散结。

【临床应用】

1. 水肿，小便不利，脚气　本品既利水消肿，又健脾补中。常用于脾虚湿盛之水肿腹胀，小便不利，多与茯苓、白术、黄芪等药同用；治水肿喘急，如与郁李仁汁煮饭服食（《集验独行方》）；治脚气浮肿可与防己、木瓜、苍术同用。

2. 脾虚泄泻　本品能渗除脾湿，健脾止泻，尤宜治脾虚湿盛之泄泻。

3. 湿痹拘挛　本品能渗湿除痹，舒筋脉，缓和拘挛。治湿痹而筋脉挛急疼痛者，与独活、防风、苍术同用，如薏苡仁汤；治风湿久痹，筋脉挛急，用薏苡仁煮粥服，如薏苡仁粥；本品药性偏凉，能清热而利湿，配杏仁、白豆蔻、滑石，可治湿温初起或暑湿邪在气分，头痛恶寒、胸闷身重者，如三仁汤。

4. 肺痈，肠痈　本品清肺肠之热，排脓消痈。

5. 扁平疣，癌肿　本品能解毒散结，可用于扁平疣、癌肿等。

【用法用量】

煎服，9~30g。清利湿热宜生用，健脾止泻宜炒用。

【使用注意】

孕妇慎用。

猪苓《神农本草经》

Zhūlíng

【来源】

本品为多孔菌科真菌猪苓 *Polyporus umbellatus*（Pers.）Fries 的干燥菌核。寄生于桦树、枫树、柞树的根上。春秋二季采挖，去泥沙，晒干。切片入药，生用。

【药性】

甘、淡，平。归肾、膀胱经。

【功效】

利水渗湿。

【临床应用】

水肿，小便不利，泄泻　本品甘淡渗泄，利水作用较强，用于水湿停滞的各种水肿，单味应用即可。治通身肿满，小便不利，皆单用一味猪苓为末，热水调服以治；治疗水湿内停所致之水肿、小便不利，常与泽泻、茯苓、白术等同用，如四苓散；治肠胃寒湿，濡泻无度，常与肉豆蔻、黄柏同用，如猪苓丸。本品药性沉降，善通利水道，配生地黄、滑石、木通等，治热淋、小便不通、淋沥涩痛，如十味导赤汤。

【用法用量】

煎服，6~12g。

泽泻《神农本草经》

Zéxiè

【来源】

本品为泽泻科植物东方泽泻 *Alisma orientale*（Sam.）Juzep. 或泽泻 *Alisma plantago-aquatica* Linn. 的干燥块茎。冬季茎叶开始枯萎时采挖，洗净，干燥，除去须根及粗皮。

【药性】

甘，淡，寒。归肾、膀胱经。

【功效】

利水渗湿，泄热，化浊降脂。

【临床应用】

1. 水肿，小便不利，泄泻　本品利水作用较强，治疗水湿停蓄之水肿，小便不利，常和茯苓、猪苓、桂枝配用，如五苓散；泽泻能利小便而实大便，治脾胃伤冷，水谷不分，泄泻不止，与厚朴、苍术、陈皮配用，如胃苓汤；本品泻水湿，行痰饮，常治痰饮停聚，清阳不升之头目昏眩，配白术同用，如泽泻汤。

2. 淋证，遗精　本品性寒，既能清膀胱之热，又能泄肾经之虚火，下焦湿热尤为适宜；也可治疗肾阴相对不足，相火偏亢之遗精、潮热。

3. 用于高脂血症　本品利水渗湿，可化浊降脂，多用于高脂血症。

【用法用量】

煎服，6~10g。

其他利水消肿药见表 14-1。

表 14-1　其他利水消肿药

药名	来源	药性	功效	主治	用法用量、使用注意
冬瓜皮	葫芦科植物冬瓜的干燥外层果皮	甘，凉。归脾、小肠经	利水消肿，清热解暑	①水肿胀满，小便不利；②暑热证小便短赤	煎服，9~30g
赤小豆	豆科植物赤小豆或赤豆的成熟种子	甘、酸，平。归心、小肠经	利水消肿，解毒排脓	①水肿胀满，脚气浮肿；②痈肿疮毒，肠痈腹痛；③湿热黄疸	煎服，9~30g。外用适量，研末调敷

项目三 利尿通淋药

本类药物性味多苦寒，或甘淡而寒。苦能降泄，寒能清热，走下焦，尤能清利下焦湿热，以利尿通淋为主要作用，主要用于小便短赤、热淋、血淋、石淋及膏淋等证。临床应酌情选用，适当配伍，以提高药效。

车前子《神农本草经》

Chēqiánzǐ

【来源】

本品为车前科植物车前 *Plantago asiatica* L. 或平车前 *Plantago depressa* Willd. 的干燥成熟种子。夏、秋二季种子成熟时采收果穗。晒干，搓出种子，除去杂质。生用或盐水炙用。

【药性】

甘，寒。归肝、肾、肺、小肠经。

【功效】

清热利尿通淋，渗湿止泻，明目，祛痰。

【临床应用】

1. 淋证，水肿 本品甘寒而利，善通利水道，清膀胱热结。治疗湿热下注于膀胱而致小便淋沥涩痛，如八正散；也可治水湿停滞水肿，小便不利；治久病肾虚，腰重脚肿，如济生肾气丸。

2. 泄泻 本品能利水湿，分清浊而止泻，即利小便而实大便。尤宜于小便不利之水泻，可单用本品研末，米饮送服。

3. 目赤肿痛，目暗昏花，翳障 本品善清肝热而明目，可治肝经风热之目赤涩痛；治肝肾阴亏，两眼昏花，如驻景丸。

4. 痰热咳嗽 本品入肺经，能清肺化痰止咳。

【用法用量】

煎服，9~15g。宜包煎。

附：车前草

本品为车前的全草。性能功用与车前子相似，兼有清热解毒功效。多应用于热毒痈肿，内服或用鲜草捣烂外敷。用量为9~30g，鲜品加倍。外用适量。

知识链接

车前子的煎熬方法

车前子是细小的种子，不易滤净，且易煳锅。传统认为，车前子入汤剂宜用纱布包煎。由于其富含黏液质，易致纱布网眼通透性变弱，水液不易渗透药物，导致药物有效成分难以溶出，故有些医家主张车前子入煎剂宜将其炒黄研末冲服。

木通《神农本草经》

Mùtōng

【来源】

本品为木通科植物木通 *Akebia quinata*（Thunb.）Decne.、三叶木通 *Akebia trifoliata*（Thunb.）Koidz. 或白木通 *Akebia trifoliata*（Thunb.）Koidz. var. *australis*（Diels）Rehd. 的干燥藤茎。秋季采收，截取茎部，除去细枝，阴干。

【药性】

苦，寒。归心、小肠、膀胱经。

【功效】

利尿通淋，清心除烦，通经下乳。

【临床应用】

1. 热淋涩痛，水肿 本品能利水消肿，下利湿热，使湿热之邪下行从小便排出。治膀胱湿热，小便短赤，淋沥涩痛，常与车前子、滑石等配用；用于水肿，则配以猪苓、桑白皮等。

2. 口舌生疮，心烦尿赤 本品能上清心经之火，下泄小肠之热。常用于治疗心火上炎，口舌生疮，或心火下移小肠而致的心烦尿赤，多与生地黄、甘草、竹叶等配用。

3. 经闭乳少 本品通经下乳，可用于治疗血瘀经闭，配伍红花、桃仁、丹参等；治乳汁短少或不通，可与王不留行等同用；此外，本品还能利血脉，通关节，配桑枝、薏苡仁，治疗湿热痹痛。

【用法用量】

煎服，3~6g。

【使用注意】

孕妇慎用。

附：川木通

本品为毛茛科植物小木通 *Clematis armandii* Franch.，或绣球藤 *Clematis Montana* Buch. -Ham. 的干燥藤茎。春、秋二季采收。除去粗皮，晒干，或趁鲜切厚片，晒干。性味苦，寒。归心、小肠、膀胱经。功能利尿通淋、清心除烦、通经下乳，用治水肿、淋证、口疮、经闭、乳少、关节痹痛等。煎服，3~6g。

知识链接

关木通

本品为马兜铃科植物东北马兜铃 *Aristolochia manshuriensis* Kom. 的藤茎，所含的马兜铃酸为有毒成分，用量过大会引起急性肾功能不全，甚至死亡，为了确保安全，现行药典中已经删除了关木通的药用标准。

通草《本草拾遗》
Tōngcǎo

【来源】

本品为五加科植物通脱木 *Tetrapanax papyrifer*（Hook.）K. Koch 的干燥茎髓。秋季割取茎，截成段，趁鲜时取出髓部，理直，晒干。

【药性】

甘、淡，微寒。归肺、胃经。

【功效】

清热利尿，通气下乳。

【临床应用】

1. 淋证　气寒味淡而体轻，入太阴肺经，引热下降而利小便，既通淋，又消肿。尤宜于热淋之小便不利，淋沥涩痛，与冬葵果、滑石、石韦同用，如通草饮子。

2. 产后乳汁不下　入胃经，使胃气上达而下乳汁。

【用法用量】

煎服，3~5g。

【使用注意】

孕妇慎用。

滑石《神农本草经》
Huáshí

【来源】

本品为硅酸盐类矿物滑石族滑石，主含含水硅酸镁［$Mg_3(Si_4O_{10})(OH)_2$］，采挖后，除去泥沙及杂石。

【药性】

甘、淡，寒。归膀胱、肺、胃经。

【功效】

利尿通淋，清热解暑，外用收湿敛疮。

【临床应用】

1. 热淋，石淋，尿热涩痛　本品性滑利窍，寒则清热，故能清膀胱湿热而通利水道，是治湿热淋证之要药。治湿热下注之小便不利，热淋及尿闭，如八正散；也可用于石淋。

2. 暑湿，湿温　本品甘淡而寒，既能利水湿，又能解暑热，是治暑湿常用药。治暑热烦渴，小便短赤，如六一散；治湿温初起及暑温夹湿而致的头痛恶寒、身重胸闷、脉弦细而濡，如三仁汤。

3. 湿疮，湿疹，痱子　本品外用有清热收湿敛疮作用。

【用法用量】

煎服，10~20g，先煎。外用适量。

萹蓄《神农本草经》

Biānxù

【来源】

本品为蓼科植物萹蓄 *Polygonum aviculare* L. 的干燥地上部分。夏季叶茂盛时采收，除去根和杂质，切段，晒干。

【药性】

苦，微寒。归膀胱经。

【功效】

利尿通淋，杀虫，止痒。

【临床应用】

1. 淋证　本品性微寒，入膀胱经，清利下焦湿热。多用于热淋，如八正散。

2. 虫证，湿疹，阴痒　本品苦能燥湿，微寒清热，又善“杀三虫”，用于治蛔虫病、蛲虫病、钩虫病；用于湿疹、湿疮、阴痒等症。

【用法用量】

煎服，9~15g，鲜者加倍。外用适量，煎洗患处。

瞿麦《神农本草经》

Qúmài

【来源】

本品为石竹科植物瞿麦 *Dianthus superbus* L. 或石竹 *Dianthus chinensis* L. 的干燥地上部分。夏、秋二季花果期采割，除去杂质，干燥。

【药性】

苦，寒。归心、小肠经。

【功效】

利尿通淋，活血通经。

【临床应用】

1. 淋证　本品苦寒降泄，能清心与小肠火，导热下行，有利尿通淋之功，为治淋证常用药。尤以热淋最为适宜。

2. 闭经，月经不调　本品能破血通经。对于血热瘀阻之经闭或月经不调尤宜。

【用法用量】

9~15g。

【使用注意】

孕妇慎用。

萆薢《神农本草经》

Bìxiè

【来源】

本品为薯蓣科植物绵萆薢 *Dioscorea spongiosa* J. Q. Xi，M. Mizuno et W. L. Zhao，或福州薯蓣

Dioscorea futschauensis Uline ex R. Kunth，或粉背薯蓣 *Dioscorea hypoglauca* Palibin 的干燥根茎。前两种称“绵萆薢”，主产于浙江、福建；后一种称“粉萆薢”。秋、冬二季采挖。除去须根，洗净，切片，晒干。

【药性】

苦，平。归肾、胃经。

【功效】

利湿去浊，祛风除痹。

【临床应用】

1. 膏淋，白浊　本品善利湿而分清去浊，为治膏淋要药。

2. 风湿痹痛　本品能祛风除湿，通络止痛。善治腰膝痹痛，筋脉屈伸不利。

【用法用量】

煎服，9~15g。

地肤子《神农本草经》

Dìfūzǐ

【来源】

本品为藜科植物地肤 *Kochia scoparia*（L.）Schrad. 的干燥成熟果实。秋季果实成熟时采收植株，晒干，打下果实，除去杂质。

【药性】

辛、苦，寒。归肾、膀胱经。

【功效】

清热利湿，祛风止痒。

【临床应用】

1. 淋证　本品性苦寒降泄，能清利湿热而通淋，故用于膀胱湿热之小便不利、淋沥涩痛之证，如地肤子汤。

2. 阴痒带下，风疹，湿疹　本品能清除皮肤中之湿热与风邪而止痒。治风疹、湿疹；治下焦湿热，外阴湿痒；治湿热带下。

【用法用量】

煎服，9~15g。外用适量，煎汤熏洗。

海金沙《嘉祐本草》

Hǎijīnshā

【来源】

本品为海金沙科植物海金沙 *Lygodium japonicum*（Thunb.）Sw. 的干燥成熟孢子。秋季孢子未脱落时采割藤叶，晒干，搓揉或打下孢子，除去藤叶。

【药性】

甘、咸，寒。归膀胱、小肠经。

【功效】

清利湿热，通淋止痛。

【临床应用】

用于各种淋证。本品性下降，善清小肠、膀胱湿热，尤善止尿道疼痛，为治诸淋涩痛要药。

【用法用量】

煎服，6~15g。宜包煎。

石韦《神农本草经》

Shíwéi

【来源】

本品为水龙骨科植物庐山石韦 *Pyrrosia sheareri*（Bak.）Ching、石韦 *Pyrrosia lingua*（Thunb.）Farwell 或有柄石韦 *Pyrrosia petiolosa*（Christ）Ching 的干燥叶。全年均可采收。除去根茎和根，晒干或阴干。

【药性】

甘、苦，微寒。归肺、膀胱经。

【功效】

利尿通淋，清肺止咳，凉血止血。

【临床应用】

1. 淋证　本品性寒凉，清利膀胱而通淋，兼可止血，尤宜于血淋。膀胱湿热见小便淋沥涩痛者也常用。

2. 肺热咳喘　本品清肺热，止咳喘。用于治疗肺热咳喘气急。

3. 血热出血　石韦既止血又凉血，故对血热妄行之吐血、衄血、尿血、崩漏尤为适合。

【用法用量】

煎服，6~12g。

冬葵果《神农本草经》

Dōngkuíguǒ

【来源】

本品为锦葵科植物冬葵 *Malva verticillata* L. 的干燥成熟果实。夏、秋二季果实成熟时采收，除去杂质，阴干。

【药性】

甘、涩，凉。归大肠、小肠、膀胱经。

【功效】

清热利尿，消肿。

【临床应用】

1. 淋证　本品甘凉，善清湿热，常用于热淋、石淋及小便不利、排尿不畅。

2. 水肿　本品配伍栀子或茯苓，可治疗湿热或妊娠引起的水肿。

3. 润肠通乳　本品可润滑肠道、疏通乳络，用治肠燥便秘和产后乳汁不通、乳房肿胀。

【用法用量】

煎服，3~9g。

【使用注意】

经期女性慎用，脾虚便溏者忌用。

项目四 利湿退黄药

本类药物性味多苦寒，主入脾、胃、肝、胆经。苦寒则清泄湿热，故以利湿退黄为主要作用，主要用于湿热黄疸，症见目黄、身黄、小便黄等。部分药物还可用于湿疮痈肿等症。临证时可根据阳黄、阴黄之湿热寒湿偏重不同，选择适当配伍治疗。

茵陈《神农本草经》

Yīnchén

【来源】

本品为菊科植物滨蒿 *Artemisia scoparia* Waldst. et Kit. 或茵陈蒿 Artemisia *capillaris* Thunb. 的干燥地上部分。春季幼苗高6~10cm时采收或秋季花蕾长成至花初开时采割。春季采收的习称“绵茵陈”，秋季采割的称“花茵陈”。

【药性】

苦、辛，微寒。归脾、胃、肝、胆经。

【功效】

清利湿热，利胆退黄。

【临床应用】

1. 黄疸　本品苦泄下降，性寒清热，善清利脾胃肝胆湿热，使之从小便而出，为治黄疸之要药。治身目发黄，小便短赤之阳黄证，如茵陈蒿汤；治黄疸湿重于热者，如茵陈五苓散；治脾胃寒湿郁滞，阳气不得宣运之阴黄，如茵陈四逆汤。

2. 湿疮瘙痒　本品清利湿热，故可用于湿热内蕴之风痒隐疹、湿疮瘙痒。

【用法用量】

煎服，6~15g。外用适量。煎汤熏洗。

金钱草《本草纲目拾遗》

Jīnqiáncǎo

【来源】

本品为报春花科植物过路黄 *Lysimachia christinae* Hance 的干燥全草。夏、秋二季采收。除去杂质，晒干。

【药性】

甘、咸，微寒。归肝、胆、肾、膀胱经。

【功效】

利湿退黄，利尿通淋，解毒消肿。

【临床应用】

1. 湿热黄疸　本品既能清肝胆之火，又能除下焦湿热；有清热利湿退黄之效。

2. 石淋，热淋 本品利尿通淋，善消结石，为治石淋之要药。还能清肝胆湿热，消胆石。

3. 痈肿疔疮，蛇虫咬伤 本品有解毒消肿之效，可用治恶疮肿毒，毒蛇咬伤。用鲜品捣汁内服或捣烂外敷，或配蒲公英、野菊花等同用。

【用法用量】

煎服，15~60g。鲜品加倍。外用适量。

虎杖《名医别录》

Hǔzhàng

【来源】

本品为蓼科植物虎杖 *Polygonum cuspidatum* Sieb. et Zucc. 的干燥根茎和根。春秋二季采挖，除去须根，洗净，趁新鲜切短段或厚片，晒干。

【药性】

微苦，微寒。归肝、胆、肺经。

【功效】

利湿退黄，清热解毒，散瘀止痛，止咳化痰。

【临床应用】

1. 湿热黄疸，淋浊，带下 本品治湿热黄疸，可单用本品煎服即效，亦可与茵陈、黄柏、栀子配伍，效力更佳；治湿热蕴结膀胱之小便涩痛、淋浊带下等，单用即效；亦可配利尿通淋药同用。

2. 水火烫伤，痈肿疮毒，毒蛇咬伤 本品入血分，有凉血清热解毒作用。治水火烫伤而致肤腠灼痛或溃后流黄水者，单用研末，香油调敷，亦可与地榆、冰片共研末，调油敷患处；治湿毒蕴结肌肤所致痈肿疮毒，以虎杖根烧灰贴，或煎汤洗患处；治毒蛇咬伤，可取鲜品捣烂敷患处，亦可煎浓汤内服。

3. 经闭，癥瘕，跌打损伤 本品有活血散瘀止痛之功。

4. 肺热咳嗽 本品既能苦降泄热，又能化痰止咳，治肺热咳嗽。

此外，本品还有泄热通便作用，可用于热结便秘。

【用法用量】

煎服，9~15g。外用适量，制成煎液或油膏涂敷。

【使用注意】

孕妇慎用。

复习思考

【A 型题】（在每小题给出的 A、B、C、D、E 5 个选项中，只有 1 项是最符合题目要求的）

1. 茯苓的来源部分是(　　)

A. 孢子　　B. 菌核　　C. 块根
D. 鳞茎　　E. 子实体

2. 车前子止咳，是由于它能(　　)

A. 清肺　　B. 宣肺　　C. 敛肺
D. 润燥　　E. 降气

3. 治疗淋证的常用药是(　　)

A. 茵陈　　B. 地肤子　　C. 海金沙

D. 薏苡仁　　E. 猪苓

4. 海金沙的药用部位是(　　)

A. 种子　　B. 孢子　　C. 果实

D. 全草　　E. 花穗

5. 除哪项外，均为金钱草的适应证(　　)

A. 热淋、砂淋　　B. 湿热黄疸　　C. 肝胆结石

D. 恶疮肿毒　　E. 肺热咳喘

【选择题答案】1. B　2. A　3. C　4. B　5. E

扫一扫，查阅本模块 PPT、视频等数字资源

模块十五　温里药

【学习目标】

掌握温里药的功效、主治、性能特点、配伍应用及使用注意；重点温里药的临床应用、用法用量和使用注意。

熟悉附子与干姜、肉桂等相似药物功效、主治病症的共同点与不同点。

了解温里药的含义以及相关功效术语的含义；一般温里药的功效、用法用量、使用注意。

【结构导图】

- 温里药
  - 概述 —— 定义　性能特点　功用　使用注意
  - 常用温里药 —— 附子*　干姜*　肉桂*　吴茱萸*　高良姜　丁香　花椒　小茴香

案例导入

在我国有一种沿袭已久的食疗习俗，那就是每年冬至这一天，人们会将附子、干姜等中药与肉类同炖，称为“炖冬”。同学们，你们知道为何会选用这些药材吗？

项目一　概　述

【定义】

凡以温里祛寒为主要功效，治疗里寒证的药物，称温里药，又名祛寒药。

【性能特点】

本类药物味辛，性温热。辛能散、行，温能通。偏走脏腑，主入心、脾、胃、肝、肾经。主要具有温里散寒、温经止痛之功，有的药物还能助阳、回阳。主要用于里寒证。

【功用】

本类药物均入脾胃经，能温中散寒止痛，用治外寒入侵致脾胃受寒或脾胃虚寒证，症见脘腹冷痛、呕吐泻痢、舌淡苔白等；大部分兼入肝经，能暖肝散寒止痛，用于肝经寒证，症见少腹冷痛、痛经、寒疝作痛及厥阴头痛等。有的还入肺经，能温肺化饮，用治肺寒痰饮证，症见咳喘痰鸣、痰白清稀、舌淡苔白滑等；入肾经者，能温肾助阳，用治肾阳不足证，症见阳痿宫冷、腰膝冷痛、夜尿频多、滑精遗尿等；入心肾两经者，能温阳通脉，用于心肾阳虚证，症见心悸怔忡、畏寒肢冷、小便不利、肢体浮肿等，或能回阳救逆，治疗亡阳厥逆证，症见畏寒蜷卧、汗出神疲、四肢厥逆、脉微欲绝等。

【使用注意】

本类药物辛热燥烈，用量不宜过大；久服易伤阴助火，凡属实热证、阴虚火旺、津血亏虚者

忌用；孕妇慎用。

项目二 常用温里药

附子《神农本草经》

Fùzǐ

【来源】

本品为毛茛科植物乌头 *Aconitum carmichaelii* Debx. 的子根的加工品。6月下旬至8月上旬采挖，除去母根、须根及泥沙，习称“泥附子”，加工炮制成盐附子、黑顺片、白附片。

【药性】

辛、甘，大热；有毒。归心、肾、脾经。

【功效】

回阳救逆，补火助阳，散寒止痛。

【临床应用】

1. 亡阳证　本品辛甘大热，纯阳燥烈，为“回阳救逆第一要药”。治久病体虚，阳气衰微，阴寒内盛，或大吐、大汗、大泻所致四肢厥冷、冷汗自出、脉微欲绝之亡阳证，常与干姜相须，如四逆汤；久病气虚欲脱，或出血过多，气随血脱之气脱亡阳证，多与人参配伍，如参附汤；阳虚不固，汗出不止，每与黄芪同用，如芪附汤。现代多制成参附注射液、四逆注射液静脉滴注，以治疗休克。

2. 阳虚证　本品主归心、肾、脾经。既能复散失之亡阳，又助不足之元阳，可用治一身上下内外阳气衰微，阴寒内盛之证。治肾阳不足，命门火衰之腰膝冷痛、夜尿频多、阳痿宫寒等症，常与肉桂相须，如肾气丸；脾肾阳虚，寒湿内侵的脘腹冷痛、大便溏泄，多配党参、干姜等药，如附子理中丸；脾肾阳虚之阴寒水肿，每与白术、茯苓等配伍，如真武汤；心阳衰弱，胸痛、心悸气短，多与人参、桂枝相配；脾阳不足，寒湿内阻之阴黄证，常与茵陈、干姜等同用，如茵陈四逆汤；阳虚外感风寒表证，见恶寒发热、无汗、脉沉弱，多配麻黄、细辛等同用，如麻黄附子细辛汤。

3. 寒湿痹痛证　本品有较强的散寒止痛作用。治风寒湿痹，周身骨节疼痛，尤善治寒痹痛剧者，常配桂枝、甘草等药，如甘草附子汤。

【用法用量】

煎服，3~15g。宜先煎，久煎，以降低毒性。

【使用注意】

本品辛热燥烈，孕妇慎用，阴虚阳亢者忌用。不宜与半夏、瓜蒌、贝母、白蔹、白及、天花粉同用。因有毒，内服必须严格炮制。若炮制、煎法不当或过量，可引起中毒。

知识链接

现代对附子不良反应的研究

现代研究发现，本品发挥药理活性的主要化学成分为双酯型生物碱，而它同时会产生毒性，症见心毒性、抽搐、呼吸抑制、昏迷甚至死亡。但先煎可使乌头碱进一步水解，使毒性大大降低。同时需注意严格炮制，按规定的用法用量使用，避免配伍失宜。

干姜《神农本草经》

Gānjiāng

【来源】

本品为姜科植物姜 *Zingiber officinale* Rosc. 的干燥根茎。冬季采挖，除去须根和泥沙，晒干或低温干燥。趁鲜切片晒干或低温干燥者称为“干姜片”。

【药性】

辛，热。归脾、胃、肾、心、肺经。

【功效】

温中散寒，回阳通脉，温肺化饮。

【临床应用】

1. 脾胃寒证 主入脾胃经，而长于温中散寒，无论外寒内侵之实寒或脾胃阳气不足之虚寒均可应用。治脾胃实寒、腹痛吐泻，可单药研末服，或配伍附子、高良姜等药，如二姜丸；脾胃虚寒，脘腹冷痛、呕吐泄泻，常与党参、白术等同用，如理中丸。

2. 亡阳证 本品归心经，有温心助阳，回阳通脉之效。治心肾阳虚，阴寒内盛之四肢厥逆、脉微欲绝之亡阳证，每与附子相须，既助附子回阳救逆，又降低其毒性，如四逆汤。

3. 寒饮伏肺喘咳 归肺经，有较强的温肺化饮作用。症见形寒背冷、咳喘痰多清稀者，常配麻黄、细辛等药，如小青龙汤。

【用法用量】

煎服，3~10g。

【使用注意】

本品辛热燥烈，凡阴虚内热、血热妄行者忌用。

肉桂《神农本草经》

Ròuguì

【来源】

本品为樟科植物肉桂 *Cinnamomum cassia* Presl 的干燥树皮。多于秋季剥取，阴干。

【药性】

辛、甘，大热。归肾、脾、心、肝经。

【功效】

补火助阳，引火归元，散寒止痛，温经通脉。

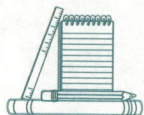

【临床应用】

1. 肾阳虚证　辛甘大热，补火助阳，益阳消阴，为治命门火衰之要药。用治肾阳不足，命门火衰的畏寒肢冷、腰膝软弱，男子阳痿、遗精滑精，女子宫寒不孕、夜尿频多等，常与附子、熟地黄、山茱萸等药同用，如肾气丸、右归丸。

2. 肾虚作喘，虚阳上浮，眩晕目赤　大热入肝肾，能使因下元虚衰所致上浮之虚阳回归故里，故曰引火归元，用治元阳亏虚、虚阳上浮所致的眩晕目赤、面赤、虚喘、汗出、心悸、失眠、脉微弱者，常与山茱萸、五味子、牡蛎等同用。

3. 寒凝疼痛证　辛热散寒以止痛，善去痼冷沉寒，为寒凝诸痛之良药。治寒邪内侵或脾胃虚寒的脘腹冷痛，可单研末吞服，或与温里散寒药物干姜、高良姜、荜茇等配伍使用，以增强散寒止痛的作用，如大已寒丸；若治胸阳不振，寒邪内侵的胸痹心痛，常与散寒止痛药物附子、干姜、川椒等配伍，如桂附丸；若治寒疝腹痛，多与温里散寒、行气止痛药物小茴香、沉香、乌药等同用，以加强止痛效果，如暖肝煎；若治风寒湿痹，或寒偏甚的痛痹，多与祛风湿、补肝肾药物如独活、桑寄生、杜仲等配伍，以助经脉疏通、血运气行，如独活寄生汤。

4. 寒凝血瘀证　辛散，能温通血脉，促进血行，消除瘀滞。常配当归、川芎、小茴香等同用，如少腹逐瘀汤。另外，在补气益血方剂中少量配用本品，能温运阳气，鼓舞气血化生，助阳生阴长，用治久病体虚、气血不足等证，如十全大补汤、人参养营汤。

【用法用量】

煎服，1~5g。入汤剂宜后下。研末冲服，每次1~2g。

【使用注意】

本品能助阳动血，阴虚火旺、有出血倾向者慎用，孕妇忌用。畏赤石脂。

知识链接

附子与肉桂、干姜的异同

三药性味均辛热，都能温中散寒止痛，用治脾胃寒证。然干姜主入脾胃，长于温中散寒、健运脾阳而止呕；附子、肉桂味甘大热，散寒止痛力强，善治多种阴寒内盛之证，两药还能补火助阳，用治脾、肾阳虚证。肉桂还能温通经脉，用治寒凝经脉之阴疽、痛经等；附子、干姜均能回阳救逆，但附子力强于干姜，而干姜能降低附子的毒性，常相须为用，用治亡阳证。干姜还能温肺化饮，用治肺寒痰饮咳喘。

吴茱萸《神农本草经》

Wúzhūyú

【来源】

本品为芸香科植物吴茱萸 *Euodia rutaecarpa*（Juss.）Benth.、石虎 *Euodia rutaecarpa*（Juss.）Benth. var. *officinalis*（Dode）Huang 或疏毛吴茱萸 *Euodia rutaecarpa*（Juss.）Benth. var. *bodinieri*（Dode）Huang 的干燥近成熟果实。8~11月果实尚未开裂时，剪下果枝，晒干或低温干燥，除去枝、叶、果梗等杂质。

【药性】

辛、苦，热；有小毒。归肝、脾、胃、肾经。

【功效】

散寒止痛，降逆止呕，助阳止泻。

【临床应用】

1. 寒滞肝脉诸痛证 辛散苦泄，性热，归肝经。善疏肝解郁，祛寒止痛，为治肝寒气滞诸痛之要药。治寒疝腹痛，常配小茴香、川楝子等药，如导气汤；治冲任虚寒、瘀血阻滞之痛经，与当归、桂枝等配伍，如温经汤；治寒湿郁结之脚气肿痛，又与槟榔、木瓜等配用，如鸡鸣散；治厥阴头痛，多与人参、生姜等同用，如吴茱萸汤。

2. 呕吐吞酸 有温中散寒，疏肝降逆止呕之效。治肝火犯胃，肝胃不和所致呕吐吞酸，常配黄连，如左金丸；治胃寒呕吐，常与半夏、生姜等同用。

3. 五更泄泻 有温脾益肾，助阳止泻之功。为治脾肾阳虚，五更泄泻之常用药，常配伍补骨脂、肉豆蔻、五味子等药，如四神丸。

此外，单品外用可燥湿止痒，与米醋调敷足心（涌泉穴），可治口疮、高血压。

【用法用量】

煎服，2~5g。外用适量。

【使用注意】

本品辛热燥烈，易耗气动火，不宜多服，久服。阴虚火旺者忌服。

其他温里药见表 15-1。

表 15-1 其他温里药

药名	来源	药性	功效	主治	用法用量、使用注意
高良姜	姜科植物高良姜的干燥根茎	辛，热。归脾、胃经	温胃止呕，散寒止痛	脘腹冷痛，胃寒呕吐，嗳气吞酸	煎服，3~6g
丁香	桃金娘科植物丁香的干燥花蕾	辛、温。归脾、胃、肺、肾经	温中降逆，补肾助阳	脾胃虚寒，呃逆呕吐，食少吐泻，心腹冷痛，肾虚阳痿	煎服，3~6g，内服或研末外敷
花椒	芸香科植物花椒或青椒的干燥成熟果皮	辛，温。归脾、胃、肾经	温中止痛，杀虫止痒	脘腹冷痛，呕吐泄泻，虫积腹痛；外治湿疹，阴痒	煎服，3~6g，外用适量，煎汤熏洗
小茴香	伞形科植物茴香的干燥成熟果实	辛，温。归肝、肾、脾、胃经	散寒止痛，理气和胃	寒疝腹痛，睾丸偏坠，痛经，少腹冷痛，脘腹胀痛，食少胀痛，食少吐泻。盐小茴香暖肾散寒止痛，用于寒疝腹痛、睾丸偏坠、经寒腹痛	煎服，3~6g

复习思考

【A 型题】（在每小题给出的 A、B、C、D、E 5 个选项中，只有 1 项是最符合题目要求的）

1. 被称为“回阳救逆第一品”的药物是（ ）

A. 附子　　B. 干姜　　C. 高良姜
D. 鹿茸　　E. 肉桂

2. 具有“引火归元”功效的药物是（ ）

A. 细辛　　B. 白豆蔻　　C. 附子
D. 干姜　　E. 肉桂

3. 肉桂主归（ ）
A. 肝、肾、胃经 B. 肾、脾、心、肝经 C. 脾、肾、心经
D. 心、肝、脾、肺经 E. 脾、胃、心、肺经
4. 吴茱萸尤善治( )
A. 厥阴头痛 B. 肝寒气滞痛 C. 风湿痹痛
D. 脘腹冷痛 E. 虫积腹痛
5. 小茴香尤善治( )
A. 虫积腹痛 B. 风湿痹痛 C. 寒疝腹痛
D. 脘腹冷痛 E. 厥阴头痛
6. 寒邪偏盛，周身关节疼痛的最佳治疗药物是( )
A. 桂枝 B. 延胡索 C. 防风
D. 附子 E. 独活
7. 具有杀虫止痒作用的温里药是( )
A. 槟榔 B. 花椒 C. 小茴香
D. 鹤虱 E. 吴茱萸
8. 具有温中散寒，回阳通脉，温肺化饮功效的药物是( )
A. 附子 B. 干姜 C. 肉桂
D. 吴茱萸 E. 小茴香

【选择题答案】1. A 2. E 3. B 4. B 5. C 6. D 7. B 8. B

扫一扫，查阅本模块PPT、视频等数字资源

模块十六 理气药

【学习目标】

掌握理气药的功效、主治、性能特点、配伍应用及使用注意；重点理气药的临床应用、用法用量和使用注意。

熟悉陈皮与青皮，木香、乌药与香附等相似药物功效、主治病症的异同点。

了解理气药的含义；一般理气药的功效、用法用量、使用注意。

【结构导图】

- 理气药
  - 概述：定义　性能特点　功用　使用注意
  - 常用理气药：陈皮*　枳实*　木香*　香附*　川楝子*　青皮　乌药　薤白　佛手　大腹皮　荔枝核　檀香　玫瑰花　刀豆　柿蒂

案例导入

橘子是秋冬时节的时令水果，吃橘子可以提升身体的抵抗力，有很好的保健功效，同时橘子全身都是宝，有“一个橘子五味药”的说法。平时如果腹胀了，可以把橘子皮晒干后泡水喝。同学们，你们知道这是为什么吗？另外四味药又是什么呢？

项目一　概　述

【定义】

凡以疏理气机为主要功效，用以治疗气滞证或气逆证的药物，称理气药，又名行气药，其中作用峻猛者，称为破气药。

【性能特点】

本类药物味多苦辛而芳香，性多属温，主归脾、胃、肺、肝经。

【功用】

本类药物疏畅气机、升降通达，既可缓解胀满疼痛，又可防止胀、满、瘀的发生。具有理气健脾、疏肝解郁、理气宽胸、行气止痛、破气散结等功效。主要适用于脾胃气滞证、肝气郁滞证及肺气壅滞证。

【使用注意】

本类药物大多辛温香燥，易耗气伤阴，故气阴不足者慎用，其中行气力强者，易伤胎气，故孕妇慎用。另外，本类药物大多含有挥发油成分，不宜久煎。

项目二　常用理气药

陈皮《神农本草经》

Chénpí

【来源】

本品为芸香科植物橘 *Citrus reticulata* Blanco 及其栽培变种的干燥成熟果皮。药材分为“陈皮”和“广陈皮”。采摘成熟果实，剥取果皮，晒干或低温干燥。

【药性】

苦、辛，温。归肺、脾经。

【功效】

理气健脾，燥湿化痰。

【临床应用】

1. 脾胃气滞证　常用治脾胃气滞之脘腹胀痛、嗳气吞酸、恶心呕吐、便秘或腹泻等，常配厚朴、苍术等。尚有健脾和中之功，用治脾胃气滞之呕吐、呃逆。

2. 湿痰、寒痰咳嗽证　本品既能燥湿化痰，又能温化寒痰，为治湿痰壅肺致痰多咳的常用要药，为“治痰之要药”，常与半夏、茯苓等配伍。

此外，本品辛行温通，入肺走胸，行气止痛而治胸痹，辛散苦泄而散结消痈，常配甘草用于乳痈初起，可与质润滋腻的补血、补阴药配伍，使补而不滞。

【用法用量】

煎服，3~10g。

枳实《神农本草经》

Zhǐshí

【来源】

本品为芸香科植物酸橙 *Citrus aurantium* L. 及其栽培变种或甜橙 *Citrus sinensis* Osbeck 的干燥幼果。5~6 月收集自落的果实，除去杂质，自中部横切为两半，晒干或低温干燥，较小者直接晒干或低温干燥。

【药性】

苦、辛、酸，微寒。归脾、胃经。

【功效】

破气消积，化痰散痞。

【临床应用】

1. 胃肠积滞诸证　治胃肠积滞，热结便秘，常与大黄、厚朴配伍；若饮食积滞，多与六神曲、麦芽等同用。

2. 痰滞胸脘痞满胸痹　治胸阳不振，痰阻结胸，常配伍薤白、桂枝等。

3. 气滞胸胁疼痛，产后腹痛　治气血阻滞之胸胁疼痛，每与川芎同用。

此外，本品还可治子宫脱垂、脱肛、胃下垂等症，并配伍补中益气之品。近年来发现本品有强心作用，可用于休克。

【用法用量】

煎服，3~10g。

【使用注意】

孕妇慎用。

知识链接

区分枳实、枳壳、橘核、橘红、化橘红、青皮、陈皮

枳实、枳壳、橘核、橘红、化橘红、青皮、陈皮同属于芸香科植物药材，且均属于理气药。但植物来源的入药部位及主治有区别。

1. 枳实 为芸香科植物酸橙及其栽培变种或甜橙的干燥幼果。主治积滞内停，痞满胀痛，泻痢后重，大便不通痰滞气阻，胸痹，结胸，脏器下垂。

2. 枳壳 为芸香科植物酸橙及其栽培变种的干燥未成熟果实。主治胸胁气滞，胀满疼痛，食积不化，痰饮内停，脏器下垂。

3. 橘核 为芸香科植物橘及其栽培变种的干燥成熟种子。主治疝气疼痛、睾丸肿痛、乳痈乳癖、膀胱气痛等。

4. 橘红 为芸香科植物橘及其栽培变种的干燥外层果皮。主治咳嗽痰多，食积伤酒，呕恶痞闷。

5. 化橘红 为芸香科植物化州柚或柚的未成熟或近成熟的干燥外层果皮。主治胸胁胀痛，疝气疼痛，乳癖，食积气滞，脘腹胀痛。对咳嗽痰多，食积伤酒，呕恶痞闷者，较橘红效果显著。

6. 青皮 为芸香科植物橘及其栽培变种的干燥幼果或未成熟果实的果皮。行气化滞力较峻烈，行气力猛，疏肝破气，散结止痛。主治肝郁诸证，亦常用于食积气滞，胸胁胀痛疝气疼痛，乳癖，乳痈。

7. 陈皮 为芸香科植物橘及其栽培变种的干燥成熟果皮。行气化滞，性温而不峻，行气力缓，常用治脾胃气滞证，又质轻上浮，兼入肺经，故兼有燥湿化痰之功。主治脘腹胀满，食少吐泻，咳嗽痰多。

木香《神农本草经》

Mùxiāng

【来源】

本品为菊科植物木香 *Aucklandia lappa* Decne. 的干燥根。秋、冬二季采挖，除去泥沙和须根，切段，大的再纵剖成瓣，干燥后撞去粗皮。

【药性】

辛、苦，温。归脾、胃、大肠、三焦、胆经。

【功效】

行气止痛，健脾消食。

【临床应用】

1. 脾胃及大肠气滞证　治脾胃气滞，脘腹胀痛实证，可单用，或配砂仁、藿香等；治湿热泻痢、大便脓血、里急后重，常与黄连配伍。

2. 肝郁气滞之胁痛，黄疸　治湿热郁蒸、气机阻滞之腹痛、胁痛、黄疸，可与郁金、大黄、茵陈等同用。

此外，本品气芳香，能醒脾助胃，故在补益方剂中稍稍用之，以舒畅气机，使补益药补而不滞，如归脾汤以木香与补益药同用。

【用法用量】

煎服，3~6g。生用行气止痛，煨用行气力缓而多用于止泻。

【使用注意】

脏腑燥热者，阴虚津亏者禁服。

知识链接

鉴别用药：枳实与木香

二者均味辛，皆有行气之功，可治疗胃肠气滞证。但枳实破气行滞作用较强，广泛用于各种原因导致的胃肠积滞、腹胀痞满；而木香善行大肠之气，常用于湿热泻痢腹痛，里急后重，兼能疏肝利胆。

香附《名医别录》

Xiāngfù

【来源】

本品为莎草科植物莎草 *Cyperus rotundus* L. 的干燥根茎。秋季采挖，燎去毛须，置沸水中略煮或蒸透后晒干，或燎后直接晒干。

【药性】

辛、微苦、微甘，平。归肝、脾、三焦经。

【功效】

疏肝解郁，理气宽中，调经止痛。

【临床应用】

1. 肝气郁结之胁痛，腹痛　对肝气郁滞所引起的胸胁胀闷疼痛者，多配柴胡、川芎等同用。

2. 肝郁月经不调，痛经，乳房胀痛，胎动不安　本品善于疏肝理气而调经、止痛，为妇科病常用药，有“妇科调经要药”“气病之总司，女科之主帅”之称。治月经不调、经行腹痛，可配柴胡、当归等同用。

【用法用量】

煎服，6~10g。醋炙后疏肝止痛力增强。

川楝子《神农本草经》

Chuānliànzǐ

【来源】

本品为楝科植物川楝 *Melia toosendan* Sieb. et Zucc. 的干燥成熟果实。冬季果实成熟时采收，除去杂质，干燥。

【药性】

苦，寒；有小毒。归肝、小肠、膀胱经。

【功效】

疏肝泄热，行气止痛，杀虫。

【临床应用】

1. 肝郁化火诸痛证　本品善治肝气犯胃疼痛及胁肋疼痛、疝气痛、痛经；对脾胃气滞之脘腹胀痛亦颇为常用，如金铃子散。

2. 虫积腹痛，头癣，秃疮　本品可治蛔虫等引起的虫积腹痛，但其功效较同源异物之品苦楝皮为弱；外用可疗癣。

【用法用量】

煎服，5~10g。外用适量，研末调涂。

【使用注意】

本品有小毒，不宜过量或持续服用，以免中毒。又因性寒，故脾虚便溏者慎用。

青皮《本草图经》

Qīngpí

【来源】

本品为芸香科植物橘 *Citrus reticulata* Blanco 及其栽培变种的干燥幼果或未成熟果实的果皮。5~6月收集自落的幼果，晒干，习称“个青皮”；7~8 月采收未成熟的果实，在果皮上纵剖成四瓣至基部，除尽瓤瓣，晒干，习称“四花青皮”。

【药性】

苦、辛，温。归肝、胆、胃经。

【功效】

疏肝破气，消积化滞。

【临床应用】

1. 肝郁气滞诸痛证　本品可治肝郁气滞之胸胁胀痛、疝气痛、乳房肿痛等。

2. 气滞脘腹疼痛，食积腹痛　本品入胃经而行气止痛，可治脘腹胀痛、食积气滞。

【用法用量】

煎服，3~10g。醋炙疏肝止痛力增强。

【使用注意】

气虚者慎服。

乌药《本草拾遗》

Wūyào

【来源】

本品为樟科植物乌药 *Lindera aggregata*（Sims）Kosterm. 的干燥块根。全年均可采挖，除去细根，洗净，趁鲜切片，晒干或直接晒干。

【药性】

辛，温。归肺、脾、肾、膀胱经。

【功效】

行气止痛，温肾散寒。

【临床应用】

1. 寒凝气滞之胸腹诸痛证　本品能行气散寒止痛，可治气滞脘腹胀痛；七情郁结，复感寒邪而致脘腹胀痛；寒凝气滞之胸胁痛；寒疝，少腹引睾丸而痛者，均可。

2. 尿频，遗尿　本品可治肾阳不足，膀胱虚冷之小便频数、小儿遗尿。

【用法用量】

煎服，6~10g。

【使用注意】

气血虚内热证患者慎服；孕妇及体虚者慎服。

知识链接

鉴别用药：木香、乌药与香附

三者通利三焦而行气止痛，同治气滞诸痛，常相须为用。香附性平力缓，长于疏肝解郁、调经止痛，主治肝气郁结之胁痛、乳房胀痛、月经不调等症，为妇科调经之要药；乌药性温，上入肺、中入脾、下达肾与膀胱，既能行气止痛，又能温肾散寒，善治寒凝气滞之胸胁脘腹诸痛、痛经、寒疝腹痛及阳虚遗尿、尿频等；而木香温燥，善治脾胃气滞之食积不化、脘腹胀痛、湿热泻痢、里急后重，为理气止痛之要药。

薤白《神农本草经》

Xièbái

【来源】

本品为百合科植物小根蒜 *Allium macrostemon* Bge. 或薤 *Allium chinense* G. Don 的干燥鳞茎。夏、秋二季采挖，洗净，除去须根，蒸透或置沸水中烫透，晒干。

【药性】

辛、苦，温。归心、肺、胃、大肠经。

【功效】

通阳散结，行气导滞。

【临床应用】

1. 胸痹　本品为治胸痹要药。可治寒痰阻滞，胸阳不振之胸痹；可治痰瘀胸痹。

2. 脘腹痞满胀痛，泻痢 本品能通大肠之气滞而治腹胀痞满、泻痢后重。

现代临床用本品治疗慢性阻塞性肺病、支气管哮喘等皆有效。

【用法用量】

煎服，5~10g。

佛手《滇南本草》

Fóshǒu

【来源】

本品为芸香科植物佛手 *Citrus medica* L. var. *sarcodactylis* Swingle 的干燥果实。秋季果实尚未变黄或变黄时采收，纵切成薄片，晒干或低温干燥。生用。

【药性】

辛、苦、酸，温。归肝、脾、胃、肺经。

【功效】

疏肝理气，和胃止痛，燥湿化痰。

【临床应用】

1. 胸胁胀痛 本品可治肝郁气滞、肝胃不和之胸胁胀痛。

2. 脾胃气滞 本品能治脾胃气滞之脘腹胀痛、恶心、纳呆等。

3. 久咳痰多，胸闷胁痛 本品可用于咳嗽日久而痰多者，尤宜于咳嗽不止、胸闷胁痛者。

【用法用量】

煎服，3~10g。

大腹皮《开宝本草》

Dàfùpí

【来源】

本品为棕榈科植物槟榔 *Areca catechu* L. 的干燥果皮。冬季至次春采收未成熟果实，煮后干燥，纵剖两瓣，剥取果皮，习称“大腹皮”；春末至秋初采收成熟果实，煮后干燥，剥取果皮，打松，晒干，习称“大腹毛”。

【药性】

辛，微温。归脾、胃、大肠、小肠经。

【功效】

行气宽中，行水消肿。

【临床应用】

1. 胃肠气滞 本品是行气宽中之捷药。可治食积气滞而致脘腹痞满、嗳气吞酸、大便秘结或泻而不爽。

2. 水肿，脚气浮肿 本品味辛，可开宣肺气而利水消肿。

【用法用量】

煎服，5~10g。

荔枝核《本草衍义》

Lìzhīhé

【来源】

本品为无患子科植物荔枝 *Litchi chinensis* Sonn. 的干燥成熟种子。夏季采收成熟果实，除去果皮和肉质假种皮，洗净，晒干。

【药性】

甘、微苦，温。归肝、肾经。

【功效】

行气散结，祛寒止痛。

【临床应用】

1. 寒疝腹痛，睾丸肿痛 本品可治寒凝气滞之疝气疼痛、睾丸肿痛，与小茴香、乌药等同用。

2. 胃脘胀痛，痛经，产后腹痛 本品有疏肝和胃，散寒止痛作用。治肝气郁结，肝胃不和之胃脘胀痛，可与木香、佛手等同用；治肝郁气滞血瘀之痛经及产后腹痛，可与香附、当归等同用。

【用法用量】

煎服，5~10g。

其他理气药见表 16-1。

表 16-1 其他理气药

药名	来源	药性	功效	主治	用法用量、使用注意
檀香	檀香科植物檀香树干的干燥心材	辛，温。归脾、胃、心、肺经	行气温中，开胃止痛	寒凝气滞，胸膈不舒，胸痹心痛，脘腹疼痛，呕吐食少	煎服，2~5g
玫瑰花	蔷薇科植物玫瑰的干燥花蕾	甘、微苦，温。归肝、脾经	行气解郁，和血，止痛	肝胃气痛，食少呕恶，月经不调，跌扑伤痛	煎服，3~6g
刀豆	豆科植物刀豆的干燥成熟种子	甘，温。归胃、肾经	温中，下气，止呃	虚寒呃逆，呕吐	煎服，6~9g
柿蒂	柿树科植物柿的干燥宿萼	苦、涩，平。归胃经	降逆止呃	呃逆	煎服，5~10g

复习思考

【A 型题】（在每小题给出的 A、B、C、D、E 5 个选项中，只有 1 项是最符合题目要求的）

1. 理气药中善于调中宣泄、行气止痛的药物是（ ）

A. 乌药　　B. 柿蒂　　C. 木香

D. 枳壳　　E. 青皮

2. 胸痹而兼心下痞满者，宜选用（ ）

A. 橘皮　　B. 枳实　　C. 木香

D. 佛手　　E. 刀豆

3. 佛手的作用是（ ）

A. 理气、和胃、化湿、止呕
B. 行气、调中、燥湿、化痰
C. 舒肝、理气、和中、化痰
D. 疏肝、破气、散结、消滞
E. 疏肝、理气、调经、止痛

4. 青皮长于（　　）

A. 理气　　B. 行气　　C. 下气
D. 破气　　E. 顺气

5. 肝气郁滞、胁肋作痛偏于热者，当用（　　）

A. 青皮　　B. 川楝子　　C. 娑罗子
D. 香附　　E. 柴胡

【选择题答案】1. C　2. B　3. B　4. D　5. B

扫一扫，查阅本模块 PPT、视频等数字资源

模块十七 消食药

【学习目标】

掌握消食药的功效、主治、性能特点、配伍应用及使用注意；掌握重点消食药的临床应用、用法用量和使用注意。

熟悉莱菔子与山楂等相似药物功效、主治病症的异同点。

了解消食药及有关功效术语的含义；一般消食药的功效、用法用量、使用注意。

【结构导图】

- 消食药
  - 概述 —— 定义 性能特点 功用 使用注意
  - 常用消食药 —— 山楂* 莱菔子* 麦芽 六神曲 鸡内金

案例导入

这一模块的药物都与吃有关，你在平时生活中吃过这里面的哪些药物，用过它们的哪些功效？请思考一下，李白在《将进酒》中“烹羊宰牛且为乐，会须一饮三百杯”之后，可能需要哪些中药来助消化？

项目一 概 述

【定义】

凡以消化食积为主要功效，用以治疗饮食积滞的药物，称消食药，又名消导药。

【性能特点】

本类药物多味甘性平，主归脾、胃二经。

【功用】

本类药物多属渐消缓散之品，具消食化积、健脾开胃、和中之功。适用于病情较缓，积滞不甚者，症如脘腹胀满、嗳气吞酸、恶心呕吐、不思饮食、大便失常及脾胃虚弱所致饮食少、消化不良等。此外，有的消食药还兼有活血散瘀、降气化痰、回乳等功效。在应用本类药物时，应根据不同病情与其他药物配伍应用。

【使用注意】

本类药物虽多数效缓，但仍不乏耗气之弊，故气虚无积滞者慎用。

项目二　常用消食药

山楂《本草经集注》

Shānzhā

【来源】

本品为蔷薇科植物山里红 *Crataegus pinnatifida* Bge. var. *major* N. E. Br. 或山楂 *Crataegus pinnatifida* Bge. 的干燥成熟果实。秋季果实成熟时采收，切片，干燥。

【药性】

酸、甘，微温。归脾、胃、肝经。

【功效】

消食健胃，行气散瘀，化浊降脂。

【临床应用】

1. 肉食积滞证　本品善消食化积，用于各种饮食积滞，尤为消化油腻肉食积滞之要药。凡肉食积滞而脘腹胀满、嗳气吞酸、腹痛便溏者，均可应用。若食肉不消，单味煎服有效，亦可配伍莱菔子、六神曲等，加强消食化积之功，如保和丸；积滞脘腹胀痛，多配芳香健脾、行气止痛的木香、青皮等以行气消滞，如匀气散；脾胃虚弱食滞，又常与党参、陈皮等同用，如健脾丸。

2. 泻痢腹痛，疝气痛　本品能行气止痛，炒用兼能止泻止痢。治饮食积滞所致泻痢腹痛者，可单用焦山楂煎服，亦可与木香、槟榔、枳壳等同用；疝气作痛，常与橘核、荔枝核、小茴香等相配。

3. 瘀阻疼痛　本品兼入血分，生用能通行气血，有活血祛瘀止痛之功。若治瘀滞胸胁痛，多与活血祛瘀的川芎、桃仁等同用；产后瘀阻腹痛、恶露不尽或痛经、经闭，又与当归、香附等相配，以加强活血祛瘀止痛的作用，如通瘀煎。

此外，本品又能化浊降脂，临床可用于高脂血症。

【用法用量】

煎服，9~12g，大剂量30g。生山楂长于活血化瘀；炒山楂、焦山楂消食导滞作用增强；山楂炭性涩，有止泻止痢的功效。

【使用注意】

多食本品可引起胃酸过多，故胃酸分泌过多者慎用。

莱菔子《日华子本草》

Láifúzǐ

【来源】

本品为十字花科植物萝卜 *Raphanus sativus* L. 的干燥成熟种子。夏季果实成熟时采割植株，晒干，搓出种子，除去杂质，再晒干。

【药性】

辛、甘，平。归肺、脾、胃经。

【功效】

消食除胀，降气化痰。

【临床应用】

1. 食积气滞证　本品消食化积，尤善行气消胀，多用治食积气滞所致脘腹胀满、嗳气吞酸，常配山楂、六神曲等同用，如保和丸；若兼见脾虚，可于上方中加入白术，以消补兼顾，如大安丸；食积泻痢，里急后重，可与疏理气机药木香、枳实等配伍。

2. 咳喘痰多，胸闷食少　本品能消食化积，亦能化痰止咳、降气平喘，善治痰壅咳喘兼食积者，症见痰多、色白、质稀，胸闷食少，单用研末服用即效，或与白芥子、紫苏子等配伍，如三子养亲汤。

【用法用量】

煎服，5~12g。

【使用注意】

本品辛散耗气，气虚及无食积、痰滞者慎用；一般不与人参配用。

知识链接

鉴别用药：莱菔子与山楂

二者均有良好的消食化积之功，皆用治食积内停气滞证。但山楂长于消积化滞，尤善治肉食积滞证，为消化油腻肉食积滞之要药；而莱菔子于消食化积中，尤善行气消胀，用治食积气滞证效佳。

麦芽《药性论》

Màiyá

【来源】

本品为禾本科植物大麦 *Hordeum vulgare* L. 的成熟果实经发芽干燥的炮制加工品。将麦粒用水浸泡后，保持适宜温、湿度，待幼芽长至约5mm时，晒干或低温干燥。

【药性】

甘，平。归脾、胃经。

【功效】

消食和中，健脾开胃，回乳消胀。

【临床应用】

1. 食积不化，脾胃虚弱　本品健脾开胃，长于促进淀粉类食物的消化，故尤适用于米面薯芋食物的积滞，若小儿乳食停滞，可单用本品煎服；脾胃虚弱，食少，食后饱胀，多与白术、陈皮等同用，健脾消食，如健脾丸。

2. 断乳及乳房胀痛　生麦芽健脾和胃，疏肝行气。用于脾虚食少，乳汁郁积。炒麦芽行气消食回乳。用于食积不消，妇女断乳。

此外，本品兼能疏肝解郁，可作辅助用药，用治肝气郁滞或肝胃不和之胁痛、脘腹痛等，多配伍川楝子、柴胡等疏肝药。

【用法用量】

煎服，10～15g；回乳炒用60g。生用偏于健脾和胃、疏肝行气；炒用偏于消食回乳；炒焦用偏于消食化滞。

【使用注意】

麦芽兼有下气、破血的作用，妇女妊娠期服用可能会导致流产，故妇女妊娠期不宜大剂量服用；妇女哺乳期忌用。

其他消食药见表17-1。

表17-1　其他消食药

药名	来源	药性	功效	主治	用法用量、使用注意
六神曲	辣蓼、青蒿、杏仁等药加入面粉混合后经发酵而成的曲剂	甘、辛，温。归脾、胃经	消食和胃	饮食积滞	煎服，6～15g。消食宜炒焦用
鸡内金	雉科动物家鸡的干燥沙囊内壁	甘，平。归脾、胃、小肠、膀胱经	健胃消食，涩精止遗，通淋化石	①食积不消，呕吐泻痢；②小儿疳积；③遗精，遗尿；④石淋涩痛，胆胀胁痛	煎服，3～10g。研末服，每次1.5～3g。脾虚无积滞者慎用

复习思考

【A型题】（在每小题给出的A、B、C、D、E 5个选项中，只有1项是最符合题目要求的。）

1. 消食药中长于活血化瘀的药物是（　　）

A. 麦芽　　B. 鸡内金　　C. 山楂

D. 莱菔子　　E. 六神曲

2. 有化坚消石之效，可用治泌尿系统或肝胆结石的消食药是（　　）

A. 谷芽　　B. 鸡内金　　C. 莱菔子

D. 山楂　　E. 麦芽

3. 治肉积不消、脘腹胀满之证，应首选（　　）

A. 山楂　　B. 麦芽　　C. 鸡内金

D. 六神曲　　E. 稻芽

4. 哺乳期妇女不宜用的药物是(　　)

A. 鸡内金　　B. 山楂　　C. 莱菔子

D. 六神曲　　E. 麦芽

5. 丸剂中如有贝壳类药物而难以消化吸收者，可用何药物糊丸以助消化(　　)

A. 六神曲　　B. 麦芽　　C. 莱菔子

D. 鸡内金　　E. 山楂

【选择题答案】1. C　2. B　3. A　4. E　5. A

模块十八 驱虫药

扫一扫，查阅本模块PPT、视频等数字资源

【学习目标】

掌握驱虫药的含义、性味归经、功用、适应证和使用注意；掌握重点驱虫药的临床应用、用法用量和使用注意。

熟悉使君子与苦楝皮、槟榔与南瓜子等相似药物功效、主治病症的共同点与不同点。

了解驱虫药的有关功效术语的含义和一般药物的功效、用法用量、使用注意。

【结构导图】

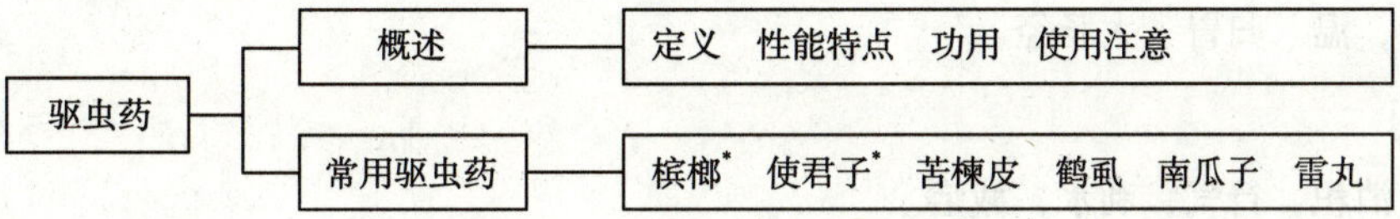

案例导入

槟榔在某些地区作为人们平常食用的咀嚼品而颇受青睐，请同学们查阅资料，从中药的角度来解释这种习惯是如何形成的？在当今的生活条件下，这种习惯是否还值得推崇？长期咀嚼槟榔有什么危害吗？

项目一 概 述

【定义】

凡以驱除或杀灭肠道寄生虫为主要功效的药物，称为驱虫药。

【性能特点】

驱虫药味多苦，主入脾、胃、大肠经，部分药物有一定毒性，对人体肠道寄生虫有杀灭作用，功善驱虫或杀虫，用于治疗各种虫证。

【功用】

本类药物主要有驱虫或杀虫的功效，主要适用于肠道寄生虫病，如蛔虫病、绦虫病、钩虫病、蛲虫病等。各种虫证临床表现有共同之处：绕脐腹痛，时发时止；不思饮食或多食善饥，嗜食异物；日久面黄肌瘦，精神萎靡，腹部膨大，青筋浮露，浮肿等。不同的虫证又有各自不同的特点：蛔虫病可见绕腹阵痛，时吐清涎，睡中磨牙等；绦虫病可见便中有白色节片状虫体；蛲虫病可见夜间肛门或会阴奇痒等。也有部分患者没有明显症状，但检查粪便时可发现虫卵。某些驱虫药兼有消积、行气、润肠、利水、止痒等作用，随证配伍可用于食积、小儿疳积、气滞、便秘、水肿、疥癣瘙痒等症。

【使用注意】

本类药物多空腹时服用，以使药物充分作用于虫体，保证疗效；部分药物有毒，使用时要注

意用法用量，以免中毒；年老体弱者及孕妇均当慎用；对发热或腹痛剧烈者，应先清热或止痛，待症状缓解后，再使用驱虫药。

项目二　常用驱虫药

槟榔《名医别录》

Bīngláng

【来源】

本品为棕榈科植物槟榔 *Areca catechu* L. 的干燥成熟种子。春末至秋初采收成熟果实，用水煮后，干燥，除去果皮，取出种子，干燥。

【药性】

苦、辛，温。归胃、大肠经。

【功效】

杀虫，消积，行气，利水，截疟。

【临床应用】

1. 多种肠道寄生虫病　本品对绦虫、蛔虫、蛲虫、钩虫、姜片虫等肠道寄生虫均有驱杀作用，而以治疗绦虫、姜片虫疗效较佳，尤善治猪肉绦虫，可使虫体瘫痪，并兼有泻下作用，有利于虫体排出体外。用治绦虫病，可单用槟榔 60g，捣为末，煎水调服；如与南瓜子同用，效果更佳。

2. 食积气滞证　本品用治食积，常以焦槟榔与焦麦芽、焦神曲、焦山楂同用，合称“焦四仙”；治疗食积气滞所致的腹胀便秘，常配木香、大黄等，如木香槟榔丸；湿热泻痢，可与木香、黄连等同用。

3. 水肿，脚气肿痛　本品宜用于寒湿所致的水湿诸证、脚气肿痛。

4. 疟疾　常配伍常山、草果等，如截疟七宝饮。

【用法用量】

煎服，3~10g；单用驱杀绦虫、姜片虫，须用 30~60g；或入丸散。

【使用注意】

本品行气、缓通大便，故脾虚便溏及气虚下陷者不宜服。

使君子《开宝本草》

Shǐjūnzǐ

【来源】

本品为使君子科植物使君子 *Quisqualis indica* L. 的干燥成熟果实。秋季果皮变紫黑色时采收，除去杂质，干燥。

【药性】

甘，温。归脾、胃经。

【功效】

杀虫，消积。

【临床应用】

1. 蛔虫病，蛲虫病　本品味道甘甜，尤宜于小儿。用治小儿蛔虫病，轻症可单用本品，炒香嚼服或研末冲服；重症可配伍苦楝皮、槟榔等，如使君子散。治蛲虫病可与百部、大黄等同用。

2. 小儿疳积　用治小儿疳积之面色萎黄、形体消瘦、不思饮食或多食善饥、腹大腹痛有虫，常与槟榔、麦芽等同用，如肥儿丸。

【用法用量】

使君子 9~12g，捣碎入煎剂；使君子仁 6~9g，多入丸散或单用，作 1~2 次分服。小儿每岁 1~1.5 粒炒香嚼服，1 日总量不超过 20 粒。

【使用注意】

本品大剂量服用可致呃逆、眩晕、呕吐、腹泻等不良反应，停药后症状可逐渐缓解；若与浓茶同服，也能引起呃逆、腹泻等，故服药时忌饮浓茶。

苦楝皮《名医别录》

Kǔliànpí

【来源】

本品为楝科植物川楝 *Melia toosendan* Sieb. et Zucc. 或楝 *Melia azedarach* L. 的干燥树皮和根皮。春、秋二季剥取，晒干，或除去粗皮，晒干。

【药性】

苦，寒；有毒。归肝、脾、胃经。

【功效】

杀虫，疗癣。

【临床应用】

1. 蛔虫病，蛲虫病，钩虫病　本品苦寒有毒，有较强的杀虫作用，可治多种肠道寄生虫病，为广谱驱虫中药。治蛔虫病，可单用水煎、煎膏或制成片剂、糖浆服用；亦可与使君子、槟榔、大黄等同用，如化虫丸。与百部、乌梅同煎，取浓液于晚间做保留灌肠，连用 2~4 天，可治蛲虫病。与石榴皮同煎服之，可治钩虫病，如楝榴二皮饮。

2. 疥癣，湿疮　本品能清热燥湿，杀虫止痒。单用本品研末，用醋或猪脂调涂患处，可治疥疮、头癣、湿疮、湿疹瘙痒等症。

【用法用量】

煎服，3~6g。外用适量，研末，猪脂调敷。

【使用注意】

本品苦寒有毒，能伤胃损肝，故不宜过量或持续服用。脾胃虚寒者、肝病患者及孕妇慎服。

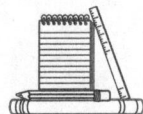

知识链接

使君子与苦楝皮的异同

二药均能驱杀蛔虫、蛲虫，常用治蛔虫病、蛲虫病。其中，使君子味甘气香性温，又能健脾消积，为儿科驱蛔消疳之良药，兼治小儿疳积、乳食停滞；唯服时不能过量或与浓茶同服，否则易引起呃逆不止。苦楝皮苦寒有毒，驱蛔效力大而可靠，又驱钩虫，治钩虫病；还能清湿热，治疥癣；唯有毒性寒，不能过量服，脾胃虚寒及肝病患者慎服；且新鲜者效佳，久贮无效。

其他驱虫药见表18-1。

表18-1 其他驱虫药

药名	来源	药性	功效	主治	用法用量、使用注意
鹤虱	菊科植物天名精的干燥成熟果实	苦、辛，平。有小毒。归脾、胃经	杀虫消积	①蛔虫病，蛲虫病，绦虫病，虫积腹痛；②小儿疳积	煎服，3～9g。用量不可过大；孕妇及腹泻者忌用
南瓜子	葫芦科植物南瓜的干燥种子	甘，平。归胃、大肠经	杀虫	绦虫病、蛔虫病、钩虫病、血吸虫病	研粉，冷开水调服，60～120g
雷丸	白蘑科真菌雷丸的干燥菌核	微苦，寒。归胃、大肠经	杀虫消积	①多种肠道寄生虫病，尤宜于绦虫；②小儿疳积	入丸、散剂，15～21g；治绦虫病，研粉温开水调服，每次5～7g，饭后服，每日3次，连服3天，不宜入煎剂

复习思考

【A型题】（在每小题给出的A、B、C、D、E 5个选项中，只有1项是最符合题目要求的）

1. 有消积的作用，且味香不苦，常用于治疗小儿蛔虫病的药物是（　　）

A. 使君子　B. 苦楝皮　C. 槟榔　D. 南瓜子　E. 鹤虱

2. 可治疗疟疾的驱虫药是（　　）

A. 使君子　B. 苦楝皮　C. 槟榔　D. 雷丸　E. 鹤虱

3. 下列药物中，不宜入煎剂的是（　　）

A. 槟榔　B. 使君子　C. 苦楝皮　D. 雷丸　E. 南瓜子

4. 既能杀虫又能疗癣的是（　　）

A. 雷丸　B. 苦楝皮　C. 使君子　D. 鹤虱　E. 南瓜子

5. 南瓜子除可用于治疗绦虫病外，尚可用于（　　）

A. 丝虫病　B. 蛲虫病　C. 血吸虫病　D. 阴道滴虫病　E. 姜片虫病

【选择题答案】1. A　2. C　3. D　4. B　5. C

扫一扫，查阅本模块 PPT、视频等数字资源

模块十九　止血药

【学习目标】

掌握止血药的功效、主治、性能特点、配伍应用及使用注意；掌握重点止血药的临床应用、用法用量和使用注意。

熟悉小蓟与大蓟，三七、茜草与蒲黄等相似药物功效、主治病症的异同点。

了解止血药的含义；了解一般止血药的功效、用法用量、使用注意。

【结构导图】

- 止血药
  - 概述 — 定义　性能特点　功用　使用注意
  - 凉血止血药 — 小蓟*（附：大蓟）　地榆　槐花（附：槐角）　侧柏叶　白茅根
  - 化瘀止血药 — 三七*　茜草　蒲黄
  - 收敛止血药 — 白及*　仙鹤草　血余炭　棕榈
  - 温经止血药 — 艾叶*　炮姜

案例导入

前贤有“下血必升举，吐衄必降气”之说。请同学们探讨一下，止血药在什么情况下可适当配伍升举之品，而什么情况下又要配伍降气之品？与其入药部位有无关系？

项目一　概　述

【定义】

凡以制止体内外出血为主要作用，常用以治疗出血证的药物，称为止血药。

【性能特点】

本类药物味多苦、涩，性有寒、温之别。偏走脏腑，主入心、肝、脾经。本类药物均有止血作用，但因药性有寒、温、散、敛之异，故分别有凉血止血、化瘀止血、收敛止血、温经止血等不同功效。

【功用】

本类药物主要适用于各种内外出血证，如咯血、吐血、衄血、便血、尿血、崩漏、外伤出血等，不同的出血证选择不同的止血药。血热妄行、阴虚火旺之出血者，宜选用凉血止血药，配伍清热凉血或滋阴降火之品；瘀血内阻、血不循经而出血者，宜选用化瘀止血药，配伍行气活血之

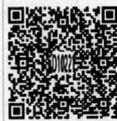

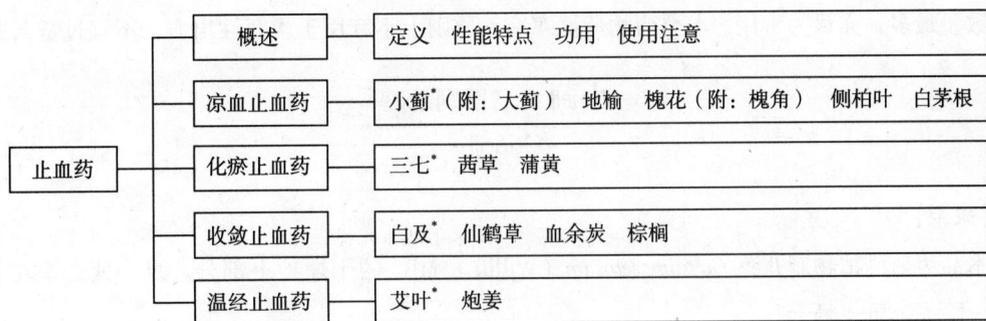

品；单纯出血不止，尤其是出血急症，或伴有神疲乏力，宜选用收敛止血药；虚寒性出血，宜选用温经止血药和收敛止血药，配伍益气健脾、温阳之品；若出血过多，气随血脱，应急投大补元气之药。

【使用注意】

本类药物使用时必须注意“止血不留瘀”。出血兼瘀或出血初期，不宜单独使用凉血止血药和收敛止血药，宜少佐行气、活血之品，以免恋邪留瘀。止血药炒炭后药味多苦、涩，止血作用增强，故止血药多炒炭用，但也有少数止血药以生品止血效果为佳。

项目二　凉血止血药

凉血止血药能清泄血分之热而止血，主要用于血热妄行之出血证，症见出血量多、色鲜红、质黏稠，伴有心烦、口渴、便秘、舌红、脉数等。出血属热者十之八九，故在止血药中，凉血止血药数量最多，亦最为常用。本类药物药性寒凉，原则上不宜用于虚寒性出血，不宜过量久服。

小蓟《名医别录》

Xiǎojì

【来源】

本品为菊科植物刺儿菜 *Cirsium setosum*（Willd.）MB. 的干燥地上部分。夏、秋二季花开时采割，除去杂质，晒干。

【药性】

苦、甘，凉。归心、肝经。

【功效】

凉血止血，散瘀解毒消痈。

【临床应用】

1. 血热出血证　本品性味甘凉，功善凉血泄热以止血。用于血热妄行所致的各种出血证，如吐血、咯血、衄血、崩漏、尿血等。常配大蓟、侧柏叶等，烧炭存性，研末服用以清热凉血止血，如十灰散；另可利尿通淋，尤善治下焦结热所致尿血、血淋，可单味应用，或与生地黄、滑石等配伍，如小蓟饮子；便血、痔血，可单味小蓟叶捣汁温服；冲任不固、血不循经所致的崩中下血证，每与小蓟茎、叶研汁，与白术等同用。

2. 热毒痈肿，外伤出血　本品有凉血解毒之功，能消散痈肿。用治小儿浸淫疮痛不可忍、癣疮作痒等症，单用小蓟叶捣烂外敷；疔疮恶肿，多与乳香、明矾同用；金疮出血不止，用小蓟苗捣烂外涂。

3. 湿热黄疸　本品能清利肝胆湿热而有退黄作用，故可用于湿热黄疸，如单味鲜小蓟根茎，可治传染性黄疸型肝炎。

此外，本品兼能降压、利尿，可治肝阳上亢型高血压及肾炎血尿。

【用法用量】

煎服，5~12g，鲜品加倍。外用适量，捣敷患处。

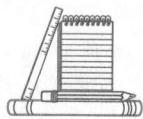

【使用注意】

本品性凉，脾胃虚寒、便溏泄泻者慎用。

附：大蓟

本品为菊科植物蓟的地上部分。味苦、甘，性凉。归心、肝经。具凉血止血，散瘀解毒消痈之功。用治吐血、尿血、便血、衄血、崩漏下血、外伤出血、热毒疮疡、跌打损伤之瘀肿疼痛及水火烫伤，亦可清利肝胆湿热，用治湿热黄疸。用量9~15g，煎服。大蓟散瘀消痈之力强于小蓟，以生品为佳；小蓟兼能利尿通淋，以治血尿、血淋为佳。

地榆《神农本草经》

Dìyú

【来源】

本品为蔷薇科植物地榆 *Sanguisorba officinalis* L. 或长叶地榆 *Sanguisorba officinalis* L. var. *longifolia*（Bert.）Yü et Li 的干燥根。后者习称“绵地榆”。春季将发芽时或秋季植株枯萎后采挖，除去须根，洗净，干燥，或趁鲜切片，干燥。

【药性】

苦、酸、涩，微寒。归肝、大肠经。

【功效】

凉血止血，解毒敛疮。

【临床应用】

1. 血热出血证　本品性寒味苦而酸，有凉血泄热、收敛止血之功。可用治各种出血证，如咯血、吐衄、便血、痔血等，尤善治下焦血热所致便血、痔血且主症为下血鲜红、先血后便者。常与生地黄、黄芩、槐花等配伍，以治便血腹痛；若治湿热蕴结大肠所致的痔疮出血，多与槐角、防风等同用，如槐角丸；若治湿热蕴积大肠所致的赤白痢疾、血痢不止等病症，常与甘草相须，如地榆汤；若血痢经久不愈，又可配伍黄连、木香等药，如地榆丸；对血热所致的崩漏下血、月经过多、血色鲜红者，以本品同醋煎服；治妊娠胎损之下血不止、腹中疼痛，多与炒艾叶、白术等药同用为末，以粥饮调服。

2. 烫伤，湿疹　本品能泻火解毒敛疮，为治烫伤之要药。治水火烫伤，可单味研末，以麻油调敷，或配黄连、冰片用之；治湿疹及皮肤溃烂，以单味地榆浓煎外洗，或配煅石膏、枯矾等研末外敷患处。

3. 痈肿疮毒　本品能解毒消肿，用治疮疡痈肿等症，初起未成脓者，以单味地榆煎汁温洗；对已成脓者，可单用其鲜叶，或配其他清热解毒之品，捣烂外敷，可收拔毒生肌之效。

【用法用量】

煎服，9~15g。外用适量，研末涂敷患处。

【使用注意】

本品性凉酸涩，凡属寒性之便血、下痢、崩漏及出血有瘀者，慎用。本品制剂不宜外涂于大面积烧伤处，以防发生中毒性肝炎。

槐花《日华子本草》

Huáihuā

【来源】

本品为豆科植物槐 *Sophora japonica* L. 的干燥花及花蕾。夏季花开放或花蕾形成时采收，及时干燥，除去枝、梗及杂质。

【药性】

苦，微寒。归肝、大肠经。

【功效】

凉血止血，清肝泻火。

【临床应用】

1. 血热出血证　本品性寒味苦，能清泄血分之邪热，为凉血止血之要药，用于血热妄行所致的各种出血证。对血热妄行之吐血衄血，用之可收苦泄降逆、凉血止血之效，以槐花炒炭研细，与少许麝香配伍，用温糯米饮调下，治吐血不止；若治衄血不止，与乌贼骨等份为末；湿热蕴结于肠间血分，大便下血，可与枳壳、侧柏叶等同用，如槐花散；若治痔疮出血，又与地榆、苍术等配用；治热蓄膀胱，火扰血络所致的小便出血，以槐花、郁金为末，淡豆豉汤送下，可凉血泄热以止尿血。

2. 崩漏下血，白带不止　本品既能清热凉血，又能固崩止带。治妇人血崩，以陈槐花与百草霜为末，温酒调服；若治妇人白带不止，可与煅牡蛎同用，等份共研为末，酒服。

3. 肝热目赤，头痛眩晕　本品清肝泻火，适用于肝热目赤、头胀头痛及眩晕等病症，可单味煎汤代茶，或与菊花、夏枯草等同用。现代临床常用于高血压属肝火偏旺者，有清肝明目降压之功。

【用法用量】

煎服，5~10g。研末吞服剂量酌减。外用适量，研末调敷患处。凉血泻火及降压宜生用，止血宜用炒槐花或槐花炭。

【使用注意】

槐花、槐米原为一物，两者功用基本相同，故历代本草未予细分，但槐米之功较槐花更佳。

附：槐角

本品为豆科植物槐 *Sophora japonica* L. 的干燥成熟果实。冬季采收，除去杂质，干燥。冬至后果实成熟时采摘。味苦性寒，归肝、大肠经。功用与槐花相似，止血作用较槐花为逊，但清降泄热之力较强，且能润肠；药性苦寒沉降，善治痔血、便血。常与地榆、黄芩等药配伍，用于痔疮肿痛出血，如槐角丸。与槐花相同，槐角亦能清肝泻火，故用治肝热所致的目赤、头痛、高血压等症。脾胃虚寒者及孕妇忌服。

其他凉血止血药见表19-1。

表19-1　其他凉血止血药

药名	来源	药性	功效	主治	用法用量、使用注意
侧柏叶	柏科植物侧柏的干燥嫩枝和叶	苦、涩，寒。归肺、肝、脾经	凉血止血，化痰止咳，生发乌发	①吐血、衄血、咯血、便血、崩漏；②肺热咳嗽；③血热脱发，须发早白	煎服，6~12g。外用适量。生用比炒炭用止血作用好

续表

药名	来源	药性	功效	主治	用法用量、使用注意
白茅根	禾本科植物白茅的根茎	甘，寒。归肺、胃、膀胱经	凉血止血，清热利尿	①吐血、衄血、尿血； ②热病烦渴，湿热黄疸； ③水肿尿少，热淋涩痛	煎服，9～30g。鲜用加倍

项目三　化瘀止血药

化瘀止血药既能止血，又能化瘀，主要用于因瘀血内阻而致血不循经之出血证，症见反复出血、血色紫暗或有血块、面色黧黑、舌质紫暗或有瘀点、脉涩等。本类药物药味多苦辛，具行散之性，出血而无瘀者忌用。

三七《本草纲目》

Sānqī

【来源】

本品为五加科植物三七 *Panax notoginseng*（Burk.）F. H. Chen 的干燥根和根茎。秋季花开前采挖，洗净，分开主根，支根及根茎，干燥。支根习称“筋条”，根茎习称“剪口”。

【药性】

甘、微苦，温。归肝、胃经。

【功效】

散瘀止血，消肿定痛。

【临床应用】

1. 出血证　本品性味甘温微苦，功善止血、化瘀生新，具有止血不留瘀的特点，广泛用于体内、外各种出血。内服外用均有效。用治吐衄，可单味应用，或配伍血余炭、煅花蕊石等，如化血丹；吐血过多者，气分虚甚，与山药、知母等同用；燥热伤肺所致胸痛干咳或痰稠带血、色呈紫暗者，可与白茅根、大黄等相须为用；咯血吐血，久不愈者，多与山茱萸等配伍；用治血痢、大肠下血、妇人血崩、产后血多，可单味取效；本品为金疮要药，用治各种外伤出血，可单味研末外敷，或与血竭、乳香等配伍，等份为末，温酒调服以止血收口，如七宝散。

2. 跌打损伤，瘀血肿痛　本品活血化瘀、消肿止痛之功显著，为伤科之要药。治跌打损伤、瘀血肿痛，可单味应用，亦可与乳香、没药等相须为用；治肌肉韧带损伤，全身肌肉疼痛，常与香附等同用，如三七散；瘀痛明显者，又与制草乌、赤芍等药配伍，如三七伤药片。以疗伤止血著名的“云南白药”中，三七为主药。

3. 心胃疼痛　本品化瘀止痛作用对胸腹诸痛亦有效。现代临床常用其治疗冠心病心绞痛、血瘀型慢性肝炎的胁肋疼痛、胃脘疼痛及缺血性脑血管病等，均有较好疗效。

4. 痈疽疮疡　本品用于痈疽初起，可促其内消；已溃者用之，可助生肌敛疮。治痈疽破溃等症，多配伍血竭、儿茶等为末，掺用，如腐尽生肌散。

【用法用量】

煎服，3~9g；研粉吞服，一次 1~3g。外用适量。

【使用注意】

孕妇慎用。

知识链接

"铜皮铁骨狮子头"——三七

三七以秋季开花前采挖，充实饱满者品质较佳。"铜皮"指三七的表面颜色为灰褐或灰黄色，"铁骨"指其体重坚硬，"狮子头"指其周围的瘤状突起，断面菊花指其放射状排列。剪下的较粗支根，称为"筋条"；细支根及须根称为"绒根"。三七的芦头（根茎）称为"剪口"，三者均可入药，功效同三七主根，但力较弱。另有混称为"三七"者，用时应注意鉴别，如菊科的菊三七、景天科的景天三七等亦属止血散瘀之品，功效与正品三七相近。除此之外，菊三七能解毒，景天三七能养血安神。

其他化瘀止血药见表19-2。

表19-2 其他化瘀止血药

药名	来源	药性	功效	主治	用法用量、使用注意
茜草	茜草科植物茜草的干燥根和根茎	苦，寒。归肝经	凉血，祛瘀，止血，通经	①吐血、衄血、崩漏、外伤出血；②瘀阻经闭，关节痹痛，跌扑肿痛	煎服，6~10g
蒲黄	香蒲科植物水烛香蒲、东方香蒲或同属植物的干燥花粉	甘，平。归肝、心包经	止血，化瘀，通淋	①吐血、衄血、咯血、崩漏、外伤出血；②经闭痛经，胸腹刺痛，跌扑肿痛，血淋涩痛	包煎，5~10g。外用适量，敷患处

项目四 收敛止血药

收敛止血药性主收涩，广泛用于各种出血而无明显瘀滞者，对虚损或外伤出血更适宜，因其易致留瘀恋邪，临床多与化瘀止血药或活血祛瘀药配用。本类药物多为对症之品，不宜久服，血止即停，有瘀血及出血初期邪实者慎用。

白及《神农本草经》

Báijí

【来源】

本品为兰科植物白及 *Bletilla striata*（Thunb.）Reichb. f. 的干燥块茎。夏、秋二季采挖，除去须根，洗净置沸水中煮或蒸至无白心，晒至半干，除去外皮，晒干。

【药性】

苦、甘、涩，微寒。归肺、肝、胃经。

【功效】

收敛止血，消肿生肌。

【临床应用】

1. 出血证 本品性涩质黏，用治诸内、外出血病症，可单味研末，糯米汤调服，谓之“独圣散”。临床多用于肺胃出血证。用治肺阴不足、阴虚内热、干咳咯血，可配伍养阴清热、润肺止血的枇杷叶、藕节等，如白及枇杷丸；治肺痨咯血，与百部、穿心莲等配伍，如疗肺宁；治热伤胃络而吐血，常与乌贼骨相须为用，如乌及散；治外伤或金创出血，可单味研粉水调外敷，或与煅石膏、煅龙骨配用。

2. 疮疡肿毒，手足皲裂，水火烫伤 本品能消散痈肿，生肌敛疮，未溃已溃均可应用。用治疮疡初起之风湿疙瘩、遍身刺痛，多配金银花、皂角刺等，如内消散；疮痈已溃，久不收口者，常与黄连、轻粉等相须为用，如生肌干脓散；用治手足皲裂、肛裂、水火烫伤等症，可单味研末，麻油调敷。

此外，现代临床以本品治疗上消化道出血及肺结核空洞出血，具有良好的止血作用，且对促进溃疡愈合、结核病灶的吸收等均有效。

【用法用量】

煎服，6~15g。研粉吞服，3~6g。外用适量。

【使用注意】

本品反乌头，不宜与生川乌、制川乌、生草乌、制草乌、附子同用。

仙鹤草《神农本草经》

Xiānhècǎo

【来源】

本品为蔷薇科植物龙芽草 *Agrimonia pilosa* Ledeb. 的干燥地上部分。夏、秋二季茎叶茂盛时采割，除去杂质，干燥。

【药性】

苦、涩，平。归心、肝经。

【功效】

收敛止血，截疟，止痢，解毒，补虚。

【临床应用】

1. 出血证 本品味涩收敛，药性平和，止血作用以收敛为其所长，用于各种出血证。肺胃损络或损伤所致的咯血、吐血，单用本品即效；若治阴虚内热之咯血、吐血、衄血，可与侧柏叶、藕节等药合用；若大便下血，又与白茅根、大蓟等药合用；若治崩漏、月经过多，多与血余炭、蒲黄等药相须为用；若崩漏不止，症见面色萎黄、舌质淡、脉细弱，常配伍党参、黄芪等药合用。

2. 腹泻，痢疾 本品具涩敛之性，有止泻止痢之功，可单味煎服，或与其他药物配伍，治慢性泻痢；用治血痢，常与地榆合用，以增强治痢止泻、收敛止血的作用。

3. 脱力劳伤 治劳力过度所致的脱力劳伤，症见神疲乏力而纳食正常。若气血虚亏、神疲乏力、头晕眼花，腰膝酸软等，常与龙眼肉、生晒参等同用，如双龙补膏。

此外，本品茎叶熬膏调蜜外涂并内服，可治痈肿疮毒。现代临床以本品根芽用治阴道炎、阴道滴虫病，症见阴部瘙痒、赤白带下等，亦有良好疗效。

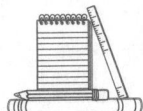

【用法用量】

煎服，6~12g。外用适量。

【使用注意】

全草名仙鹤草，根芽则名鹤草芽，药用部位不同而功效有异。若收敛止血、补虚、消积，则当用全草；而止痢、杀虫，两者均可应用，但以根芽为优。

其他收敛止血药见表 19-3。

表 19-3 其他收敛止血药

药名	来源	药性	功效	主治	用法用量、使用注意
血余炭	人发制成的炭化物	苦，平。归肝、胃经	收敛止血，化瘀，利尿	①吐血、咯血、衄血、血淋、尿血、便血、崩漏、外伤出血；②小便不利	煎服，5~10g
棕榈	棕榈科植物棕榈的干燥叶柄	苦、涩，平。归肺、肝、大肠经	收敛止血	吐血、衄血、尿血、便血、崩漏	煎服，3~9g，一般炮制后用

项目五 温经止血药

温经止血药性温热，主要用于脾不统血、冲脉失固之虚寒性出血证，尤多用于下部出血，症见出血日久、色淡质稀。应用时，若属脾不统血者，可配益气健脾药；若属肾虚冲脉失固者，可配益肾暖宫补摄药。本类药物性温热，故血热妄行及阴虚火旺之出血证忌用。

艾叶《名医别录》

Àiyè

【来源】

本品为菊科植物艾 *Artemisia argyi* Lévl. et Vant. 的干燥叶。夏季花未开时采摘，除去杂质，晒干。

【药性】

辛、苦，温；有小毒。归肝、脾、肾经。

【功效】

温经止血，散寒止痛；外用祛湿止痒。

【临床应用】

1. 虚寒性出血证 本品气香味辛，性温散寒，暖气血而温经脉，适用于虚寒性出血证。用治下元虚寒、冲任不固所致崩漏下血，可与阿胶、芍药等同用，以增强温经止血、补血调经之功，如胶艾汤；治冲任不固、血不养胎而致胎动不安或胎漏下血，又与桑寄生、阿胶等配伍。

2. 月经不调，痛经，宫冷不孕 本品入肝、脾、肾三阴经，驱寒湿而止冷痛。用治下焦虚寒之月经不调、痛经、宫冷不孕等，常配香附、川芎等，如艾附暖宫丸。

3. 脘腹冷痛，带下 本品温中散寒止痛。用治脾胃冷痛，可单味煎服；治泻痢腹痛，可与橘皮为末和丸，如香艾丸；艾叶炒热熨敷脐腹，可治少腹冷痛或产后感寒腹痛。

4. 湿疹瘙痒 本品外用熏洗能祛湿止痒、祛风疗疮。以艾叶炭、黄柏、枯矾等份为末，香油调敷，可治皮肤湿疹。

5. 吐衄咯血　本品生用、鲜用，并配伍鲜地黄、鲜侧柏叶等，可治血热妄行所致吐血、衄血、咯血等症，如四生丸。

此外，将本品捣绒，制成艾条、艾炷等，用以熏灸体表穴位，具有温煦气血、透达经络的作用。近年发现艾叶油有止咳平喘等作用，可治咳嗽痰多、哮喘等症。

【用法用量】

煎服，3~9g。外用适量，供灸治或熏洗用。

【使用注意】

本品无论生用熟用，总不离乎寒证。其生用散寒止痛，炒用则温经止血。四生丸中其与寒凉止血药配伍，用治吐衄出血，是取其反佐之用，可使寒药不伤阳、止血不留瘀。

炮姜《珍珠囊》

Pàojiāng

【来源】

本品为干姜的炮制加工品。

【药性】

辛，热。归脾、胃、肾经。

【功效】

温经止血，温中止痛。

【临床应用】

1. 出血证　本品主入脾经，善于温经止血，是治脾阳虚、脾不统血之出血病症的首选要药。可单味用治血痢不止；治冲任虚寒、崩漏下血，配棕榈、乌梅等同用，以增强止血之效，如如圣散；治虚寒性吐血、便血等症，常与黄芪、人参等同用，以收益气助阳、温经止血之效。

2. 脾胃虚寒，腹痛吐泻　本品可温中止痛。治疗脾虚冷泻不止，可单用或配伍高良姜、附子等同用，如朴附丸；若产后血虚寒凝、小腹疼痛，常与当归、川芎等配伍，如生化汤；与厚朴、附子等同用，治脾虚冷泻不止。

【用法用量】

煎服，3~9g。

【使用注意】

本品药性温热，故血热妄行或阴虚内热者不宜使用。

复习思考

【A 型题】（在每小题给出的 A、B、C、D、E 5 个选项中，只有 1 项是最符合题目要求的）

1. 既能凉血止血又可利尿通淋的药物是（　　）

A. 侧柏叶　　B. 棕榈　　C. 小蓟

D. 槐花　　E. 地榆

2. 入汤剂宜包煎的药物是（　　）

A. 棕榈　　B. 茜草　　C. 三七

D. 蒲黄　　E. 艾叶

3. 既能治肺胃出血，又能消散痈肿、生肌敛疮的药物是(　　)

A. 生地黄　　B. 地榆　　C. 白及

D. 仙鹤草　　E. 血余炭

4. 不宜与乌头类同用的药物是(　　)

A. 茜草　　B. 三七　　C. 炮姜

D. 白茅根　　E. 白及

5. 既能温经止血、散寒止痛，又能止咳平喘的药物是(　　)

A. 艾叶　　B. 茜草　　C. 血余炭

D. 棕榈　　E. 大蓟

6. 药性寒凉而涩，能解毒敛疮的止血药是(　　)

A. 大蓟　　B. 地榆　　C. 小蓟

D. 槐花　　E. 白茅根

7. 能活血化瘀、消肿止痛，为伤科要药的是(　　)

A. 小蓟　　B. 三七　　C. 地榆

D. 蒲黄　　E. 侧柏叶

8. 既能凉血止血，又能散瘀消痈，还可利胆退黄的药物是(　　)

A. 三七　　B. 大蓟　　C. 茜草

D. 地榆　　E. 仙鹤草

【选择题答案】1. C　2. D　3. C　4. E　5. A　6. B　7. B　8. B

模块二十　活血化瘀药

扫一扫，查阅本模块 PPT、视频等数字资源

【学习目标】

掌握活血化瘀药的功效、主治、性能特点、配伍应用及使用注意；掌握重点活血化瘀药的临床应用、用法用量和使用注意。

熟悉川芎与丹参、红花与桃仁等相似药物功效、主治病症的异同点。

了解活血化瘀药的含义；了解一般活血化瘀药的功效、用法用量、使用注意。

【结构导图】

- 活血化瘀药
  - 概述：定义　性能特点　功用　使用注意
  - 活血止痛药：川芎*　延胡索*　郁金*　姜黄　乳香　没药
  - 活血调经药：丹参*　红花*（附：西红花）　桃仁*　益母草*　牛膝*（附：川牛膝）　鸡血藤　泽兰　王不留行
  - 活血疗伤药：土鳖虫*　骨碎补　马钱子　自然铜
  - 破血消癥药：莪术*　三棱　水蛭　斑蝥

案例导入

《国风·王风·中谷有蓷》中云："中谷有蓷，暵其乾矣。有女仳离，嘅其叹矣。嘅其叹矣，遇人之艰难矣！"诗中的每节开头，都用"蓷"起兴，这个"蓷"实际上就是益母草，请同学们思考一下，这首诗以"蓷"起兴的意义是什么？与益母草的功效有关吗？

项目一　概　述

【定义】

凡以通利血脉、促进血行、消散瘀血为主要功效，治疗瘀血病证的药物，称活血化瘀药，亦称活血祛瘀药。其中作用较峻烈者，称破血药、逐瘀药或破血消癥药。

【性能特点】

本类药物性味多为辛苦、温，部分动物药味咸，辛能散、能行，苦则通泄，且均入血分，故能行血活血。主入心、肝经。本类药物通过活血化瘀而产生多种不同的功效，包括活血止痛、活血调经、活血疗伤、破血消癥。

【功用】

本类药物适用于内、外、妇、儿、伤等多科瘀血阻滞之证。临床使用时，既要根据药物的效用特点随证选用，也要针对瘀血原因进行配伍。寒凝血脉者，宜配伍温里散寒、温通经脉药；痰湿阻滞，血行不畅者，宜配伍化痰除湿药；风湿痹阻，经脉不通者，宜配伍祛风除湿通络药；热灼营血，瘀热互结者，宜配伍清热凉血、泻火解毒药；久瘀体虚或因虚致瘀者，则配伍补益药。由于气为血之帅，气行则血行，在使用本类药物时，常需与行气药配伍，以增强其活血散瘀的功效。

【使用注意】

本类药物行散力强，易耗血动血，故月经量大及其他出血而无瘀血者忌用；孕妇慎用或禁用，以防出血流产。

项目二　活血止痛药

活血止痛药大多具辛行辛散之性，既入血分，又入气分，活血兼行气，有良好的止痛作用。多用于气血瘀滞所致的各种痛证，如心腹痛、胸胁痛、头痛、产后腹痛、肢体痹痛、跌打损伤瘀痛等。亦可用于其他瘀血证。

川芎《神农本草经》

Chuānxiōng

【来源】

本品为伞形科植物川芎 *Ligusticum chuanxiong* Hort. 的干燥根茎。夏季当茎上的节盘显著突出，并略带紫色时采挖，除去泥沙，晒后烘干，再去须根。

【药性】

辛，温。归肝、胆、心包经。

【功效】

活血行气，祛风止痛。

【临床应用】

1. 血瘀气滞诸痛证　本品活血化瘀以通脉，行气化滞以止痛，为“血中之气药”，主治气滞血瘀诸痛证，且以疼痛属寒者为宜。若肝气郁结，胁肋胀痛，常配柴胡、香附等，如柴胡疏肝散；若瘀血停滞、胸胁刺痛，常与桃仁、赤芍等同用，如血府逐瘀汤；若产后恶露不尽，瘀滞腹痛，可配当归、炮姜等，以养血祛瘀、温经止痛，如生化汤；若跌扑损伤，常与乳香、没药等配伍；若疮疡脓成不溃，正虚不能托毒外出，常与黄芪、当归等同用；本品下行血海，为妇科活血调经之要药，对瘀血阻滞、月经不调者，可与益母草、白芍等相须为用；瘀血内阻，腹痛，或有血块紫暗、经闭者，常与桃仁、红花等同用，以养血活血，如桃红四物汤；冲任虚寒，经行少腹冷痛者，常配桂枝、当归、吴茱萸等，以温经散寒、养血祛瘀，如温经汤。

2. 头痛，风湿痹痛　本品能“上行头目”，祛风止痛，为治头痛要药。前人有“头痛不离川芎”之说，无论风寒、风热、风湿、血瘀、血虚头痛都可随证配伍使用。若外感风寒头痛，症见头痛时作时止、痛连项背、恶风畏寒等，常与白芷、防风等配用，如川芎茶调散；若风热头痛，症见头部胀痛、恶风发热等，常与菊花、石膏等相须而用，如川芎散；若血瘀头痛，常与桃仁、麝香等同用，如通窍活血汤；若风湿痹痛，肢体麻木疼痛，常与独活等同用，以祛风湿、止痹痛，如独活寄生汤。

此外，本品治牙痛，将其配细辛为末，揩牙以治牙痛。近代用于治疗冠心病心绞痛，常与丹参、红花、降香等同用。

【用法用量】

煎服，3~10g。

【使用注意】

本品性温，阴虚火旺、多汗、月经量大、热盛及出血无瘀血者，均当慎用。

延胡索《本草拾遗》

Yánhúsuǒ

【来源】

本品为罂粟科植物延胡索 *Corydalis yanhusuo* W. T. Wang 的干燥块茎，夏初茎叶枯萎时采挖，除去须根、洗净，沸水中煮或蒸至恰无白心时，取出，晒干。

【药性】

辛、苦，温。归肝、脾经。

【功效】

活血，行气，止痛。

【临床应用】

血瘀气滞诸痛证　本品辛散温通，为活血行气止痛之良药，能治一身上下诸痛。《本草纲目》谓其“能行血中气滞，气中血滞”。用治胃痛，偏热者，常与川楝子配伍，如金铃子散，属气滞者，可与木香、香附等同用，偏寒者，又配炮姜、高良姜等；肝郁气滞、胁肋胀痛，多与柴胡、郁金配伍；妇女痛经、产后血瘀腹痛，与当归、桃仁等同用，如膈下逐瘀汤；风湿痹痛者，可配桂枝、当归等；下痢腹痛者，单用米饮调服；小儿寒疝腹痛，可与吴茱萸、小茴香等配伍；治跌打损伤，瘀肿疼痛，常与乳香、自然铜等相须为用。

此外，本品能宣通经络，对小儿小便不通，可与川楝子等份为末内服，如捻头散。

【用法用量】

煎服，3~10g；研末吞服，一次 1.5~3g。

【使用注意】

孕妇忌服。

郁金《药性论》

Yùjīn

【来源】

本品为姜科植物温郁金 *Curcuma wenyujin* Y. H. Chen et C. Ling、姜黄 *Curcuma longa* L. 、广西莪术 *Curcuma kwangsiensis* S. G. Lee et C. F. Liang 或蓬莪术 *Curcuma phaeocaulis* Val. 的干燥块根。前两者分别习称“温郁金”和“黄丝郁金”，其余按性状不同习称“桂郁金”或“绿丝郁金”。冬季茎叶枯萎后采挖，蒸或煮至透心，干燥。

【药性】

辛、苦，寒。归肝、心、肺经。

【功效】

活血止痛，行气解郁，清心凉血，利胆退黄。

【临床应用】

1. 血瘀气滞诸痛证 本品辛散苦降，既活血止痛，又行气解郁，善治血瘀气滞痛证，尤其善治胸、腹、胁痛，常与木香配伍，偏血郁者倍郁金，偏气郁者倍木香，如颠倒木金散；用治寒凝厥心痛，小肠膀胱痛不可忍，常配干姜、朱砂、附子，如辰砂一粒金丹；肝郁有热、气滞血瘀之痛经、乳房胀痛者，常与当归、白芍等同用，如宣郁通经汤。

2. 热病神昏，癫痫发狂 本品能解郁开窍，性寒清心热，可用治湿浊蒙闭心窍，烦躁不寐，神志时昏时清，四肢厥而脉陷，常配伍石菖蒲、栀子等，如菖蒲郁金汤；治癫痫痰闭，常配白矾化痰开窍，如白金丸。

3. 血热出血证 本品顺气降火而凉血止血，有止血而不留瘀之特点。对气火上逆之吐血、衄血、妇女倒经等，常与牡丹皮、栀子等配伍，如生地黄汤；用治热伤血络之尿血、血淋，常与生地黄、小蓟等同用，如郁金散。

4. 湿热黄疸 本品清湿热而利胆退黄，可治湿热黄疸，常与茵陈、栀子等同用；治胆石症，常与金钱草、木香等配伍，如胆道排石汤。

【用法用量】

煎服，3~10g。

【使用注意】

本品不宜与丁香、母丁香同用。

其他活血止痛药见表 20-1。

表 20-1 其他活血止痛药

药名	来源	药性	功效	主治	用法用量、使用注意
姜黄	姜科植物姜黄的干燥根茎	辛、苦，温。归脾、肝经	破血行气，通经止痛	①胸胁刺痛，胸痹心痛，痛经经闭，风湿肩臂疼痛，癥瘕；②跌扑肿痛	煎服，3~10g 。外用适量
乳香	橄榄科植物乳香树及同属植物树皮渗出的树脂	辛、苦，温。归心、肝、脾经	活血定痛，消肿生肌	①胸痹心痛，胃脘疼痛，痛经经闭，产后瘀阻，癥瘕腹痛，风湿痹痛等血瘀诸痛证；②跌打损伤，痈肿疮疡	煎服或入丸、散剂，3~5g。外用适量，研末调敷。孕妇及胃弱者慎用，无瘀滞者忌用
没药	橄榄科植物地丁树或哈地丁树的干燥树脂	辛、苦，平。归心、肝、脾经	散瘀定痛，消肿生肌	同乳香	炮制去油，多入丸、散剂，3~5g。孕妇及胃弱者慎用

项目三 活血调经药

活血调经药大多辛散苦泄，主入肝经血分而活血化瘀，尤善调畅血脉，以调经为其特点。多用于血瘀痛经、经闭、月经不调及产后瘀滞腹痛等症。亦可用于其他瘀血痛证、跌打损伤、癥瘕、疮痈肿毒等。

妇女瘀滞经产之证，多与肝之疏泄失常有关，故在应用本类药物时，常须配伍疏肝理气之品。

丹参《神农本草经》

Dānshēn

【来源】

本品为唇形科植物丹参 *Salvia miltiorrhiza* Bge. 的干燥根和根茎。春、秋二季采挖，除去泥沙、干燥。

【药性】

苦，微寒。归心、肝经。

【功效】

活血祛瘀，通经止痛，清心除烦，凉血消痈。

【临床应用】

1. 血瘀所致各种病证 本品活血祛瘀，是妇科调通经水常用药。《妇人明理论》谓“一味丹参散，功同四物汤”。因其性偏寒凉，对血瘀有热者尤为适宜。常配益母草、当归等，如宁坤至宝丹。亦可研末酒调服，如丹参散。

另外，本品通行血脉，祛瘀止痛，用治血瘀气滞之心腹刺痛，胃脘疼痛，常与檀香、砂仁等相须为用，如丹参饮；血瘀胸痹心痛，常配伍当归、红花、川芎等；跌打损伤，肢体瘀血作痛，常与乳香、当归等同用，如活络效灵丹；癥瘕积聚，又与三棱、莪术等同用；风寒湿痹，多与细辛、独活等同用。

2. 热病神昏及心悸失眠 本品能清热凉血，祛瘀血而促新血再生。用治热病邪入心营之烦躁不寐、神昏，常与生地黄、玄参等配伍，如清营汤；心血不足，心悸失眠，常配生地黄、酸枣仁等，如天王补心丹；对于瘀血不祛，新血不生之心悸怔忡，常与红花、三七等同用；因血虚而健忘者，常与熟地黄、远志等配伍，以养神定志和血，如二丹丸。

3. 疮疡痈肿 本品有清热祛瘀消痈肿之功。用治乳痈初起，常与金银花、连翘等同用；对于瘰疬疮疡，溃久不敛，常与白芍、乳香等配伍，如内托生肌散。

4. 风疹、皮肤瘙痒 本品凉血、活血、养血，亦可用于血热、血虚所致皮肤瘙痒症。用治风疹，常与荆芥、紫草等相须为用；皮肤风热赤痒，常配苦参、金钱白花蛇等，如丹参散；血虚而肌肤失润，皮肤瘙痒，常配熟地黄、白芍等。

此外，现代常用于治疗冠心病、脑血管病、急慢性肝炎及晚期血吸虫病肝脾肿大等，均取得较好的疗效。

【用法用量】

煎服，10～15g。生用善祛瘀止痛、清心除烦；活血化瘀、调经止痛宜酒炙用。

【使用注意】

不宜与藜芦同用。

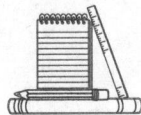

知识链接

正确理解“一味丹参，功同四物”

四物即四物汤，由川芎、当归、熟地黄及白芍组成。功效补血、活血，以补养为主。丹参的功用特点为既能活血，又能凉血、养血，但不及四物汤补血的功用。《本草便读》中说“丹参功同四物，能祛瘀而生新”，是指丹参祛瘀生新的功效特点，而非丹参的补血作用如四物汤，不可过分夸大丹参的补养作用。

鉴别用药：川芎与丹参

二者均能活血化瘀止痛，用治月经不调、痛经、经闭、产后瘀阻、心痛、脘腹痛、伤科跌打损伤等血滞证。然川芎性温味辛，偏于理气，为血中之气药，兼能行气散风寒，故宜于血瘀有寒或又兼气滞诸痛证；丹参微寒，又善凉血，故宜于血瘀有热之妇、伤、内、外科诸证，并治风湿热痹、肝脾肿大，且无论外感或内伤之血热心烦不眠均可用之。

红花《开宝本草》

Hónghuā

【来源】

本品为菊科植物红花 *Carthamus tinctorius* L. 的干燥花。夏季花由黄变红时采摘，阴干或晒干。

【药性】

辛，温。归心、肝经。

【功效】

活血通经，散瘀止痛。

【临床应用】

1. 血瘀经闭痛经，产后腹痛 本品辛散温通，专入肝经血分，为活血祛瘀、通经止痛之要药，常用于妇产科血瘀证，常与当归、桃仁等相须为用。用治妇人血瘀痛经、经闭等症，常配桃仁、当归、赤芍，如桃红四物汤；产后瘀滞腹痛，常与荷叶、牡丹皮等同用，如红花散。

2. 癥瘕积聚，血瘀心腹胁痛 本品用治癥瘕，常与三棱、莪术等配伍；心脉瘀阻，胸痹心痛，常与丹参、桂枝等同用；治瘀滞腹痛，常配桃仁、牛膝等，如血府逐瘀汤；若血瘀致胁肋刺痛，常与桃仁、柴胡等配伍，如复元活血汤。

3. 跌打损伤，瘀滞肿痛 本品能通利血脉，消肿止痛，为伤科跌损瘀痛的常用药。用治跌打损伤，瘀血肿痛，常与桃仁、乳香等相配，亦可外用红花油。

4. 疮痈肿毒，瘀血阻滞，斑疹紫暗 本品有活血消肿之功，用治疮痈肿毒，常配伍金银花、连翘等；对热郁血滞所致斑疹色暗者，常与紫草、大青叶等配伍，如当归红花饮。

此外，现代用于治疗冠心病、十二指肠溃疡、急性脑梗死等，均取得较好的效果。

【用法用量】

煎服，3~10g。

【使用注意】

孕妇及有出血倾向者慎用。

附：西红花

西红花又名番红花、藏红花，为鸢尾科植物番红花的干燥柱头。本品不产于西藏，原产于中东及欧洲地中海一带，早年经印度传入我国西藏而得名，20 世纪 80 年代在上海崇明引种成功，常于 10~11 月早晨采收。其味甘性平，归心、肝经。功效与红花相似，但药力较强，可用治妇女经闭癥瘕、跌仆肿痛、伤寒发狂、忧郁痞闷等症。另外，本品又兼有凉血解毒之功，适用于温病热入血分发斑、热郁血瘀证。用量 1~3g，煎服或沸水泡服。孕妇慎用。

桃仁《神农本草经》

Táorén

【来源】

本品为蔷薇科植物桃 *Prunus persica*（L.）Batsch 或山桃 *Prunus davidiana*（Carr.）Franch. 的干燥成熟种子。果实成熟后采收，除去果肉和核壳，取出种子，晒干。

【药性】

苦、甘，平。归心、肝、大肠经。

【功效】

活血祛瘀，润肠通便，止咳平喘。

【临床应用】

1. 瘀血阻滞病证　本品味苦，祛瘀力强，是治疗多种瘀血阻滞病证的常用药。用治瘀血经闭、痛经等，常与红花、当归等同用，如桃红四物汤；产后恶露不尽，瘀滞小腹冷痛或刺痛，常配炮姜、川芎等，如生化汤；瘀血蓄积，癥瘕痞块，常与桂枝、赤芍等配伍，如桂枝茯苓丸；跌打损伤，瘀肿疼痛，常与当归、红花等相须为用，如复元活血汤；常与蒲黄、大黄等配伍，可治从高坠下而腹中瘀血满痛者，如桃仁汤。

2. 肠燥便秘　本品多脂质润，可润燥滑肠。用治脾胃伏火，大便秘结，常与当归、大黄等配伍，如润肠丸；若津枯肠燥便秘，年老和产后血虚便秘，常配杏仁、郁李仁等，如五仁丸。

3. 肺痈，肠痈，咳嗽气喘　本品能活血祛瘀，消痈排脓，可用于热毒壅聚，气血凝滞之内痈，以泄血分之壅滞。治肺痈，常与苇茎、薏苡仁等配伍，如苇茎汤；治肠痈，常与大黄、芒硝等同用，如大黄牡丹皮汤。另外，本品苦降肺气，能止咳平喘，可单用煮粥，亦可与杏仁相须为用，如双仁丸。

【用法用量】

煎服，5~10g。用时捣碎。

【使用注意】

孕妇，血虚血燥、津液亏虚及便溏者慎用。本品有小毒，不可过量使用。儿童禁止食用。

知识链接

鉴别用药：红花与桃仁

二者均能活血调经，祛瘀止痛，同为妇科、伤科常用之品。用治血瘀诸痛证，如血瘀经闭、痛经、产后腹痛、跌打损伤瘀肿及癥瘕痞块等，常相须为用。但桃仁苦泄，善于破瘀，为血瘀重者多用，与红花相比，其又能消痈排脓、润肠通便、止咳平喘。红花辛散温通，长于化瘀，可用治寒凝血瘀，斑疹色暗之症。

益母草《神农本草经》

Yìmǔcǎo

【来源】

本品为唇形科植物益母草 *Leonurus japonicus* Houtt. 的新鲜或干燥地上部分。鲜品春季幼苗期至初夏花前期采割，干品夏季茎叶茂盛、花未开或初开时采割，晒干或切段后晒干。

【药性】

苦、辛，微寒。归肝、心包、膀胱经。

【功效】

活血调经，利尿消肿，清热解毒。

【临床应用】

1. 血瘀之妇科诸证 本品善入血分，活血祛瘀而通经，尤宜于产后，为“妇科经产要药”。对于经闭痛经、月经不调，可单味熬膏冲服，如益母流浸膏，亦可与当归、芍药等同用，如益母胜金丹；治产后恶露不尽，瘀滞腹痛或妇人难产，可熬膏服用或配川芎、乳香等，以祛瘀生新、通经复旧，如送胞汤。另外，本品能凉血止血、化瘀，对于气血瘀阻致崩漏下血，常配白芍、熟地黄等，如益母四物汤；因通行血脉，散瘀消肿，对于妇人腹有癥瘕，可配伍牡丹皮、丹参等。

2. 水肿尿少，小便不利 本品能利尿消肿，对水瘀互阻之水肿尤为适宜，可单用，亦可配伍白茅根、泽兰等。

3. 跌打损伤，疮痈肿毒，皮肤瘙痒 本品用治跌损瘀痛，可与川芎、当归等同用；因苦寒清热解毒，用治疮痈肿毒、皮肤痒疹，常与黄柏、苦参等配用，亦可单用外洗或外敷。

此外，现代用其治疗急性肾炎浮肿、高血脂、高血压等。

【用法用量】

煎服，9~30g，鲜品 12~40g。

【使用注意】

孕妇及血虚无瘀者慎用。

牛膝《神农本草经》

Niúxī

【来源】

本品为苋科植物牛膝 *Achyranthes bidentata* Bl. 的干燥根。冬季茎叶枯萎时采挖，捆成小把，除去须根和泥沙，晒至干皱后，将顶端切齐，晒干。生用或酒炙用。

【药性】

苦、甘、酸，平。归肝、肾经。

【功效】

逐瘀通经，补肝肾，强筋骨，利尿通淋，引血下行。

【临床应用】

1. 瘀血阻滞病证 本品性善下行，能活血祛瘀，能降泄，常用于妇科经产诸证以及跌打损伤。治妇人血瘀经闭、月经不调、产后腹痛等，常与桃仁、当归等配伍，如血府逐瘀汤；跌损骨折，内痛外肿，可配骨碎补、自然铜等，如大红丸；扭挫伤筋，多与续断、红花等同用，以活血祛瘀、舒筋活络，如舒筋活血汤。

2. 肝肾不足证 本品补肝肾，强腰膝，祛风湿，善治下半身腰膝关节痛，有“药无牛膝不过膝”之说。治肝肾亏虚之腰膝酸软、腰痛，多与续断、杜仲等同用，如续断丸；痹痛日久，腰膝酸痛，常与独活、桑寄生配伍，如独活寄生汤；湿热下注，下肢痿软，两足麻木，常配伍黄柏、薏苡仁、苍术等，如四妙丸。

3. 淋证，水肿，小便不利 本品清热利尿通淋，治血淋、热淋、石淋之小便频数短涩、小腹拘急，常配伍滑石、瞿麦等，如牛膝汤；对肾阳不足、水湿内停所致的水肿、小便闭塞不通，常与车前子、泽泻等同用，如济生肾气丸。

4. 火热上炎证 本品苦降，引火热下行而降上炎之火。对热迫血溢之吐血、衄血，可配小蓟、白茅根等以凉血止血；治胃火上炎之牙龈肿痛，口舌生疮，常与石膏、知母等相须为用，如玉女煎；治肝阳上亢、肝风内动所致目赤、眩晕头痛等类中风症，可配赭石、生牡蛎等息风、滋阴潜阳，如镇肝息风汤。

此外，本品能消散癥瘕，单用酒煎服，用治腹内血结，疼痛难忍；又可消痈散结，单用捣敷以治痈疖；与艾叶配伍治喉痹、咽痛。

【用法用量】

煎服，5~12g。生用活血通经、引火下行、利水通淋；酒炙后，增强补肝肾、强筋骨作用；盐炙后，增强引药下行入肾、通淋作用。

【使用注意】

孕妇、肾虚遗精、滑精、脾虚泄泻者慎用；经期及下部出血者忌用。

附：川牛膝

本品为苋科植物川牛膝的干燥根。其性味甘、微苦，平，归肝、肾经。具逐瘀通经，通利关节，利尿通淋之功。用于经闭癥瘕，胞衣不下，跌扑损伤，风湿痹痛，足痿筋挛，尿血血淋。煎服，用量5~10g。孕妇慎用。与牛膝相比，其偏于活血祛瘀，通利关节；而牛膝偏于补肝肾、强筋骨。

其他活血调经药见表20-2。

表20-2 其他活血调经药

药名	来源	药性	功效	主治	用法用量、使用注意
鸡血藤	豆科植物密花豆的干燥藤茎	苦、甘，温。归肝、肾经	活血补血，调经止痛，舒筋活络	①月经不调，经闭痛经；②风湿痹痛，麻木瘫痪；③血虚萎黄	煎服，9~15g。浸酒服，熬膏服

续表

药名	来源	药性	功效	主治	用法用量、使用注意
泽兰	唇形科植物毛叶地瓜儿苗的干燥地上部分	苦、辛，微温。归肝、脾经	活血调经，祛瘀消痈，利水消肿	①月经不调，经闭痛经，产后瘀血腹痛；②疮痈肿毒；③水肿腹水	煎服，6~12g。外用适量。孕妇忌用，血虚及无瘀滞者慎用
王不留行	石竹科植物麦蓝菜的干燥成熟种子	苦，平。归肝、胃经	活血通经，下乳消肿，利尿通淋	①经闭痛经；②乳汁不下，乳痈肿痛；③淋证涩痛	煎服，5~10g。外用适量。孕妇慎用

项目四　活血疗伤药

活血疗伤药大多辛散苦泄，主归肝、肾经。可活血化瘀，消肿止痛，止血生肌，续筋接骨。用于跌打损伤、瘀血肿痛、骨折筋伤、金疮出血等伤科病症。骨折筋损多与肝、肾有关，在使用时，应配伍补肝肾、强筋骨药以促进愈合。

土鳖虫《神农本草经》

Tǔbiēchóng

【来源】

本品为鳖蠊科昆虫地鳖 *Eupolyphaga sinensis* Walker 或冀地鳖 *Steleophaga plancyi*（Boleny）的雌虫干燥体。捕捉后，置沸水烫死，晒干或烘干。

【药性】

咸，寒；有小毒。归肝经。

【功效】

破血逐瘀，续筋接骨。

【临床应用】

1. 跌打损伤，筋伤骨折　本品为伤科常用药。尤宜于骨折筋损、瘀血肿痛，可单用，亦常配自然铜、骨碎补等，以加强其接骨止痛之效，如接骨紫金丹，亦可配自然铜，等份为末，温酒调下，伤在上者食后服，在下者食前服；骨折筋伤后期，若筋骨软弱，可与续断、杜仲等同用，促进骨折愈合、强壮筋骨，如壮筋续骨丸。

2. 血瘀经闭，产后瘀痛，癥积痞块　本品具较强的破血逐瘀之功，常用于妇人经产瘀滞之证。若妇人经闭、产后瘀痛，常与大黄、桃仁等相须为用，如下瘀血汤；五劳虚极，内有瘀血，腹满经闭，肌肤甲错，常与水蛭、大黄等配伍，如大黄䗪虫丸；用治因疟疾日久、瘀血阻滞所致的癥积痞块，常与柴胡、鳖甲等配伍，如鳖甲煎丸。

此外，现代单用本品或本品的复方以治坐骨神经痛、劳伤性胸痛、冠心病等症。

【用法用量】

煎服，3~10g。研末，1~1.5g，黄酒送服。外用适量。

【使用注意】

本品破血逐瘀，孕妇禁用。

其他活血疗伤药见表 20-3。

表 20-3 其他活血疗伤药

药名	来源	药性	功效	主治	用量用法、使用注意
骨碎补	水龙骨科植物槲蕨的干燥根茎	苦，温。归肝、肾经	疗伤止痛，补肾强骨，外用消风祛斑	①跌扑闪挫，筋骨折伤，肾虚腰痛，筋骨痿软，耳鸣耳聋，牙齿松动；②外治斑秃，白癜风	煎服，3～9g。外用适量，研末调敷或鲜品捣敷。阴虚内热或无瘀者不宜服用
马钱子	马钱科植物马钱的干燥成熟种子	苦，温；有大毒。归肝、脾经	通络止痛，散结消肿	①跌打损伤，骨折肿痛；②风湿顽痹，麻木瘫痪；③痈疽疮毒，咽喉肿痛	炮制后入丸散用，0.3～0.6g。孕妇禁用；不宜多服久服生用；运动员慎用；有毒成分能经皮肤吸收，外用不宜大面积涂敷
自然铜	硫化物类矿物黄铁矿族黄铁矿，主含二硫化铁(FeS_2)	辛，平。归肝经	散瘀止痛，续筋接骨	跌打损伤，筋骨折伤，瘀肿疼痛	先煎，3～9g；多入丸散服。外用适量。行血散瘀，不宜久服，阴虚火旺、血虚无瘀者慎用

项目五 破血消癥药

破血消癥药大多苦、辛、咸，药性强烈。具破血逐瘀、消癥散积之功，多用于瘀血较重的癥瘕积聚，亦用于血瘀经闭、瘀肿疼痛等症。本类药物易耗血动血，耗气伤阴，凡有出血、阴虚血亏、气虚体弱等症及妊娠，应慎用或忌用。

莪术《药性论》

ézhú

【来源】

本品为姜科植物蓬莪术 *Curcuma phaeocaulis* Val.、广西莪术 *Curcuma kwangsiensis* S. G. Lee et C. F. Liang 或温郁金 *Curcuma wenyujin* Y. H. Chen et C. Ling 的干燥根茎。后者习称“温莪术”。冬季茎叶枯萎后采挖，洗净，蒸或煮至透心，晒干或低温干燥后除去须根和杂质。

【药性】

辛、苦，温。归肝、脾经。

【功效】

行气破血，消积止痛。

【临床应用】

1. 血瘀气滞，经闭腹痛，癥瘕积聚 本品辛散、苦泄、温通，可用于血瘀气滞、瘀阻日久而成的癥瘕痞块、寒凝所致的诸痛证，常与三棱相须为用；经痛兼寒者，多与高良姜、五灵脂配伍以逐瘀散寒，如内炙散。若体虚而瘀血久留不去者，可配黄芪、党参等以消补兼施。

2. 食积不化，脘腹胀痛 本品用于脾虚不运之脘腹胀痛，常与党参、白术等同用；脾失健运，宿食不化之脘腹胀痛，常与三棱、枳实等配伍；用治小儿腑热久蒸，消瘦，常与赤芍、鳖甲等同用，如神妙宜气丸。

3. 跌扑肿痛 本品用于跌打损伤的瘀血肿痛，常与三棱、苏木等祛瘀疗伤之品配伍，用酒煎服，如十三味总方；与紫荆皮酒调外敷，治关节脱臼。

此外，现代也可用于坐骨神经痛、劳伤性胸痛、冠心病等病。

【用法用量】

煎服，6~9g。醋炙后增强祛瘀止痛作用。

【使用注意】

本品破血力强，孕妇及月经过多者禁用。

三棱《本草拾遗》

Sānléng

【来源】

本品为黑三棱科植物黑三棱 *Sparganium stoloniferum* Buch. -Ham. 的干燥块茎。冬季至次年春采挖，洗净、削去外皮、晒干。

【药性】

辛、苦，平。归肝、脾经。

【功效】

破血行气，消积止痛。

【临床应用】

1. 血瘀气滞，癥瘕积聚 本品功似莪术，能破血中之气而消散积聚。用治癥瘕积聚，单用取效，或配伍大黄、硼砂等，醋煮糊为丸；疟邪久踞结于胁下成痞块，可与大黄等配用，以消癥祛邪，软坚散结，如三棱饮。本品攻散之性较为猛烈，易伤正气，故在治疗癥瘕积聚时，应配益气养血健脾之品，攻补兼施，以防伤正。

2. 血瘀经闭，产后瘀痛 本品入肝经血分，既能破血逐瘀，又能行气止痛，为妇产科临床常用之品。血瘀经闭，小腹疼痛，可与莪术、川芎等同用，如三棱丸；加入生化汤中，可增强祛瘀生新之效，如三棱散。现代临床则以三棱、莪术为主，配伍肉桂、五灵脂、大黄，名蜕膜散，用于中期妊娠引产后蜕膜残留之症。

3. 食积气滞，脘腹胀满 本品用治食积腹痛，常配伍莪术、青皮等，以助消食化积，行气止痛；肝郁气滞，日久夹瘀，胁下胀满疼痛，每与理气和中的枳壳、甘草配伍；慢性肝炎日久，症见胁痛腹胀、恶心纳差，又与柴胡、延胡索等相配，以增强活血、理气、柔肝的作用。

【用法用量】

煎服，5~10g。醋炙后增强止痛作用。

【使用注意】

本品破血逐瘀力强，妇女月经过多及孕妇均应禁用；不宜与芒硝、玄明粉同用。

知识链接

鉴别用药：莪术与三棱

二者均有破血逐瘀之效，又皆能化结消食、行气止痛，对癥瘕积聚、血瘀经闭、食积脘痛之症，临床上常相须为用。然三棱偏入血分，破血之力较莪术强；而莪术则偏入气分，行气消积之力大于三棱。

其他破血消癥药见表20-4。

表20-4　其他破血消癥药

药名	来源	药性	功效	主治	用法用量、使用注意
水蛭	水蛭科动物蚂蟥、水蛭或柳叶蚂蟥的干燥全体	咸、苦，平。有小毒。归肝经	破血通经，逐瘀消癥	①血瘀经闭，癥瘕痞块，中风偏瘫；②跌扑损伤	煎服，1~3g；多入丸散用，每次0.3~0.5g。孕妇、月经过多者忌用
斑蝥	芫青科昆虫南方大斑蝥或黄黑小斑蝥的干燥体	辛，热。有大毒。归肝、胃、肾经	破血逐瘀，散结消癥，攻毒蚀疮	①经闭癥瘕；②顽癣，赘疣，瘰疬，痈疽不溃，恶疮死肌	炮制后入丸散用，0.03~0.06g。外用适量，研末或浸酒、醋，或制油膏涂敷患处不宜大面积使用。内服宜慎。体弱及孕妇禁用

复习思考

【A型题】（在每小题给出的A、B、C、D、E 5个选项中，只有1项是最符合题目要求的）

1. 活血祛瘀药不宜用于（　　）
   A. 阴虚证　B. 血虚证　C. 血崩证　D. 表寒证　E. 气虚证
2. 是“血中之气药”“头痛要药”的药物是（　　）
   A. 延胡索　B. 川芎　C. 姜黄　D. 郁金　E. 莪术
3. 常用于痛经、癥瘕、关节疼痛以及热郁血滞所致斑疹色暗的药物是(　　)
   A. 土鳖虫　B. 牛膝　C. 斑蝥　D. 红花　E. 没药
4. 为增强行气散瘀的功效，使用活血化瘀药时应配伍(　　)
   A. 理气药　B. 补气药　C. 温里药　D. 补血药　E. 解表药
5. 具有活血行气、通经止痛之功，长于治风湿肩臂疼痛的药物是(　　)
   A. 羌活　B. 延胡索　C. 乳香　D. 桂枝　E. 姜黄
6. 郁金不但能活血止痛、行气解郁，还能（　　）
   A. 消肿排脓　B. 凉血清心、利胆退黄　C. 强筋健骨　D. 润肠通便　E. 利水通淋
7. 能“行血中气滞，气中血滞”，专治全身各部位诸痛的药物是(　　)
   A. 川芎　B. 延胡索　C. 丹参

D. 郁金　　E. 乳香

8. 下列药物中，具有破血逐瘀、续筋接骨功效的是(　　)

A. 红花　　B. 水蛭　　C. 土鳖虫

D. 鸡血藤　　E. 丹参

【选择题答案】1. C　2. B　3. D　4. A　5. E　6. B　7. B　8. C

模块二十一　化痰止咳平喘药

扫一扫，查阅本模块 PPT、视频等数字资源

【学习目标】

掌握化痰止咳平喘药的性味归经、功效、适应证和使用注意；掌握重点化痰止咳平喘药的临床应用、用法用量和使用注意。

熟悉半夏与天南星，川贝母与浙贝母，苦杏仁与紫苏子，桑白皮与葶苈子等相似药物性能功效、主治病症的共同点与不同点。

了解化痰止咳平喘药以及相关功效术语的含义；一般药物的功效、用法用量、使用注意。

【结构导图】

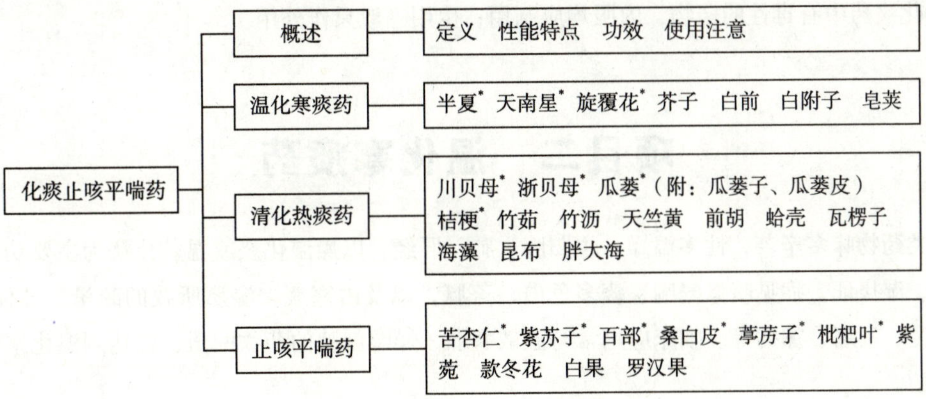

案例导入

痰之特点，随气升降，无处不到。若要化痰，在临床使用本模块药物时，要注意什么？应与哪一类药物相配？

项目一　概　述

【定义】

凡以祛痰或消痰为主要作用，治疗痰证为主的药物，称为化痰药；以减轻咳嗽和喘息为主要作用的药物，称为止咳平喘药。因化痰药多兼止咳、平喘作用，而止咳平喘药有的兼能化痰，且病症上痰、咳、喘三者互相兼杂，故将化痰药与止咳平喘药合并一个模块介绍。

【性能特点】

止咳平喘药，其性或温或寒。化痰药味多辛、苦，兼有甘、咸味；主要归肺、脾、肝经。止咳平喘药味或辛或苦或甘，主归肺经。

【功效】

化痰药的主要功效是化痰，主要适用于各种痰证。根据化痰药的药性及功效主治的不同，一般将其分为温化寒痰药和清化热痰药两类。性温的化痰药长于温化寒痰，主要用于寒痰、湿痰所致的咳嗽气喘、痰白清稀、舌苔白腻等及痰阻经络的肢体麻木。性寒的化痰药长于清化热痰，主要用于热痰壅肺的咳嗽气喘、痰黄稠；燥痰犯肺所致的干咳少痰、咳痰不爽，以及痰热或痰火所致的瘰疬、瘿瘤等症。

止咳平喘药的功效是止咳、平喘，又有宣肺、降肺、化痰、敛肺、润肺等的不同，主要适用于外感、内伤所致的各种咳嗽和喘息。

【使用注意】

1. 使用化痰药应根据化痰药的性能特点、不同功效，针对不同的痰证选择适当的化痰药。寒凉的化痰药，一般不宜用于寒痰、湿痰；温燥的化痰药，一般不宜用于热痰、燥痰。

2. 咳嗽兼有咯血者，不宜使用温燥性强的刺激性化痰药，以免加重出血。

3. 麻疹初起，虽有咳嗽，不宜单用止咳药，忌用温燥及收敛性的止咳药，以免影响麻疹透发。

4. 化痰药中有毒性的药物，内服均应制用；生用一般只作外用。

项目二 温化寒痰药

本类药物味多辛苦，性多温燥，主归脾、肺、肝经，以燥湿化痰或温肺化痰为主要功效，主治寒痰、湿痰证，症见咳嗽气喘、痰多色白、苔腻，以及由寒痰、湿痰所致的眩晕、肢体麻木、阴疽流注、瘿瘤、瘰疬等。临床应用常与温散寒邪、燥湿健脾的药物配伍，以达到温化寒痰、湿痰的目的。

半夏《神农本草经》

Bànxià

【来源】

本品为天南星科植物半夏 *Pinellia ternata*（Thunb.）Breit. 的干燥块茎。夏、秋二季采挖，洗净，除去外皮和须根，晒干。炮制品有姜半夏、法半夏、清半夏等。

【药性】

辛，温；有毒。归脾、胃、肺经。

【功效】

燥湿化痰，降逆止呕，消痞散结。

【临床应用】

1. 湿痰，寒痰证 本品为燥湿化痰、温化寒痰之要药，尤善治脏腑之湿痰。治湿痰之咳嗽痰多、痰白质稀，常配伍陈皮、茯苓等，如二陈汤；治湿痰上扰之头痛、眩晕、胸闷、呕恶，常与天麻、白术配伍，如半夏白术天麻汤。

2. 呕吐 本品味苦降逆和胃，为止呕要药，随症配伍，可治多种原因所致的呕吐。对痰湿或胃寒呕吐尤宜，常配伍生姜，如小半夏汤；治胃热呕吐，常配伍黄连、竹茹；治胃虚呕吐，常配伍石斛、麦冬。

3. 心下痞，结胸，梅核气　本品能化痰消痞散结，治痰热阻滞致心下痞满者，常配伍黄芩、黄连、干姜，如半夏泻心汤；治痰热结胸，常配伍黄连、瓜蒌，如小陷胸汤；治痰气互结之梅核气，常配伍厚朴、茯苓、紫苏等，如半夏厚朴汤。

4. 瘿瘤，痰核，痈疽肿毒，毒蛇咬伤　本品内服能消痰散结，外用能消肿止痛。治瘿瘤、痰核，常配伍昆布、海藻、浙贝母，如海藻玉壶汤；治痈疽发背、无名肿毒初起或毒蛇咬伤，可以生半夏研末，或鲜品捣敷。

【用法用量】

3~9g，内服一般宜炮制后用。姜半夏长于降逆止呕；法半夏长于燥湿化痰。外用适量，磨汁涂或研末以酒调敷患处。

【使用注意】

生品内服宜慎；不宜与川乌、制川乌、草乌、制草乌、附子同用。

天南星《神农本草经》

Tiānnánxīng

【来源】

本品为天南星科植物天南星 *Arisaema erubescens*（Wall.）Schott、异叶天南星 *Arisaema heterophyllum* Bl. 或东北天南星 *Arisaema amurense* Maxim. 的干燥块茎。秋、冬二季茎叶枯萎时采挖，除去须根及外皮，干燥。

【药性】

苦、辛，温；有毒。归肺、肝、脾经。

【功效】

散结消肿。外用治痈肿，蛇虫咬伤。

【临床应用】

1. 顽痰咳嗽，湿痰寒痰　本品功能燥湿化痰，其温燥之性更烈于半夏，有较强的燥湿化痰之功。治寒痰、湿痰，咳嗽痰多，色白清稀，苔腻，常与半夏相须为用，并配伍陈皮、枳实，如导痰汤；治痰热咳嗽，咳痰稠黄，则配伍黄芩、瓜蒌等清热化痰药，如小黄丸。

2. 风痰眩晕，癫痫，中风，破伤风　本品归肝经，可化湿痰，更善祛风痰而止痉。在临床上治风痰眩晕、目眩、呕逆、胸闷少食等症，常与半夏、天麻等药配伍，以化痰息风，如化痰玉壶丸；治癫痫，可与半夏、全蝎、僵蚕等同用，如五痫丸；治风痰留滞经络，半身不遂，手足麻木，口眼㖞斜等症，则配伍半夏、白附子、川乌等；治破伤风，角弓反张，则与白附子、天麻、防风等同用，如玉真散。

此外，本品生用，外敷痈肿、跌仆损伤，有消肿定痛作用。

【用法用量】

煎服，3~9g，内服多制用。外用生品适量，研末以醋或酒调敷患处。

【使用注意】

孕妇慎用；生品内服宜慎。

知识链接

半夏与天南星的异同

半夏与天南星均来源于天南星科植物的块茎，皆为辛温燥烈有毒之品，都能燥湿化痰，可用治湿痰、寒痰咳嗽，痰多清稀色白等症。同时，二者外用均能散结消肿止痛，用治痈疽痰核肿痛、毒蛇咬伤等症。且二者生用均毒性较大，宜外用。

不同在于半夏主归脾、胃经，善除脾胃湿痰；还能降逆止呕，为治呕吐要药；并能消痞散结，治梅核气、胸脘痞闷等症。而天南星温燥之性强于半夏，并归肝经，善治顽痰；又善祛经络风痰而止痉，治中风半身不遂、破伤风等。

旋覆花《神农本草经》

Xuánfùhuā

【来源】

本品为菊科植物旋覆花 *Inula japonica* Thunb. 或欧亚旋覆花 *Inula britannica* L. 的干燥头状花序。夏、秋二季花开放时采收，除去杂质，阴干或晒干。生用，或蜜炙用。

【药性】

苦、辛、咸，微温。归肺、脾、胃、大肠经。

【功效】

降气，消痰，行水，止呕。

【临床应用】

1. 咳喘痰多，胸膈痞满 本品能降气祛痰而平咳喘，消痰行水而除痞满。治寒痰咳喘，常配伍半夏、紫苏子；治痰热咳喘，常配伍瓜蒌、桑白皮；治顽痰胶结，胸中满闷，常配伍蛤壳、海浮石等用以化痰软坚。

2. 嗳气，呕吐 本品善降胃气而止呕逆。治痰浊中阻，胃气上逆之呕吐、嗳气，常配伍半夏、赭石、生姜等，如旋覆代赭汤。此外，本品配伍香附等，还可治气血不和之胸胁痛，如香附旋覆花汤。

【用法用量】

包煎，3~9g。

【使用注意】

阴虚劳嗽、津伤燥咳者忌用。

其他温化寒痰药见表 21-1。

表 21-1 其他温化寒痰药

药名	来源	药性	功效	主治	用法用量、使用注意
芥子	十字花科植物白芥或芥的干燥成熟种子。前者习称“白芥子”，后者习称“黄芥子”	辛，温。归肺经	温肺豁痰利气，散结通络止痛	寒痰喘咳，胸胁胀痛，痰滞经络，关节麻木、疼痛，痰湿流注，阴疽肿毒	煎服，3~9g。外用适量。久咳气虚及阴虚火旺者忌用；消化道溃疡、出血者忌用

续表

药名	来源	药性	功效	主治	用法用量、使用注意
白前	萝藦科植物柳叶白前或芫花叶白前的干燥根茎和根	辛、苦，微温。归肺经	降气，消痰，止咳	肺气壅实，咳嗽痰多，胸满喘急	煎服，3~10g
白附子	天南星科植物独角莲的干燥块茎	辛，温；有毒，归胃、肝经	祛风痰，定惊搐，解毒散结，止痛	①中风痰壅，口眼㖞斜，语言謇涩，惊风癫痫，破伤风，痰厥头痛，偏正头痛；②瘰疬痰核，毒蛇咬伤	煎服，3~6g，一般炮制后用。外用生品适量，捣烂、熬膏或研末酒调敷。孕妇慎用，生品内服宜慎
皂荚	豆科植物皂荚的干燥成熟果实和不育果实。前者称“大皂角”，后者称“猪牙皂”	辛、咸，温。有小毒。归肺、大肠经	祛痰开窍，散结消肿	①顽痰阻肺，咳喘痰多；②中风，痰厥，癫痫，喉痹痰盛	1~1.5g，多入丸散用。外用适量，研末吹鼻取嚏或研末调敷患处

项目三　清化热痰药

本类药物药性多寒凉，有清化热痰之功。部分药物质润，兼能润燥；部分药物味咸，兼能软坚散结。清化热痰药主治热痰证，症见咳嗽气喘、痰黄质稠，以及痰热癫痫、瘿瘤、痰火瘰疬等；润燥化痰药主治燥痰证，症见痰稠难咳、唇舌干燥。临床应用时，常与清热泻火、养阴润肺药配伍，以达到清化热痰、清润燥痰的目的。

川贝母《神农本草经》

Chuānbèimǔ

【来源】

本品为百合科植物川贝母 *Fritillaria cirrhosa* D. Don、暗紫贝母 *Fritillaria unibracteata* Hsiao et K. C. Hsia、甘肃贝母 *Fritillaria przewalskii* Maxim.、梭砂贝母 *Fritillaria delavayi* Franch.、太白贝母 *Fritillaria taipaiensis* P. Y. Li 或瓦布贝母 *Fritillaria unibracteata* Hsiao et K. C. Hsia var. *wabuensis* (S. Y. Tang et S. C. Yue) Z. D. Liu, S. Wang et S. C. Chen 的干燥鳞茎。按性状不同分别习称“松贝”“青贝”“炉贝”和“栽培品”。夏、秋二季或积雪融化后采挖，除去须根、粗皮及泥沙，晒干或低温干燥。

【药性】

苦、甘，微寒。归肺、心经。

【功效】

清热润肺，化痰止咳，散结消痈。

【临床应用】

1. 肺热燥咳，肺虚久咳　本品能清泻肺热化痰，又能润肺止咳，为治内伤久咳、燥痰、热痰之要药。治肺阴虚劳嗽、久咳有痰，常配伍麦冬、百合，如百合固金汤；治肺燥咳嗽，常配杏仁、麦冬等；治肺热咳嗽，常配伍知母，即二母散。

2. 瘰疬，乳痈，肺痈，疮痈　本品能清化郁热，化痰散结。治痰火郁结之瘰疬，常配伍牡蛎、玄参等，如消瘰丸；治热毒壅结之乳痈、肺痈、疮痈，常配伍蒲公英、鱼腥草等。

【用法用量】

煎服，3~10g；研末冲服，每次 1~2g。

【使用注意】

本品不宜与川乌、制川乌、草乌、制草乌、附子同用。脾胃虚寒及有湿痰者不宜用。

浙贝母《轩岐救正论》

Zhèbèimǔ

【来源】

本品为百合科植物浙贝母 *Fritillaria thunbergii* Miq. 的干燥鳞茎。初夏植株枯萎时采挖，洗净。大小分开，大者除去芯芽，习称“大贝”；小者不去芯芽，习称“珠贝”。

【药性】

苦，寒。归肺、心经。

【功效】

清热化痰止咳，解毒散结消痈。

【临床应用】

1. 风热、痰热咳嗽　本品味苦性寒，善于清热化痰，并有降泄肺气作用。用治外感风热咳嗽，常配伍桑叶、苦杏仁等药，以疏散风热、宣肺止咳，如桑杏汤；治痰热郁肺之咳嗽、痰黄稠者，常与瓜蒌、知母等同用，以清肺化痰止咳。

2. 瘰疬，瘿瘤，肺痈，乳痈，疮痈　本品既能清热化痰，又能解毒散结，有较好的消痈作用。治瘰疬，常与牡蛎、玄参同用，以化痰软坚散结，如消瘰丸；治瘿瘤，常配伍海藻、昆布，以化痰软坚，如海藻玉壶汤；治肺痈，常配伍鱼腥草、芦根等药。

【用法用量】

煎服，5~10g。

【使用注意】

不宜与川乌、制川乌、草乌、制草乌、附子同用。

知识链接

川贝母与浙贝母的异同

两者都具有清热化痰、散结消痈的功效，同治肺热咳嗽、瘰疬、乳痈等症。不同点在川贝母重在甘润，浙贝母重在苦泄；川贝母长于润肺化痰，可治虚劳咳嗽、肺燥咳嗽；浙贝母长于清热散结，善治风热、肺热咳嗽等症。

瓜蒌《神农本草经》

Guālóu

【来源】

本品为葫芦科植物栝楼 *Trichosanthes kirilowii* Maxim. 或双边栝楼 *Trichosanthes rosthornii* Harms

的干燥成熟果实。秋季果实成熟时，连果梗剪下，置通风处阴干。

【药性】

甘、微苦，寒。归肺、胃、大肠经。

【功效】

清热涤痰，宽胸散结，润燥滑肠。

【临床应用】

1. 痰热咳喘　本品善清肺热、润肺燥而化热痰、燥痰。治痰热阻肺之咳嗽痰黄、质稠难咳、胸闷，常配伍黄芩、枳实、胆南星等，如清气化痰丸；治燥热伤肺之干咳无痰或痰少质黏，常配伍川贝母、桔梗、天花粉等，如贝母瓜蒌散。

2. 胸痹，结胸　本品能清热化痰，利气宽胸。治痰气互结，胸阳不通之胸痹疼痛、不得卧者，常配伍薤白、半夏等；治痰热结胸，胸膈痞满，按之则痛者，则配伍黄连、半夏，如小陷胸汤。

3. 痈肿　本品能清热散结消肿，治肺痈，常配伍鱼腥草、芦根等；治肠痈，常配伍败酱草、大血藤等；治乳痈初起，常配伍当归、乳香、没药等。

4. 肠燥便秘　本品润燥滑肠，治肠燥便秘，常配伍火麻仁、郁李仁、生地黄等。

【用法用量】

煎服，9～15g。

【使用注意】

本品甘寒而滑，脾虚便溏者及寒痰、湿痰者忌用。不宜与乌头类药物同用。

附：瓜蒌子、瓜蒌皮

瓜蒌子为葫芦科植物栝楼或双边栝楼的干燥成熟种子，又名瓜蒌仁。秋季采摘成熟果实，剖开，取出种子，洗净，晒干。味甘，性寒。归肺、胃、大肠经。功能润肺化痰，润肠通便。用治燥咳痰黏，肠燥便秘。用量 9～15g，煎服。不宜与生川乌、制川乌、生草乌、制草乌、附子同用。

瓜蒌皮为葫芦科植物栝楼或双边栝楼的干燥成熟果皮。味甘，性寒。归肺、胃经。功能清热化痰，理气宽胸。用治痰热咳嗽，胸闷胁痛。

桔梗《神农本草经》

Jiégěng

【来源】

本品为桔梗科植物桔梗 *Platycodon grandiflorum*（Jacq.）A. DC. 的干燥根。春、秋二季采挖，洗净，除去须根，趁鲜剥去外皮或不去外皮，干燥。生用，或炒用。

【药性】

苦、辛，平。归肺经。

【功效】

宣肺，利咽，祛痰，排脓。

【临床应用】

1. 咳嗽痰多，胸闷不畅　本品能开宣肺气、祛痰利气，治咳嗽痰多，无论寒热皆可应用。

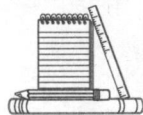

治风寒咳嗽，常配伍苦杏仁、紫苏等，如杏苏散；治风热咳嗽，常配伍桑叶、菊花、苦杏仁等，如桑菊饮；治痰阻气滞之胸闷、咳嗽，常与枳壳配伍。

2. 咽痛喑哑 本品能宣肺泻邪以利咽开音，治风热犯肺、咽痛失音，常配伍甘草、牛蒡子等，如桔梗汤；治热毒之咽喉肿痛，常配伍射干、马勃、板蓝根等。

3. 肺痈吐脓 本品能利肺气以排壅肺之脓痰，治肺痈之咳嗽胸痛、咳痰腥臭，常与鱼腥草等同用。

此外，本品又能开宣肺气而通利二便，用治癃闭、便秘。

【用法用量】

煎服，3~10g。

【使用注意】

用量过大易致恶心呕吐。

知识链接

桔梗的性能特点

桔梗升浮上行，善宣通上焦、升提肺气、祛痰排脓，多用于肺气不宣的咳嗽痰多、胸闷不畅、咽痛失音及肺痈。其治癃闭、便秘也是取其宣肺作用。

中医学认为桔梗能载药上浮，常用作治疗胸膈以上疾病的引经药，故有“舟楫之剂”之称谓。

其他清化热痰药见表 21-2。

表 21-2 其他清化热痰药

药名	来源	药性	功效	主治	用法用量、使用注意
竹茹	禾本科植物青秆竹、大头典竹或淡竹的茎秆的干燥中间层	甘，微寒。归肺、胃、心、胆经	清热化痰，除烦，止呕	①痰热咳嗽，胆火夹痰，惊悸不宁，心烦失眠，中风痰迷，舌强不语；②胃热呕吐，妊娠恶阻，胎动不安	煎服，5~10g
竹沥	禾本科植物青秆竹、大头典竹或淡竹的茎秆烤灼而流出的澄清液汁	甘，寒。归心、肺、肝经	清热豁痰，定惊利窍	①痰热咳喘；②中风痰迷，惊痫癫狂	冲服，每次 15~ 30mL。寒痰及脾虚便溏者禁用
天竺黄	禾本科植物青皮竹或华思劳竹等秆内的分泌液干燥后的块状物	甘，寒。归心、肝经	清热豁痰，凉心定惊	热病神昏，中风痰厥，小儿痰热惊痫、抽搐、夜啼	煎服，3~9g
前胡	伞形科植物白花前胡的干燥根	苦、辛，微寒。归肺经	降气化痰，散风清热	①痰热喘满，咳痰黄稠；②风热咳嗽痰多	煎服，3~10g
蛤壳	帘蛤科动物文蛤或青蛤的贝壳	苦、咸，寒。归肺、肾、胃经	清热化痰，软坚散结，制酸止痛；外用收湿敛疮	①痰火咳嗽，胸胁疼痛，痰中带血，瘰疬瘿瘤；②胃痛吞酸；③外治湿疹，烫伤	先煎，蛤粉包煎，6~15g。外用适量，研极细粉撒布或油调后敷患处
瓦楞子	蚶科动物毛蚶、泥蚶或魁蚶的贝壳	咸，平。归肺、胃、肝经	消痰化瘀，软坚散结，制酸止痛	①顽痰胶结，黏稠难咯，瘿瘤，瘰疬，癥瘕痞块；②胃痛泛酸	打碎先煎，9~15g

续表

药名	来源	药性	功效	主治	用法用量、使用注意
海藻	马尾藻科植物海蒿子或羊栖菜的干燥藻体。前者习称“大叶海藻”，后者习称“小叶海藻”	苦、咸，寒。归肝、胃、肾经	消痰软坚散结，利水消肿	瘿瘤，瘰疬，睾丸肿痛，痰饮，水肿	煎服，6~12g。反甘草
昆布	海带科植物海带或翅藻科植物昆布的干燥叶状体	咸，寒。归肝、胃、肾经	消痰软坚散结，利水消肿	同海藻	同海藻
胖大海	梧桐科植物胖大海的干燥成熟种子	甘，寒。归肺、大肠经	清热润肺，利咽开音，润肠通便	肺热声哑，干咳无痰，咽喉干痛，热结便秘，头痛目赤	沸水泡服或煎服，2~3枚

项目四　止咳平喘药

本类药物主归肺经，其味多辛、苦、甘，其性或温或寒，适用于咳嗽、气喘。由于药物性味不同，润燥有异，止咳平喘机理也就有宣肺、清肺、润肺、降肺、敛肺及化痰之别。临床应用时应审证求因，随证选用不同的止咳、平喘药，并配伍相应的有关药物。总之，不可见咳止咳、见喘治喘。

苦杏仁《神农本草经》

Kǔxìngrén

【来源】

本品为蔷薇科植物山杏 *Prunus armeniaca* L. var. *ansu* Maxim.、西伯利亚杏 *Prunus sibirica* L.、东北杏 *Prunus mandshurica*（Maxim.）Koehne 或杏 *Prunus armeniaca* L. 的干燥成熟种子。夏季采收成熟果实，除去果肉和核壳，取出种子，晒干，生用。

【药性】

苦，微温；有小毒。归肺、大肠经。

【功效】

降气止咳平喘，润肠通便。

【临床应用】

1. 咳嗽气喘　本品善降泄肺气而止咳平喘，为治咳喘之要药，随证配伍可用于多种咳喘。治风寒咳嗽、胸闷气逆，配伍麻黄、甘草等，如三拗汤；治风热咳嗽、发热汗出，常配桑叶、菊花等，如桑菊饮；治燥热咳嗽、痰少难咳，则配桑叶、沙参、贝母等，如桑杏汤；治肺热咳嗽，常配石膏、麻黄等，如麻杏石甘汤。

2. 肠燥便秘　本品质润多脂，味苦而下气，故能润肠通便。治肠燥便秘，常配伍柏子仁、郁李仁等，如五仁丸。

【用法用量】

生品入煎剂后下，5~10g，宜捣碎入煎。

【使用注意】

本品有小毒，内服不宜过量，以免中毒；婴儿慎用。

紫苏子《名医别录》

Zǐsūzǐ

【来源】

本品为唇形科植物紫苏 *Perilla frutescens*（L.）Britt. 的干燥成熟果实。秋季果实成熟时采收，除去杂质，晒干。生用或微炒，用时捣碎。

【药性】

辛，温。归肺经。

【功效】

降气化痰，止咳平喘，润肠通便。

【临床应用】

1. 咳喘痰多　本品长于降肺气、化痰涎，治痰壅气逆之咳嗽气喘、痰多胸痞，常配伍白芥子、莱菔子，如三子养亲汤；治上盛下虚之久咳痰喘，则配伍当归、肉桂、厚朴等温肾化痰下气药，如苏子降气汤。

2. 肠燥便秘　本品富含油脂，能润燥通便，又能降泄肺气以助大肠传导。治肠燥所致的便秘，常配伍苦杏仁、火麻仁、瓜蒌仁等，如紫苏麻仁粥。

【用法用量】

打碎入煎剂，3~10g。炒紫苏子长于降气平喘，苏子霜降气平喘而无滑肠之弊。

【使用注意】

阴虚燥咳及脾虚便溏者慎用。

知识链接

苦杏仁与紫苏子的异同

两者均能止咳平喘、润肠通便，治咳嗽气喘、肠燥便秘等症。不同在于苦杏仁长于宣肺，用于肺气不宣之咳嗽气喘；紫苏子润降，长于降气，兼能化痰，治痰壅气逆、咳嗽气喘。

百部《名医别录》

Bǎibù

【来源】

本品为百部科植物直立百部 *Stemona sessilifolia*（Miq.）Miq.、蔓生百部 *Stemona japonica*（Bl.）Miq. 或对叶百部 *Stemona tuberosa* Lour. 的干燥块根。春、秋二季采挖，除去须根，洗净，

置沸水中略烫或蒸至无白心，取出，晒干，切厚片生用或蜜炙用。

【药性】

甘、苦，微温。归肺经。

【功效】

润肺下气止咳，杀虫灭虱。

【临床应用】

1. 新久咳嗽，百日咳，肺痨咳嗽　本品功专润肺止咳，无论外感、内伤、暴咳、久嗽，皆可用之。可单用或配伍使用。治风寒咳嗽，常配伍荆芥、紫菀、桔梗等，如止咳散；治气阴两虚之久咳不已，常与黄芪、沙参、麦冬等同用，如百部汤；治肺痨咳嗽，常与麦冬、川贝母、沙参等同用。

2. 蛲虫，阴道滴虫，头虱及疥癣　本品治蛲虫，可浓煎，睡前保留灌肠；治阴道滴虫，可单用或配伍蛇床子、苦参等煎汤坐浴外洗；治头虱、体虱及疥癣，可制成20%乙醇液或50%水煎剂外搽。

【用法用量】

煎服，3~9g；外用适量。久咳虚咳宜蜜炙用。

桑白皮《神农本草经》

Sāngbáipí

【来源】

本品为桑科植物桑 *Morus alba* L. 的干燥根皮。秋末叶落时至次春发芽前采挖根部，刮去黄棕色粗皮，纵向剖开，剥取根皮，晒干。

【药性】

甘，寒。归肺经。

【功效】

泻肺平喘，利水消肿。

【临床应用】

1. 肺热咳喘　本品味甘性寒，主入肺经，能清泻肺火兼泻肺中痰水而止咳平喘。治肺热咳喘，常与地骨皮配伍，如泻白散；治肺虚有热而咳喘痰多、潮热盗汗，则配伍人参、熟地黄、五味子等，如补肺汤；治水饮停肺之咳逆上气、喘息而不得卧，常与麻黄、葶苈子、苦杏仁等宣肺逐饮药配伍。

2. 水肿　本品能清降肺气、通调水道而利水消肿。治肺气不宣所致全身水肿胀满、面目肌肤浮肿、小便不利者，常配伍茯苓皮、大腹皮等，如五皮饮。

此外，本品还有清肝降压止血之功，治疗肝阳上亢之头晕目眩、面红目赤，常配伍黄芩、决明子等；现代用于高血压属肝阳上亢者，还可治疗咯血、衄血。

【用法用量】

煎服，6~12g。

葶苈子《神农本草经》

Tínglìzǐ

【来源】

本品为十字花科植物播娘蒿 *Descurainia sophia*（L.）Webb. ex Prantl. 或独行菜 *Lepidium apetalum* Willd. 的干燥成熟种子。前者习称“南葶苈子”，后者习称“北葶苈子”。夏季果实成熟时采割植株，晒干，搓出种子，除去杂质。

【药性】

辛、苦，大寒。归肺、膀胱经。

【功效】

泻肺平喘，行水消肿。

【临床应用】

1. 痰涎壅肺，喘咳痰多，胸胁胀满 本品苦降辛散，大寒清降，善于泻肺中水饮及痰火而平喘咳，为泻肺平喘之要药。治肺热停饮之面目浮肿、咳喘不得平卧，常配伍地骨皮、桑白皮、大腹皮等，以增强泻肺逐饮平喘之功；治喘不得卧、胸胁胀满，则与大枣同用，如葶苈大枣泻肺汤。

2. 胸腹水肿，小便不利 本品泻肺气之壅闭而通调水道、利水消肿，为治胸腹积水之常品。治肺气壅实之水饮停聚、水肿胀满、小便不利，常配伍牵牛子、郁李仁等，以增强泻水退肿之效；治湿热蕴阻之腹水肿满，常配防己、大黄等攻逐水饮药；治痰热结胸之胸胁积水，常与大黄、芒硝、苦杏仁同用，如大陷胸丸。

【用法用量】

包煎，3~10g。

知识链接

桑白皮与葶苈子的异同

二药均能泻肺平喘，利尿消肿。但桑白皮多用于肺热咳喘、痰多之症，能清肺消痰而降气平喘。而葶苈子多用于痰涎壅滞、咳嗽喘促的实证，有泻肺、消痰、平喘作用，主治咳喘痰多。在利尿消肿方面，桑白皮主要用于浮肿、小便不利之水肿实证，尚有一定的降压作用。葶苈子用于水肿实证，如胸腹积水、小便不利。

枇杷叶《名医别录》

Pípáyè

【来源】

本品为蔷薇科植物枇杷 *Eriobotrya japonica*（Thunb.）Lindl. 的干燥叶。全年均可采收，晒至七八成干时，扎成小把，再晒干。

【药性】

苦，微寒。归肺、胃经。

【功效】

清肺止咳，降逆止呕。

【临床应用】

1. 肺热咳嗽，气逆喘急　本品味苦能降，性寒能清，具清降肺气之功。治肺热咳喘、咳痰黄稠，可与黄芩、桑白皮等配伍，以清肺化痰，如枇杷清肺饮；治燥热咳喘、干咳无痰或咳痰不爽，常配梨、甘蔗炖汤代茶饮，或与麦冬、桑叶、阿胶等宣燥润肺之品同用，如清燥救肺汤；治肺虚久咳，可与百合、莲子、阿胶等配伍制成膏，如枇杷膏。

2. 胃热呕逆，烦热口渴　本品能清胃热、降胃气而止呕吐、呃逆。治胃热呕吐呃逆、烦热口渴，可配伍黄连、竹茹、陈皮等，以清胃止呕；或与白茅根、淡竹叶等同用，以清胃除烦止渴，如枇杷叶饮子；治中寒气逆之哕逆不止、饮食不入，可配伍陈皮、生姜、甘草等，以温胃散寒、和中止呕，如枇杷叶汤。

【用法用量】

煎服，6~10g。止咳宜炙用，止呕宜生用。

其他止咳平喘药见表21-3。

表21-3　其他止咳平喘药

药名	来源	药性	功效	主治	用法用量、注意事项
紫菀	菊科植物紫菀的干燥根和根茎	苦、辛，温。归肺经	润肺下气，消痰止咳	痰多咳嗽，新久咳嗽，劳嗽咯血	煎服，5~10g
款冬花	菊科植物款冬的干燥花蕾	辛、微苦，温。归肺经	润肺下气，止咳化痰	新久咳嗽，喘咳痰多，劳嗽咯血	煎服，5~10g
白果	银杏科植物银杏的干燥成熟种子	甘、苦、涩，平。有毒。归肺、肾经	敛肺定喘，止带缩尿	痰多喘咳，带下，白浊，遗尿，尿频	煎服，5~10g，捣碎；生食有毒
罗汉果	葫芦科植物罗汉果的干燥果实	甘，凉。归肺、大肠经	清热润肺，利咽开音，润肠通便	肺热燥咳，咽痛失音，肠燥便秘	煎服，或开水泡服，9~15g

复习思考

【A型题】（在每小题给出的A、B、C、D、E 5个选项中，只有1项是最符合题目要求的）

1. 化痰药治痰证时最常配伍（　　）

A. 平肝、安神药　　B. 健脾、泻下药　　C. 健脾、理气药

D. 补气、消食药　　E. 补肺、健脾药

2. 善治脏腑湿痰的药物是（　　）

A. 白前　　B. 禹白附　　C. 半夏

D. 芥子　　E. 皂荚

3. 芥子的功效为（　　）

A. 温化寒痰，解毒散结　　B. 温肺化痰，利气散结

C. 燥湿化痰，消痞散结　　D. 温化寒痰，消肿散结

E. 燥湿化痰，祛风解痉

4. 治疗痰热咳嗽兼有便秘者，宜首选（　　）

A. 川贝母　　B. 浙贝母　　C. 瓜蒌仁

D. 前胡　　E. 竹茹

5. 竹茹治呕吐最宜者为（　　）

A. 胃阴虚呕吐　　B. 胃气虚呕吐　　C. 食积呕吐

D. 胃热呕吐　　E. 胃寒呕吐

6. 百部偏于（　　）

A. 宣肺止咳　　B. 化痰止咳　　C. 清肺止咳

D. 润肺止咳　　E. 温肺止咳

7. 旋覆花入煎剂宜（　　）

A. 后下　　B. 先煎　　C. 另煎

D. 包煎　　E. 冲服

8. 能降气化痰，止咳平喘的药物为（　　）

A. 白前　　B. 紫苏子　　C. 百部

D. 紫菀　　E. 白果

【选择题答案】1. C　2. C　3. B　4. C　5. D　6. D　7. D　8. B

模块二十二　安神药

扫一扫，查阅本模块PPT、视频等数字资源

【学习目标】

掌握安神药的功效、主治、性能；掌握重点安神药的临床应用、用法用量和使用注意。

熟悉朱砂与龙骨等相似药物功效、主治病症的共同点与不同点。

了解安神药的含义；了解一般安神药的功效、用法用量、使用注意。

【结构导图】

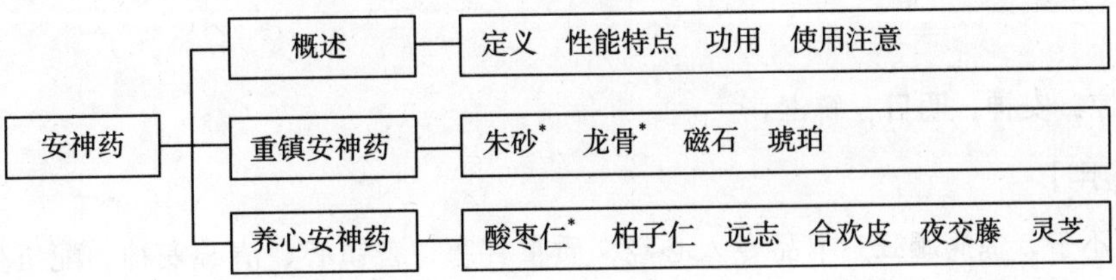

案例导入

生活中我们会发现，有些失眠的人夜间兴奋激动、难以入眠，有些人却乏力疲惫、辗转反侧，同样是失眠、心神不安，你知道它们的本质区别吗？

项目一　概　述

【定义】

凡以安定神志为主要作用，用以治疗心神不安病症的药物，称为安神药。

【性能特点】

本类药大多甘平，主入心、肝二经，具有沉降的作用趋势。

【功用】

本类药物多为矿石类、介类药物或植物种子，具有重镇安神或养心安神作用。主入心经者，能镇心安神，用治心火亢盛之心神不安；主入心肝经者，能滋养安神，用治心肝阴血亏虚之心悸失眠、健忘。某些药物还兼有清热解毒、平肝潜阳、纳气平喘、敛汗、润肠、祛痰等作用。

【使用注意】

1. 矿石类安神药宜先煎、久煎，或入丸、散剂服。易伤脾胃，不可久服，中病则止，须配伍养胃健脾之品。

2. 部分有毒的药品应慎用，不宜过量或长期服用，以防中毒。

项目二 重镇安神药

朱砂《神农本草经》

Zhūshā

【来源】

本品为硫化物类矿物辰砂族辰砂，主含硫化汞（HgS）。采挖后，选取纯净者，用磁铁吸净含铁的杂质，再用水淘去杂石和泥沙。

【药性】

甘，微寒；有毒。归心经。

【功效】

清心镇惊，安神，明目，解毒。

【临床应用】

1. 心神不宁，惊痫癫狂 本品专入心经，质重甘寒，善镇心、清心安神。配伍生地黄、当归等，如朱砂安神丸，用治心火亢盛、阴血不足；与黄连、莲子心等同用，用治心火亢盛之心神不安；常与磁石同用，如磁朱丸，用治癫痫；与牛黄、麝香等相配，如安宫牛黄丸，用治高热神昏、惊厥抽搐；与牛黄、钩藤等相配，如牛黄散，用治小儿急惊风。

2. 疮疡肿毒，咽喉肿痛，口舌生疮 本品性寒，内服外用均有清热解毒之功；常配伍雄黄、五倍子等，如紫金锭，用治疮疡肿毒；常与冰片、硼砂配伍外用，如冰硼散，用治咽喉肿痛、口舌生疮。

【用法用量】

0.1~0.5g，多入丸、散服，不宜入煎剂。外用适量。

【使用注意】

本品有毒，不宜大量服用，也不宜少量久服；孕妇及肝功能不全者禁用。

知识链接

朱砂毒性原理

朱砂是中医常用的镇静剂，但同时有较强的毒副作用。朱砂超量服用、服用方法不当（如加热煎熬、火烧或用朱砂拌其他中药煎煮）或长久服用均可能造成汞中毒。

朱砂所含 HgS 难溶于水，几乎不被人体吸收，而所含可溶性汞离子（Hg^{+}）及游离汞则能被人体吸收。汞在人体排泄缓慢，半衰期为 65~70 天，Hg^{+}与蛋白质的巯基有很强的亲和力，它与血液中的血红蛋白和血浆蛋白结合并随血液循环到达人体的各组织器官，主要在肾脏蓄积，是在其他组织浓度的 150 倍以上。轻度中毒表现为尿少、尿闭、恶心、呕吐、脓血便等；重度中毒血汞浓度过高时还可透过血脑屏障，损伤中枢神经系统，严重时可致死，尤其是肝肾功能不良者及儿童更易出现蓄积性中毒。

龙骨《神农本草经》

Lónggǔ

【来源】

本品为古代哺乳动物如三趾马类、犀类、鹿类、象类等的骨骼化石或象类门齿的化石。以吸湿力强，呈淡黄白色、夹有蓝灰色及红棕色花纹、质脆、分层的“五花龙骨”为佳。全年可采，除去泥土及杂质，生用或煅用。

【药性】

甘、涩，平。归心、肝、肾经。

【功效】

镇惊安神，平肝潜阳，收敛固涩。

【临床应用】

1. 心神不宁，心悸失眠，惊痫癫狂　本品质重沉降，可镇惊安神，用于各种神志不安证。配伍化痰止痉药如胆南星、牛黄等，用治惊痫抽搐、癫狂发作；与朱砂、酸枣仁同用，用治心神不宁、心悸失眠、健忘多梦等症。

2. 肝阳上亢证　本品入肝经，质重沉降，平肝潜阳之力较强。常配伍赭石、牡蛎等，用以治疗肝阳上亢之眩晕、头痛、急躁易怒，如镇肝息风汤。

3. 滑脱诸证　本品味涩能敛，煅用可治疗多种滑脱证，如用治肾虚遗精、滑精的金锁固精丸，以及用治冲任不固之白带、崩漏的固冲汤等；配伍牡蛎、黄芪等，用治表虚自汗、阴虚盗汗。

4. 湿疮痒疹，疮疡久溃不敛　常煅用，与枯矾等份，共为细末撒敷患处。

【用法用量】

先煎，10~30g。外用适量。生品重在镇惊安神，平肝潜阳；煅用重在收敛固涩。

其他重镇安神药见表22-1。

表22-1　其他重镇安神药

药名	来源	药性	功效	主治	用法用量、使用注意
磁石	氧化物类矿物尖晶石族磁铁矿，主含四氧化三铁（Fe_3O_4）	咸，寒。归肝、心、肾经	镇惊安神，平肝潜阳，聪耳明目，纳气平喘	①肾虚肝旺，惊悸失眠，头目眩晕，视物昏花，耳鸣耳聋；②肾虚气喘	先煎，9~30g
琥珀	古代松科植物树脂转化成的化石样物质	甘，平。归心、肝、膀胱经	镇静安神，活血散瘀，利尿通淋	①心神不宁，惊风，癫痫；②瘀血证；③淋证，癃闭	研末冲服，或入丸、散剂，1.5~3g

项目三　养心安神药

酸枣仁《神农本草经》

Suānzǎorén

【来源】

本品为鼠李科植物酸枣 *Ziziphus jujuba* Mill. var. *spinosa*（Bunge）Hu ex H. F. Chou 的干燥成熟

种子。秋末冬初采成熟果实，除去果肉及核壳，收集种子，晒干。

【药性】

甘、酸，平。归肝、胆、心经。

【功效】

养心补肝，宁心安神，敛汗，生津。

【临床应用】

1. 各种失眠 本品味甘，能养心阴、益肝血，常用于心神不宁之虚证。常与当归、何首乌、龙眼肉等同用，用治心肝阴血亏虚之心悸失眠、健忘；配伍知母、茯苓、川芎、甘草，即酸枣仁汤，用治肝血不足、虚热内扰之虚烦不眠；配伍人参、当归等，如归脾汤，用治心脾气血两虚之心悸失眠、神疲倦怠；配伍生地黄、玄参等，如天王补心丹，用治心肾不足、阴虚阳亢之心悸失眠、健忘梦遗。

2. 体虚多汗 本品味酸能敛，有收敛止汗之功。与五味子、牡蛎等同用，用治自汗、盗汗等。

【用法用量】

煎服，10~15g。研末吞服，每次1.5~3g。

其他养心安神药见表22-2。

表22-2 其他养心安神药

药名	来源	药性	功效	主治	用法用量、使用注意
柏子仁	柏科植物侧柏的成熟种仁	甘，平。归心、肾、大肠经	养心安神，润肠通便，止汗	①阴血不足，虚烦失眠，心悸怔忡；②肠燥便秘	煎服，3~10g
远志	远志科植物远志或卵叶远志的干燥根	苦、辛，温。归心、肾、肺经	安神益智，交通心肾，祛痰，消肿	①心肾不交引起的失眠多梦、健忘惊悸、神思恍惚；②咳嗽痰多，咳痰不爽；③痈疽疮毒，乳房肿痛	煎服，3~10g
合欢皮	豆科植物合欢的干燥树皮	甘，平。归心、肝、肺经	解郁安神，活血消肿	①忿懑忧郁，烦躁不眠；②跌打骨折，疮痈肿毒	外用适量，研末调敷，6~12g
夜交藤	蓼科植物何首乌的干燥藤茎	甘，平。归心、肝经	养血安神，祛风通络	失眠多梦，血虚身痛，风湿痹痛，皮肤瘙痒	煎服，9~15g。外用适量，煎水洗患处
灵芝	多孔菌科真菌赤芝或紫芝的干燥子实体	甘，平。归心、肺、肝、肾经	补气安神，止咳平喘	①心神不宁，失眠，心悸；②肺虚咳喘，虚劳短气，不思饮食	煎服，6~12g

复习思考

【A型题】（在每小题给出的A、B、C、D、E 5个选项中，只有1项是最符合题目要求的）

1. 朱砂内服的用量是(　　)

A. 15~30g　　B. 10~15g　　C. 1~3g

D. 1.5~3g　　E. 0.1~0.5g

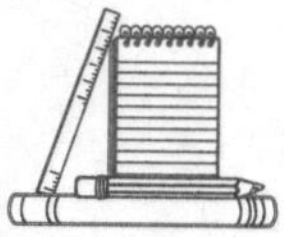

2. 磁石可用治(　　)

A. 肺气壅遏之咳喘　　B. 寒饮伏肺之咳喘　　C. 痰壅气逆之咳喘

D. 肺热壅盛之咳喘　　E. 肾不纳气之虚喘

3. 龙骨入煎剂应(　　)

A. 先煎　　B. 后入　　C. 另煎

D. 包煎　　E. 冲服

4. 治疗心悸失眠，健忘多梦，体虚多汗者，宜用(　　)

A. 朱砂　　B. 酸枣仁　　C. 柏子仁

D. 合欢皮　　E. 远志

5. 既能养心安神，又能润肠通便的药物是(　　)

A. 龙骨　　B. 朱砂　　C. 酸枣仁

D. 柏子仁　　E. 磁石

6. 既能安神，又能纳气平喘的药物是(　　)

A. 肉桂　　B. 沉香　　C. 磁石

D. 龙骨　　E. 琥珀

【选择题答案】1. E　2. E　3. A　4. B　5. D　6. C

扫一扫，查阅本模块 PPT、视频等数字资源

模块二十三　平肝息风药

【学习目标】

掌握平肝息风药的功效、主治、性能及使用注意；掌握重点平肝息风药的临床应用、用法用量和使用注意。

熟悉石决明与牡蛎、天麻与钩藤等相似药物功效、主治病症的共同点与不同点。

了解平肝息风药的含义以及平肝潜阳、息风止痉等有关功效术语的含义；了解一般平肝息风药的功效、用法用量、使用注意。

【结构导图】

- 平肝息风药
  - 概述 —— 定义　性能特点　功用　使用注意
  - 平肝潜阳药 —— 石决明*　牡蛎*　赭石　珍珠母　蒺藜
  - 息风止痉药 —— 羚羊角*　天麻*　钩藤*　全蝎*　牛黄　地龙　蜈蚣　僵蚕

案例导入

生活中我们发现周围有些人用蝎子、蜈蚣来泡酒，认为它们可以通经活络止痛；还有人认为它们有毒可以“以毒攻毒”，那你们知道它们的安全用量吗？它们还有其他功效吗？

项目一　概　述

【定义】

凡以平抑肝阳、息风止痉为主要作用的药物，称为平肝息风药。

【性能特点】

本类药物主入肝经，多为沉降之品。部分药物兼能清肝热，镇静安神，药性多偏寒性。

【功用】

本类药物具有平肝潜阳、息风止痉的功效，部分药物兼有镇惊安神、清肝明目、祛风通络等作用。入肝经，能平肝潜阳，用于肝阳上亢证，症见眩晕、头痛、目赤翳障、急躁易怒、失眠多梦、腰膝酸软、头重足轻等上实下虚的表现；入肝经，能平息肝风，用于肝风内动证，症见项强肢颤、痉挛抽搐等。

【使用注意】

1. 脾虚慢惊风者，不宜用寒凉之品；阴血亏虚者，忌用温燥之品。

2. 部分矿物及介类药物，入汤剂有效成分不易煎出，应打碎先煎或久煎；入丸、散剂易碍胃，应适当配伍健脾开胃药。

项目二　平肝潜阳药

石决明《名医别录》

Shíjuémíng

【来源】

本品为鲍科动物杂色鲍 *Haliotis diversicolor* Reeve、皱纹盘鲍 *Haliotis discus* Hannai Ino、羊鲍 *Haliotis ovina* Gmelin、澳洲鲍 *Haliotis ruber*（Leach）、耳鲍 *Haliotis asinina* Linnaeus 或白鲍 *Haliotis laevigata*（Donovan）的贝壳。夏秋二季捕捉，去肉，洗净，干燥。打碎，生用或煅用。

【药性】

咸，寒。归肝经。

【功效】

平肝潜阳，清肝明目。

【临床应用】

1. 肝阳上亢　本品为凉肝、镇肝之品，且有滋养肝阴之功。常配伍怀牛膝、龙骨、牡蛎等，如镇肝息风汤，用治肝肾阴虚、肝阳上亢之眩晕、头痛；与夏枯草、钩藤、菊花等同用，用治肝阳上亢及肝火上攻所致的头痛目赤、烦躁易怒；配伍牡蛎、地黄、白芍等，如阿胶鸡子黄汤，用治肝风内动之惊痫抽搐。

2. 各种目疾　配伍决明子、菊花、夏枯草等，用治肝火上炎之目赤肿痛；配伍熟地黄、枸杞子、菟丝子等，用治肝虚血少之目涩、视物昏花；配伍菊花、蝉蜕、木贼等，治风热目赤翳障；配伍苍术用治青盲雀目。

【用法用量】

先煎，6~20g。

【使用注意】

本品咸寒易伤脾胃，故脾胃虚寒之食少便溏者慎服。

牡蛎《神农本草经》

Mǔlì

【来源】

本品为牡蛎科动物长牡蛎 *Ostrea gigas* Thunberg、大连湾牡蛎 *Ostrea talienwhanensis* Crosse 或近江牡蛎 *Ostrea rivularis* Gould 的贝壳。全年均可捕捞，去肉，洗净，晒干。

【药性】

咸，微寒。归肝、胆、肾经。

【功效】

重镇安神，潜阳补阴，软坚散结。

【临床应用】

1. 肝阳上亢　本品常与龙骨、龟甲、白芍等同用，如镇肝息风汤，用治肝肾阴虚、肝阳上亢所致的头目眩晕、失眠心悸；常配伍生地黄、龟甲等，如大定风珠，用治温病日久、邪热灼伤真阴导致的虚风内动。

2. 心神不安　本品治惊悸怔忡、失眠多梦等症，常与龙骨相须为用，如桂枝甘草龙骨牡蛎汤。

3. 瘰疬，痰核，癥瘕痞块　常配伍浙贝母、玄参等，如消瘰丸，用治痰火郁结所致的瘰疬、痰核；常与丹参、鳖甲、莪术等同用，用治血瘀气结之癥瘕痞块。

4. 滑脱诸证　煅牡蛎收敛固涩，与黄芪、浮小麦、麻黄根同用，即牡蛎散，用治自汗、盗汗；配伍沙苑子、龙骨、芡实等，如金锁固精丸，用治遗精、滑精；配伍煅龙骨、山药、乌贼骨等，用治崩漏、带下。

此外，煅牡蛎有制酸止痛作用，可用治胃酸过多、胃溃疡。

【用法用量】

先煎，9~30g。潜阳、软坚宜生用，收敛、制酸宜煅用。

其他平肝潜阳药见表23-1。

表23-1　其他平肝潜阳药

药名	来源	药性	功效	主治	用法用量、使用注意
赭石	氧化物类矿物刚玉族赤铁矿。主含三氧化二铁（Fe_2O_3）	苦，寒。归肝、心、肺、胃经	平肝潜阳，重镇降逆，凉血止血	①眩晕耳鸣；②呕吐，噫气，呃逆，喘息；③吐血，衄血，崩漏下血	先煎，9~30g。孕妇慎用
珍珠母	蚌科三角帆蚌、褶纹冠蚌或珍珠贝科马氏珍珠贝的贝壳	咸，寒。归肝、心经	平肝潜阳，安神定惊，明目退翳	①头痛眩晕；②惊悸失眠；③目赤翳障，视物昏花	先煎，10~25g
蒺藜	蒺藜科植物蒺藜的干燥成熟果实	辛、苦，微温。有小毒。归肝经	平肝解郁，活血祛风，明目，止痒	①头痛眩晕，胸胁胀痛，乳闭乳痈；②目赤翳障，风疹瘙痒	煎服，6~10g

项目三　息风止痉药

羚羊角《神农本草经》

Língyángjiǎo

【来源】

本品为牛科动物赛加羚羊 *Saiga tatarica* Linnaeus 的角。猎取后锯取其角，晒干。

【药性】

咸，寒。归肝、心经。

【功效】

平肝息风，清肝明目，散血解毒。

【临床应用】

1. 肝风内动　本品为治热极生风要药。常配钩藤、菊花、白芍等，如羚角钩藤汤，用治温病热盛所致的高热、神昏、惊痫抽搐或小儿热极生风；配伍钩藤、郁金、朱砂等，用治癫痫、惊悸等。

2. 肝阳上亢　本品质重性降。配伍石决明、菊花、龟甲等，用治肝阳上亢之头痛眩晕、烦躁失眠。

3. 肝火上炎，目赤头痛　常配决明子、龙胆草、黄芩等，用治肝火上炎之目赤肿痛、羞明流泪、目生翳障。

4. 温病壮热神昏，热毒发斑　本品能泻火解毒散血，使气血两清。常配石膏、麝香等制成丸或散，如紫雪丹，用治温病气血两燔之壮热躁狂、神昏谵语、惊风抽搐、斑疹等。

【用法用量】

煎服，1~3g，宜另煎两小时以上；磨汁或研粉服，每次0.3~0.6g。

【使用注意】

脾虚慢惊者禁服。

知识链接

羚羊角

羚羊角入药以赛加羚羊为正品，但药源稀少，且为受保护的野生动物，应用受限。人们对牛科动物如山羊、绵羊、苏门羚、黄羊、鹅喉羚的角与赛加羚羊的角进行研究比较，发现上述动物的角在化学成分及主要药理作用如解热、镇静、抗惊厥、镇痛、抗炎、降压等方面有相似之处，临床功效也和羚羊角相似。现代临床常用山羊角代替羚羊角，但认为药效较弱，应用时药量可酌情增大。

天麻《神农本草经》

Tiānmá

【来源】

本品为兰科植物天麻 *Gastrodia elata* Bl. 的干燥块茎。立冬后至次年清明前采挖，立即洗净，蒸透，敞开低温干燥。

【药性】

甘，平。归肝经。

【功效】

息风止痉，平抑肝阳，祛风通络。

【临床应用】

1. 肝风内动　本品可用治各种病因之肝风内动，症见惊痫抽搐，不论寒热虚实，均可应用，为"治内风之圣药"。治小儿急惊风，常与羚羊角、钩藤、全蝎等平肝息风药同用；治小儿脾虚慢惊，常与人参、白术、僵蚕等补益脾胃、息风止痉之品配用。

2. 肝阳上亢　本品为止眩晕的要药，治多种原因引起的眩晕均可配用。常配半夏、茯苓等，如半夏白术天麻汤，用治风痰上扰之眩晕；与钩藤、川牛膝等同用，如天麻钩藤汤，用治肝阳偏亢肝风上扰之头痛眩晕。

3. 中风不遂，风湿痹痛 本品治风中经络所致的手足不遂、肢体麻木或痉挛抽搐、风湿痹痛，常与川芎、秦艽、独活等同用。

【用法用量】

煎服，3~10g。

钩藤《名医别录》

Gōuténg

【来源】

本品为茜草科植物钩藤 *Uncaria rhynchophylla*（Miq.）Miq. ex Havil.、大叶钩藤 *Uncaria macrophylla* Wall.、毛钩藤 *Uncaria hirsuta* Havil.、华钩藤 *Uncaria sinensis*（Oliv.）Havil. 或无柄果钩藤 *Uncaria sessilifructus* Roxb. 的干燥带钩茎枝。秋、冬二季采收，去叶，切段，晒干。

【药性】

甘，凉。归肝、心包经。

【功效】

息风定惊，清热平肝。

【临床应用】

1. 肝风内动 本品有缓和的息风止痉及清肝热之功，为治肝风内动、惊痫抽搐的常用药，又善治热极生风及小儿高热惊风。常与羚羊角、菊花、白芍等配用，如羚角钩藤汤，用治温热病热极生风、痉挛抽搐。

2. 肝阳上亢 常用治肝火上炎或肝阳上亢之头胀头痛、眩晕等症。用治肝火上攻，常与夏枯草、龙胆草、栀子等清肝泻火之品同用；用治肝阳上亢，常与天麻、石决明等平肝潜阳药同用，如天麻钩藤饮。

【用法用量】

煎服，3~12g，后下。

全蝎《蜀本草》

Quánxiē

【来源】

本品为钳蝎科动物东亚钳蝎 *Buthus martensii* Karsch 的干燥体。春末至秋初捕捉，除去泥沙，置沸水或沸盐水中，煮至全身僵硬，捞出，置通风处，阴干。

【药性】

辛，平；有毒。归肝经。

【功效】

息风镇痉，通络止痛，攻毒散结。

【临床应用】

1. 痉挛抽搐 本品能息内风、祛外风，为治疗痉挛抽搐要药。与蜈蚣同用，研细末服，即止痉散，用治痉挛抽搐、小儿惊风、中风口㖞、半身不遂、破伤风；配伍白附子、僵蚕等，如牵正散，用治风中经络之口眼㖞斜、半身不遂。

2. 疮疡，瘰疬　本品治疗诸疮肿毒，多作外敷用，例如配伍栀子，麻油煎黑去渣，入黄蜡化成膏外敷；近代用本品配伍蜈蚣、地龙、土鳖虫各等份，研末或水泛为丸服，以治淋巴结核、骨结核。

3. 偏正头痛，风湿顽痹　可配天麻、川芎等，用治顽固性偏正头痛；与麝香研细末，温酒送服，用治风寒湿顽痹、筋脉拘挛，甚则关节变形；配伍川乌、金钱白花蛇、没药等，以祛风通络、活血舒筋。

【用法用量】

煎服，3～6g。

【使用注意】

孕妇禁用。

知识链接

全蝎的毒性

全蝎内服过量（有报道称中毒量为30～60g）会引起中毒，中毒症状主要有头痛、头晕、心悸、血压升高、烦躁不安；严重者血压突然降低、呼吸困难、发绀、昏迷，最后多因呼吸麻痹而死亡。服用全蝎产生变态反应者可出现全身粟粒样皮疹及风团，奇痒难忍，可伴有发热、憋闷等；此外还可引起蛋白尿和神经中毒，表现为面部咬肌强直性痉挛及全身剥脱性皮炎等。引起中毒的主要原因是用量过大，其次是过敏体质者出现变态反应。

其他息风止痉药见表23-2。

表23-2　其他息风止痉药

药名	来源	药性	功效	主治	用法用量、使用注意
牛黄	牛科动物牛的干燥胆结石	甘，凉。归心、肝经	清心，豁痰，开窍，凉肝，息风，解毒	①热病神昏，中风痰迷，惊痫抽搐，癫痫发狂； ②咽喉肿痛，痈疽疔毒，口舌生疮	0.15～0.35g，多入丸散用。外用适量，研末敷患处。孕妇慎用
地龙	钜蚓科动物参环毛蚓、通俗环毛蚓、威廉环毛蚓或栉盲环毛蚓的干燥体	咸，寒。归肝、脾、膀胱经	清热定惊，通络，平喘，利尿	①高热神昏，惊痫抽搐； ②热痹，风寒湿痹，半身不遂； ③肺热咳喘，肢体麻木； ④水肿尿少	煎服，5～10g
蜈蚣	蜈蚣科动物少棘巨蜈蚣的干燥体	辛，温；有毒。归肝经	息风镇痉，通络止痛，攻毒散结	①肝风内动，痉挛抽搐，小儿惊风，中风口㖞，破伤风； ②半身不遂，风湿痹痛，偏正头痛； ③疮疡瘰疬，虫蛇咬伤	煎服，3～5g。孕妇禁用
僵蚕	蚕蛾科昆虫家蚕4~5龄的幼虫感染（或人工接种）白僵菌而致死的干燥体	咸、辛，平。归肝、肺、胃经	息风止痉，祛风止痛，化痰散结	①肝风夹痰，惊痫抽搐，小儿急惊风，破伤风，中风口㖞； ②风热头痛，目赤咽痛，风疹瘙痒，发颐痄腮	煎服，5～10g

复习思考

【A 型题】（在每小题给出的 A、B、C、D、E 5 个选项中，只有 1 项是最符合题目要求的）

1. 治疗热病高热，热极生风，惊痫抽搐的要药是（　）

A. 地龙　　B. 羚羊角　　C. 钩藤

D. 天麻　　E. 全蝎

2. 既能清热平肝，又能息风止痉的药物是（　）

A. 夏枯草　　B. 刺蒺藜　　C. 钩藤

D. 白菊花　　E. 决明子

3. 性平，治疗肝风内动，惊痫抽搐，无论寒热虚实皆可配伍应用的药物是（　）

A. 钩藤　　B. 天麻　　C. 牛黄

D. 地龙　　E. 蜈蚣

4. 功似龙骨而又能软坚散结的药物是（　）

A. 磁石　　B. 牡蛎　　C. 琥珀

D. 珍珠母　　E. 玄参

5. 既能平肝潜阳，又能息风止痉的药物是（　）

A. 石决明　　B. 羚羊角　　C. 磁石

D. 僵蚕　　E. 地龙

【选择题答案】1. B　2. C　3. B　4. B　5. B

模块二十四　开窍药

扫一扫，查阅本模块 PPT、视频等数字资源

【学习目标】

掌握开窍药的功效、主治、性能及使用注意；掌握重点开窍药的临床应用、用法用量和使用注意。

熟悉麝香的功效、主治病症；冰片、苏合香等药物功效主治及异同点。

了解开窍药的含义；了解一般开窍药的功效、用法用量、使用注意。

【结构导图】

- 开窍药
  - 概述 —— 定义　性能特点　功用　使用注意
  - 常用开窍药 —— 麝香*　冰片　石菖蒲　苏合香

案例导入

生活中我们看到过或听说过有人突然昏迷、不省人事，急救有掐人中穴的、有服用"灵丹妙药"的，你知道这些"灵丹妙药"里经常含有哪类药吗？有些昏迷的人面红耳赤，有些人却是面青身凉，思考一下这些症状有什么本质区别吗？

项目一　概　述

【定义】

凡以开窍醒神为主要功效，主治闭证神昏的药物，称为开窍药。

【性能特点】

本类药物多味辛芳香，为升浮之品，主入心经。

【功用】

心藏神，主神明，心窍开通则神志清醒、思维敏捷，心窍被阻则神明内闭、神志昏迷，治疗则须用辛香之品开窍醒神。部分开窍药尚有活血行气、消肿止痛、祛痰辟秽的功效。

【使用注意】

1. 脱证神昏治宜急救回阳、益气固脱，非开窍药所宜。
2. 开窍药辛香走窜，为救急治标之品，且耗伤正气，只宜暂服，不宜久服。
3. 本类药性味辛香，有效成分易于挥发，故内服多入丸、散剂，不宜入煎剂。
4. 孕妇禁用或慎用。

项目二　常用开窍药

麝香《神农本草经》

Shèxiāng

【来源】

本品为鹿科动物林麝 *Moschus berezovskii* Flerov、马麝 *Moschus sifanicus* Przewalski 或原麝 *Moschus moschiferus* Linnaeus 成熟雄体香囊中的干燥分泌物。野麝多在冬季至次春猎取，猎获后，割取香囊，阴干，习称“毛壳麝香”；剖开香囊，除去囊壳，习称“麝香仁”。家麝直接从其香囊中取出麝香仁，阴干或用干燥器密闭干燥。

【药性】

辛，温。归心、脾经。

【功效】

开窍醒神，活血通经，消肿止痛。

【临床应用】

1. 闭证神昏　本品为醒神回苏之要药，无论寒闭、热闭均可配用，故誉为“开窍醒神第一药”。常配牛黄、朱砂等，如安宫牛黄丸，用治热闭神昏；常配苏合香等，如苏合香丸，用治寒闭神昏。

2. 血瘀经闭，癥瘕，心腹暴痛，跌打损伤，风寒湿痹　配桃仁、红花、川芎等，如通窍活血汤，用治经闭、癥瘕；配伍牛黄、苏合香，如麝香保心丸，用治心腹暴痛；常配乳香、没药等，如七厘散，用治跌打损伤；用治风湿顽痹，痹症疼痛，顽固不愈，可与川乌、威灵仙等同用。

3. 疮疡肿毒，咽喉肿痛　本品活血消肿止痛，内服、外用均有良效。咽喉肿痛，常与牛黄、蟾酥等同用，如六神丸。

【用法用量】

多入丸散用，0.03~0.1g。外用适量。

【使用注意】

孕妇禁用。

知识链接

麝香的药用价值

我国应用麝香防病治病已有2000多年的历史，很多急救和常用中成药都以麝香为原料，《全国中成药处方集》收载的2621种处方中，含麝香的处方就有295种，其中形成了很多国宝级的传统中成药品种，如安宫牛黄丸、苏合香丸、西黄丸、麝香保心丸、云南白药、六神丸等。

冰片《新修本草》

Bīngpiàn

【来源】

本品为龙脑香科植物龙脑 *Dryobalanops aromatica* Gaertn. f. 树脂的加工品，或龙脑香树的树干、树枝切碎，经蒸馏冷却而得的结晶，习称“龙脑冰片”，亦称“梅片”。由菊科植物艾纳香 *Blumea balsamifera*（L.）DC. 的新鲜叶经提取加工制成的结晶称“艾片（左旋龙脑）”。现多用松节油、樟脑等，经化学方法合成，称“合成龙脑”。由樟科直物樟 *Cinnamomum camphora*（L.）Presl 的新鲜枝、叶经提取加工制成，称天然冰片（右旋龙脑）。

【药性】

辛、苦，微寒。归心、脾、肺经。

【功效】

开窍醒神，清热止痛。

【临床应用】

1. 闭证神昏　本品开窍之力不及麝香，两者常相须为用，其性偏寒，更善用于热闭神昏。常配牛黄、麝香等，如安宫牛黄丸，用治热闭神昏；常配麝香、苏合香等，如苏合香丸，用治寒闭神昏。

2. 疮疡肿痛，口疮，喉痛及眼疾等　本品为五官科和外科疾病常用药。配伍牛黄、珍珠等，如八宝丹，用治疮疡肿毒溃后不敛；配伍硼砂、朱砂、玄明粉，如冰硼散，共研细末，吹敷患处，用治咽喉肿痛、口舌生疮；单用点眼，或配伍炉甘石、硼砂等制成滴眼药水，如八宝眼药水，用治目赤肿痛。

【用法用量】

入丸散用，0.15~0.3g。外用研粉点敷患处。

【使用注意】

孕妇慎用。

其他开窍药见表 24-1。

表 24-1　其他开窍药

药名	来源	药性	功效	主治	用法用量、使用注意
石菖蒲	天南星科植物石菖蒲的根茎	辛、苦，温。归心、胃经	开窍豁痰，醒神益智，化湿开胃	神昏癫痫，健忘失眠，耳鸣耳聋，脘痞不饥，噤口下痢	煎服，3~10g
苏合香	金缕梅科植物苏合香树的树脂加工品	辛，温。归心、脾经	开窍，辟秽，止痛	中风痰厥，猝然昏倒，胸痹心痛，胸腹冷痛，惊痫	宜入丸散服，0.3~1g

复习思考

【A 型题】（在每小题给出的 A、B、C、D、E 5 个选项中，只有 1 项是最符合题目要求的）

1. 具有开窍醒神，活血通经作用的药物是(　　)

A. 苏合香　　B. 冰片　　C. 麝香

D. 石菖蒲　E. 牛黄

2. 治疗痰湿蒙蔽清窍所致的神志昏乱宜首选(　　)

A. 石菖蒲　B. 冰片　C. 天竺黄

D. 竹茹　E. 郁金

3. 外用有清热止痛、消肿之功，为五官科常用药的是(　　)

A. 苏合香　B. 石菖蒲　C. 菊花

D. 冰片　E. 生石膏

4. 既可治疗寒闭昏迷，又能治疗热闭神昏的最佳药物是(　　)

A. 麝香　B. 苏合香　C. 牛黄

D. 冰片　E. 石菖蒲

5. 麝香用治疮痈肿毒，因其具有(　　)

A. 清热解毒之效　B. 化腐拔毒之效　C. 解毒排脓之效

D. 生肌敛疮之效　E. 活血消肿之效

【选择题答案】1. C　2. A　3. D　4. A　5. E

模块二十五　补虚药

扫一扫，查阅本模块 PPT、视频等数字资源

【学习目标】

掌握各类补虚药的功效、主治、性能特点、配伍应用及使用注意；掌握重点补虚药的临床应用、用法用量和使用注意。

熟悉人参与党参、苍术与白术、杜仲与续断、白芍与赤芍、麦冬与天冬、龟甲与鳖甲等相似药物功效、主治病症的共同点与不同点。

了解补虚药的含义，分类情况及有关功效术语的含义；了解一般药物的功效、用法用量、使用注意。

【结构导图】

- 补虚药
  - 概述：定义　性能特点　功用　使用注意
  - 补气药：人参*（附：红参）　党参*　黄芪*　白术*　甘草*　西洋参　太子参　山药　大枣　白扁豆　红景天　刺五加　蜂蜜
  - 补阳药：鹿茸*（附：鹿角、鹿角胶、鹿角霜）　续断*　菟丝子*　淫羊藿*　杜仲*　巴戟天　仙茅　肉苁蓉　锁阳　补骨脂　益智　沙苑子　蛤蚧　冬虫夏草　核桃仁
  - 补血药：当归*　熟地黄*　白芍*　阿胶*　何首乌　龙眼肉
  - 补阴药：北沙参*（附：南沙参）　麦冬*　龟甲*（附：龟甲胶）　鳖甲*　天冬　百合　石斛　玉竹　枸杞子　黄精　女贞子　墨旱莲　桑椹

案例导入

常有人认为，补益药是“好药”“贵药”，服用时多多益善。这种观点是否正确？请大家思考一下，补虚药是否等于滋补营养品？补虚药物能否代替其他的保健措施？

项目一　概　述

【定义】

凡能补虚扶弱，纠正人体气血阴阳虚衰，以补虚为主要功效，治疗虚证为主的药物，称为补虚药，也称补益药。

【性能特点】

本类药物大多具有甘味。

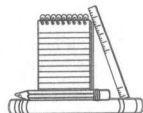

补气药、补阳药一般具有温热之性；补阴药一般具有寒凉之性。

补气药大多归脾经、肺经；补阳药多归肾经；补血药多归心经、肝经；补阴药多归肺、胃、肝、肾经。

补气药、补阳药作用趋势偏于升浮；补血药、补阴药作用趋势偏于沉降。

除仙茅有毒外，其余药物没有毒性。但是，其中有些药物药性峻猛，若在剂量过大、药不对证的情况下，易对人体产生危害。

【功用】

本类药物具有补虚作用，主要用以治疗虚证。分为补气药、补阳药、补血药、补阴药4类。

补气药主要用于治疗气虚证，症见少气懒言、神疲乏力、头晕目眩等。

补阳药主要用于治疗肾阳虚证，症见畏寒怕冷、腰膝酸软、阳痿早泄、宫冷不孕、尿频遗尿、遗精滑精、带下清稀等。

补血药主要用于治疗血虚证，症见面色萎黄、唇爪色淡、失眠健忘、心悸怔忡或月经量少色淡、经闭等。

补阴药主要用于治疗阴虚证，包括肺阴虚，症见干咳少痰，或痰中带血、咯血等；胃阴虚，症见口渴咽干、胃中嘈杂、饥不欲食、大便干结、舌红苔剥等；肝阴虚，症见眼目干涩昏花、眩晕耳鸣等；肾阴虚，症见腰膝酸软、五心烦热、潮热盗汗等；心阴虚，症见心烦不寐、心悸怔忡等。

【使用注意】

1. 防止不当补而误补。邪实而正不虚者，误用补虚药有“误补益疾”之弊。

2. 避免当补而补之不当。如不分阴阳，不别气血，不辨脏腑，不明寒热，盲目使用补虚药，不仅不能达到预期的疗效，还可能导致不良后果。

3. 补虚药用于扶正祛邪，要避免使用可能妨碍祛邪的补虚药，使祛邪而不伤正，补虚而不留邪。

4. 部分补虚药药性滋腻，易影响脾胃运化，可适当配伍健脾消食药。同时，补气还应辅以行气或除湿化痰，补血还应辅以行血。

5. 入汤剂宜适当久煎，使药味尽出。虚弱证一般病程较长，宜采用蜜丸、煎膏（膏滋）、口服液等便于保存、服用，并可增效的剂型。

项目二 补气药

以补气为主要功效，主治气虚证的药物，称为补气药。补气药以补脾肺之气为主，主治脾气虚，症见食欲不振、脘腹虚胀、大便溏薄、体倦神疲、面色萎黄、消瘦或一身虚浮，甚或脏器下垂、血失统摄等；肺气虚，症见气少喘促、动则益甚，少气懒言，咳嗽无力，声音低怯，甚或喘促、体倦神疲、易出虚汗等。

本类药的性味以甘温或甘平为主。大多数药能补益脾肺之气，主要归脾肺经。使用补气药应注意合理配伍。用于扶正祛邪时，还需分别与解表药、清热药或泻下药等同用；部分补气药的药性壅滞，易致中满，应用时可适当配伍理气药。

人参《神农本草经》

Rénshēn

【来源】

本品为五加科植物人参 *Panax ginseng* C. A. Mey. 的干燥根和根茎。多于秋季采挖，洗净经晒干或烘干。栽培的俗称“园参”；播种在山林野生状态下自然生长的称“林下山参”，习称“籽海”。

【药性】

甘、微苦，微温。归脾、肺、心、肾经。

【功效】

大补元气，复脉固脱，补脾益肺，生津养血，安神益智。

【临床应用】

1. 元气虚脱证　本品适用于因大汗、大吐泻、大出血、大病、久病所致的元气虚极欲脱、脉微欲绝的危重证候，为拯危救脱要药。用本品浓煎顿服，即独参汤；治气虚欲脱兼见汗出、四肢逆冷者，常与附子配伍，如参附汤；治气虚欲脱，兼见汗出身暖、渴喜冷饮者，常配伍麦冬、五味子，如生脉散。

2. 脾肺肾气虚证　本品为补脾要药，治脾气虚之倦怠乏力、食少便溏等。因脾虚不运常兼湿滞，常配伍白术、茯苓，如四君子汤；治脾虚中气下陷之脏器脱垂、久泻脱肛，常配伍黄芪、白术，如补中益气汤；治脾虚运化失常、气血两虚，常配伍当归、白术等，如归脾汤。本品亦为补肺要药，用治肺气虚之气短乏力、脉虚自汗，常配伍黄芪、五味子等；还可用治肾不纳气的短气虚喘、肾虚阳痿；治虚喘，常配伍蛤蚧、五味子等。

3. 热伤气津之口渴及消渴证　对于热病气津两伤、口渴、汗多、脉大无力者，常与石膏、知母同用，如白虎加人参汤；治消渴兼有气虚者，常与黄芪、天花粉同用。

4. 气血亏虚之心悸、失眠、健忘　本品用治气血不足、心神失养之心悸、失眠，可配当归、酸枣仁等，如归脾汤。

此外，本品与解表药、攻下药等配伍，能扶正祛邪，用于气虚外感或里实热结而致的邪实正虚证。

【用法用量】

另煎兑服，3~9g；也可研粉吞服，一次 2g，一日两次。

【使用注意】

不宜与藜芦、五灵脂同用。

知识链接

人参的现代研究

人参具有抗休克、强心、降低外周血管阻力和降压、抗缺氧、抗血栓形成、保护心肌等作用；能兴奋垂体-肾上腺皮质系统，提高免疫功能，增强造血功能；能调节中枢神经系统的兴奋和抑制过程的平衡，提高脑力劳动功能，促进学习记忆，抗疲劳，促进蛋白质、DNA、RNA 的合成，调节胆固醇代谢，降血糖、降血脂，有促性腺激素样作用。此外，人参还有抗过敏、抗炎、抗利尿、抗溃疡、抗氧化、抗肿瘤及保肝等多种作用。但是长期服用人参或人参制剂，可出现腹泻、皮疹、神经过敏、失眠、忧郁、血压升高、性欲亢进（或性功能减退）、头痛、心悸等不良反应。出血是人参急性中毒的特征。

附：红参

本品为五加科植物人参的栽培品经蒸制后的干燥根和根茎。秋季采挖，洗净，蒸制后，干燥。味甘、微苦，性温。归脾、肺、心、肾经。功能大补元气，复脉固脱，益气摄血。用于体虚欲脱，肢冷脉微，气不摄血，崩漏下血。

党参《本草从新》

Dǎngshēn

【来源】

本品为桔梗科植物党参 *Codonopsis pilosula*（Franch.）Nannf.、素花党参 *Codonopsis pilosula* Nannf. var. *modesta*（Nannf.）L. T. Shen 或川党参 *Codonopsis tangshen* Oliv. 的干燥根。秋季采挖，洗净，晒干。

【药性】

甘，平。归脾、肺经。

【功效】

健脾益肺，养血生津。

【临床应用】

1. 脾肺气虚证 治中气不足之倦怠乏力、食少便溏，常与白术、茯苓等配伍；治肺气亏虚之咳嗽喘促、语声低弱、少气懒言，常与黄芪、蛤蚧等同用。

2. 气血两虚证 本品既能补气，又能补血，治气血两虚之面色苍白或萎黄、体倦乏力、头晕、心悸等，常与黄芪、白术、当归、熟地黄等配伍。

3. 气津两伤证 本品有补气生津作用，治气津两伤之体倦乏力、口渴多饮，可配伍麦冬、五味子等，如生脉散。

此外，本品配伍解表药、泻下药以扶正祛邪，用于气虚外感、虚人便秘等正虚邪实证。

【用法用量】

煎服，9~30g。

【使用注意】

不宜与藜芦同用。

知识链接

人参与党参的异同

二者均具有补脾气、补肺气、益气生津、益气生血及扶正祛邪作用，均可用于脾气虚、肺气虚、津伤口渴、消渴、血虚及气虚邪实之证。但党参性味甘平，作用缓和，药力薄弱，对于轻症及慢性疾患者，可用党参加大用量代替人参，而对于急、重症者仍以人参为宜，党参不具有人参益气救脱之功。此外，人参还长于益气助阳、安神益智，党参类似作用不明显，但有补血之功。

黄芪《神农本草经》

Huángqí

【来源】

本品为豆科植物蒙古黄芪 *Astragalus membranaceus*（Fisch.）Bge. var. *mongholicus*（Bge.）Hsiao 或膜荚黄芪 *Astragalus membranaceus*（Fisch.）Bge. 的干燥根。春、秋二季采挖，除去须根和根头，晒干。

【药性】

甘，微温。归肺、脾经。

【功效】

补气升阳，固表止汗，利水消肿，生津养血，行滞通痹，托毒排脓，敛疮生肌。

【临床应用】

1. 脾气虚证　本品为补中益气要药。治脾胃气虚之倦怠乏力、食少、便溏等，常配党参、白术等；治疗脾虚中气下陷之久泻脱肛、内脏下垂，常配伍人参、柴胡、升麻等，如补中益气汤；治脾虚不能统血所致失血证，常与人参、白术等配伍，如归脾汤。

2. 肺气虚证　本品入肺能补益肺气，治肺气虚之咳喘日久、气短神疲者，常与紫菀、款冬花、杏仁等配伍。

3. 气虚自汗　本品能补脾肺之气，常配伍牡蛎、麻黄根等，如牡蛎散；治表虚卫阳不固的自汗、容易外感，常配伍白术、防风，如玉屏风散。

4. 气血亏虚，疮痈难溃或溃久难敛　本品治疮痈中期，脓成不溃，可配人参、当归、升麻、白芷等，如透脓散；治疮痈后期，溃后疮口不敛，可配伍人参、当归、肉桂等，如十全大补丸。

5. 气虚水肿，小便不利　本品用治气虚水湿失运所致的水肿、小便不利，常配白术、防己，如防己黄芪汤。

此外，本品还能补气以行血、生血、摄血、生津，用治气虚所致的血虚、气虚血滞的半身不遂、气虚不能摄血之崩漏便血及气虚津亏的消渴等。

【用法用量】

煎服，9~30g。

白术《神农本草经》

Báizhú

【来源】

本品为菊科植物白术 *Atractylodes macrocephala* Koidz. 的干燥根茎。冬季下部叶枯黄、上部叶变脆时采挖，除去泥沙，烘干或晒干，再除去须根。

【药性】

苦、甘，温。归脾、胃经。

【功效】

健脾益气，燥湿利水，止汗，安胎。

【临床应用】

1. 脾气虚证　本品为“补气健脾第一要药”。治脾气虚有湿，食少便溏或泄泻，常配伍人参、茯苓、甘草等，如四君子汤；治脾胃虚寒的脘腹冷痛、吐泻，常配伍人参、干姜、甘草等，如理中丸；治脾虚气滞的脘腹胀满，配伍枳实，如枳术丸；治脾虚泄泻，常配伍人参、茯苓等，如参苓白术散。

2. 脾虚湿停之痰饮、水肿　本品治脾虚湿停之痰饮，常配桂枝、茯苓、甘草，如苓桂术甘汤；治脾虚失运之水肿、泄泻，常配茯苓、猪苓等，如五苓散。

3. 气虚自汗　治表虚自汗，易感风邪者，常与黄芪、防风等配伍，如玉屏风散。

4. 脾虚胎动不安　本品用于脾虚胎儿失养者，常与人参、阿胶配伍；治脾虚妊娠水肿，常与健脾利水药配伍使用。

【用法用量】

煎服，6~12g。

知识链接

白术与苍术的异同

白术与苍术，古时不分，统称为“术”，后世渐渐分别入药。二药均具有健脾与燥湿两种主要功效。白术以健脾益气为主，多用于脾虚湿困而偏于虚者；苍术以苦温燥湿为主，适用于湿浊内阻而偏于实证者。此外，白术还有利尿、安胎、止汗之功，苍术还有解表发汗、祛风湿及明目作用。

甘草《神农本草经》

Gāncǎo

【来源】

本品为豆科植物甘草 *Glycyrrhiza uralensis* Fisch.、胀果甘草 *Glycyrrhiza inflata* Bat. 或光果甘草 *Glycyrrhiza glabra* L. 的干燥根和根茎。春、秋二季采挖，除去须根，晒干。

【药性】

甘，平。归心、肺、脾、胃经。

【功效】

补脾益气，清热解毒，祛痰止咳，缓急止痛，调和诸药。

【临床应用】

1. 气虚证　本品治脾气虚证，常配伍人参、白术、茯苓，如四君子汤；治心气不足所致的心动悸、脉结代，常配伍人参、桂枝等，如炙甘草汤。

2. 痰多咳嗽　本品能止咳，兼能祛痰，可随症配伍用于寒热虚实多种咳喘，有痰无痰均可。

3. 热毒疮痈，咽喉肿痛，药食中毒　本品治热毒疮痈，常配伍金银花等，如仙方活命饮；治咽喉肿痛，可配伍板蓝根、桔梗、山豆根等；药食中毒，可单用本品熬汤，或与绿豆同用。

4. 脘腹及四肢挛急疼痛　本品治血虚、寒凝、血瘀等多种原因所致的脘腹及四肢挛急疼痛，常配伍白芍，如芍药甘草汤。

5. 调和药性　本品在四逆汤中可降低附子的毒性；在调胃承气汤中可减轻大黄对胃肠刺激引起的腹痛；甘草甘味浓郁，可矫正方中药物的滋味。

【用法用量】

煎服，2~10g。

【使用注意】

不宜与海藻、大戟、甘遂、芫花同用。

知识链接

甘草的不良反应

大剂量或小剂量长期服用本品，约有20%的人可出现水肿、痉挛麻木、四肢无力、头痛、头晕、血压升高、低血钾等不良反应；老人及患有心血管病、肾脏病者，易导致高血压和充血性心脏病。长期服用甘草酸可致非哺乳期妇女泌乳。

其他补气药见表25-1。

表25-1　其他补气药

药名	来源	药性	功效	主治	用法用量、使用注意
西洋参	五加科植物西洋参的干燥根	甘，微苦，凉。归心、肺、肾经	补气养阴，清热生津	①气阴两伤证；虚热烦倦 ②内热消渴，口燥咽干； ③咳喘痰血	另煎兑服，3~6g。不宜与藜芦同用
太子参	石竹科植物孩儿参的干燥块根	甘、微苦，平。归脾、肺经	益气健脾，生津润肺	①脾虚体倦，食欲不振； ②气阴不足，自汗口渴，肺燥干咳	煎服，9~30g
山药	薯蓣科植物薯蓣的干燥根茎	甘，平。归脾、肺、肾经	补脾养胃，生津益肺，补肾涩精	①脾虚食少，久泻不止； ②肺虚喘咳； ③肾虚遗精，带下，尿频； ④虚热消渴	煎服，15~30g
大枣	鼠李科植物枣的干燥成熟果实	甘，温。归脾、胃、心经	补中益气，养血安神	①脾虚食少，乏力便溏； ②妇人脏躁	煎服，6~15g
白扁豆	豆科植物扁豆的干燥成熟种子	甘，微温。归脾、胃经	健脾化湿，和中消暑	①脾虚食少，大便溏泻，白带过多； ②暑湿吐泻，胸闷腹胀	煎服，9~15g
红景天	景天科植物大花红景天的干燥根和根茎	甘、苦，平。归肺、心经	益气活血，通脉平喘	①气虚血瘀，胸痹心痛； ②中风偏瘫； ③倦怠气喘	煎服，3~6g
刺五加	五加科植物刺五加的干燥根和根茎或茎	辛、微苦，温。归脾、肾、心经	益气健脾，补肾安神	①脾肺气虚，体倦食少，久咳虚喘；肺肾两虚 ②肾虚腰膝酸痛，心脾两虚，失眠多梦	煎服，9~27g
蜂蜜	蜜蜂科昆虫中华蜜蜂或意大利蜂所酿的蜜	甘，平。归肺、脾、大肠经	补中，润燥，止痛，解毒；外用生肌敛疮	①脘腹虚痛，肺燥干咳，肠燥便秘，解乌头类药毒； ②外治疮疡不敛，水火烫伤	入煎剂，15~30g，冲服。外用适量

项目三 补阳药

凡能补助人体阳气，以治疗各种阳虚证为主的药物，称为补阳药。本类药物多甘温，主归肾经，以温补肾阳为主要功效。主要适用于肾阳不足之畏寒肢冷、腰膝酸软冷痛、性欲淡漠、尿频遗尿、阳痿早泄、带下清稀、宫冷不孕，部分补阳药兼能温脾阳，用治脾肾阳虚之五更泄泻。

本类药物性多温燥，易助火伤阴，故实热证、阴虚火旺证患者均当慎用。

鹿茸《神农本草经》

Lùróng

【来源】

本品为鹿科动物梅花鹿 *Cervus nippon* Temminck 或马鹿 *Cervus elaphus* Linnaeus 的雄鹿未骨化密生茸毛的幼角。前者习称“花鹿茸”，后者习称“马鹿茸”。夏、秋二季锯取鹿茸，经加工后，阴干或烘干。

【药性】

甘、咸，温。归肾、肝经。

【功效】

壮肾阳，益精血，强筋骨，调冲任，托疮毒。

【临床应用】

1. 肾阳虚证 本品禀纯阳之性，为补肾壮阳之要药。治肾阳虚衰之畏寒肢冷、腰膝酸痛、阳痿早泄、宫冷不孕等，可本品单用或配入复方。治阳痿不举、小便频数，可与山药浸酒服，如鹿茸酒；治诸虚百损、五劳七伤、元气不足等，常与人参、黄芪、当归配伍，如参茸固本丸。

2. 精血不足证 本品治精血不足，常配伍五加皮、山茱萸、熟地黄等，如加味地黄丸。

3. 肾虚骨痿，小儿发育迟缓 本品治肾虚骨痿、小儿发育迟缓，常与五加皮、熟地黄等配伍，如加味地黄丸。

4. 肝肾虚损，冲任虚寒，崩漏带下 本品治肾虚不固之崩漏、带下，常配伍续断、熟地黄等。

5. 疮疡溃久不敛，阴疽疮肿内陷不起 本品治疮疡溃久不敛，阴疽疮肿内陷不起，常配伍当归、肉桂等，如阳和汤。

【用法用量】

研末冲服，1~2g。

【使用注意】

宜从小剂量开始，缓缓渐加，不可骤用大量，以免阳升风动，头晕目赤，或伤阴动血而致鼻衄。凡发热者均当忌用。

附：鹿角、鹿角胶、鹿角霜

鹿角为鹿科动物马鹿或梅花鹿已骨化的角或锯茸后翌年春季脱落的角基，分别习称“马鹿角”“梅花鹿角”“鹿角脱盘”。多于春季拾取，除去泥沙，风干。味咸，性温。归肾、肝经。功能温肾阳，强筋骨，行血消肿。用治肾阳不足，阳痿遗精、腰脊冷痛、乳痈初起、阴疽疮疡、瘀血肿痛等。用量 6～15g。

鹿角胶为鹿角经水煎煮、浓缩制成的固体胶。味甘、咸，性温。归肾、肝经。功能温补肝肾，益精养血。主治肝肾不足所致的腰膝酸软、阳痿遗精、虚劳羸弱、崩漏下血、便血尿血、阴疽疮毒等。用量 3～6g，烊化兑服。

鹿角霜为鹿角去胶质的角块。春、秋二季生产，将骨化角熬去胶质，取出角块，干燥。味咸、涩，性温。归肝、肾经。功能温肾助阳，收敛止血。用治脾肾阳虚之白带过多、遗尿尿频、崩漏下血、疮疡不敛。用量 9～15g，先煎。

续断《神农本草经》

Xùduàn

【来源】

本品为川续断科植物川续断 *Dipsacus asper* Wall. ex Henry 的干燥根。秋季采挖，除去根头和须根，用微火烘至半干，堆置“发汗”至内部变绿色时，再烘干。

【药性】

苦、辛，微温。归肝、肾经。

【功效】

补肝肾，强筋骨，续折伤，止崩漏。

【临床应用】

1. 阳痿不举，遗精遗尿　本品治肾阳不足、下元虚冷之阳痿不举、遗精遗尿等症，常与鹿茸、菟丝子、肉苁蓉等配伍，如鹿茸续断散；治滑泄不禁之症，亦可与龙骨、茯苓等同用，如锁精丸。

2. 腰膝酸软，寒湿痹痛　本品治肝肾不足之腰膝酸痛，可与杜仲、牛膝等同用，如续断丹；治肝肾不足兼寒湿痹痛，常与川乌、防风等配伍，如续断丸。

3. 崩漏下血，胎动不安　本品补益肝肾，调冲任，有固本安胎之功。治崩漏下血不止，常配侧柏炭、艾叶、当归等；治滑胎证，常与桑寄生、阿胶等配伍，如寿胎丸。

4. 跌打损伤，筋伤骨折　本品治跌打损伤、瘀血肿痛、筋伤骨折，常与红花、桃仁等同用；治脚膝折损愈后失补之筋缩疼痛，常配伍当归、黄芪、木瓜等。

【用法用量】

煎服，9～15g。

【使用注意】

风湿热痹者忌服。

菟丝子《神农本草经》

Tùsīzǐ

【来源】

本品为旋花科植物南方菟丝子 *Cuscuta australis* R. Br. 或菟丝子 *Cuscuta chinensis* Lam. 的干燥成熟种子。秋季果实成熟时采收植株，晒干，打下种子，除去杂质。

【药性】

辛、甘，平。归肝、肾、脾经。

【功效】

补益肝肾，固精缩尿，安胎，明目，止泻；外用消风祛斑。

【临床应用】

1. 肾虚腰痛，阳痿遗精，尿频，宫冷不孕　本品为平补阴阳之品，治腰痛，常与菟丝子、炒杜仲等配伍；治阳痿遗精，可与枸杞子、覆盆子同用，如五子衍宗丸；治尿频或遗尿，常与肉苁蓉、鹿茸、桑螵蛸等同用，如菟丝子丸；治遗精、白浊、尿有余沥，可配伍茯苓等，如茯苓丸。

2. 肝肾不足，目暗不明　本品滋补肝肾、益精养血而明目，常配伍熟地黄、车前子等，如驻景丸。

3. 脾肾阳虚，便溏泄泻　本品治脾虚便溏，常与人参、白术、补骨脂配伍；治脾肾虚泄泻，可与枸杞子、山药、茯苓等同用，如菟丝子丸。

4. 肾虚胎动不安　本品治肾虚胎元不固之胎动不安、滑胎，可与续断、桑寄生、阿胶同用。

【用法用量】

煎服，6~12g。外用适量。

【使用注意】

本品为平补之药，但偏补阳，大便燥结、小便短赤、阴虚火旺者不宜服。

淫羊藿《神农本草经》

Yínyánghuò

【来源】

本品为小檗科植物淫羊藿 *Epimedium brevicornu* Maxim.、箭叶淫羊藿 *Epimedium sagittatum* (Sieb. et Zucc.) Maxim.、柔毛淫羊藿 *Epimedium pubescens* Maxim. 或朝鲜淫羊藿 *Epimedium koreanum* Nakai 的干燥叶。夏、秋季茎叶茂盛时采收，晒干或阴干。

【药性】

辛、甘，温。归肝、肾经。

【功效】

补肾阳，强筋骨，祛风湿。

【临床应用】

1. 肾阳虚证　本品治阳痿宫冷、腰膝无力，可单味浸酒，如淫羊藿酒；治肾虚阳痿遗精，配伍肉苁蓉、杜仲、巴戟天等，如填精补髓丹；治尿频遗尿，常与巴戟天、桑螵蛸等同用。

2. 肝肾不足之筋骨痿软　用治肾虚骨痿、腰膝酸软，常配伍杜仲、巴戟天等。

3. 风湿痹痛　本品治风湿痹痛、筋骨不利及肢体麻木，常配伍威灵仙、苍耳子、肉桂、川芎等。此外，本品用治肺肾两虚的咳喘，常配伍核桃仁、五味子等。

【用法用量】

煎服，6~10g。

【使用注意】

阴虚火旺者不宜服。

杜仲《神农本草经》

Dùzhòng

【来源】

本品为杜仲科植物杜仲 *Eucommia ulmoides* Oliv. 的干燥树皮。4~6 月剥取，刮去粗皮，堆置“发汗”至内皮呈紫褐色，晒干。

【药性】

甘，温。归肝、肾经。

【功效】

补肝肾，强筋骨，安胎。

【临床应用】

1. 肝肾不足证　本品为治疗肝肾不足、腰膝酸痛、下肢痿软无力的要药。治肾虚腰痛或足膝痿弱，常配伍补骨脂、核桃仁等，如青蛾丸；治肾虚阳痿、尿频，常配伍山茱萸、覆盆子等，如右归丸。

2. 肾虚不固之胎动不安、崩漏　本品为补肾安胎的要药，可单用，亦可与续断、桑寄生、阿胶、菟丝子配伍。

【用法用量】

煎服，6~10g。

【使用注意】

本品炒用破坏其胶质，更有利于有效成分煎出，故比生用效果好。本品为温补之品，故阴虚火旺者慎用。

知识链接

杜仲与续断的异同

二者都有补肝肾、强筋骨、安胎的功效，都可用治肝肾不足、腰膝酸痛、胎动不安及肾虚阳痿、精冷不固、尿频等。不同在于杜仲善补肾，常用治肾虚腰痛、风湿腰痛冷重；而续断又可止血活血、疗伤续折，常用治崩漏下血、跌打损伤、筋伤骨折、痈肿疮疡、血瘀肿痛等症。

其他补阳药见表 25-2。

表 25-2　其他补阳药

药名	来源	药性	功效	主治	用法用量、注意事项
巴戟天	茜草科植物巴戟天的干燥根	甘、辛，微温。归肾、肝经	补肾阳，强筋骨，祛风湿	①阳痿遗精，宫冷不孕，月经不调，少腹冷痛；②风湿痹痛，筋骨痿软	煎服，3~10g。阴虚火旺及有热者不宜服
仙茅	石蒜科植物仙茅的干燥根茎	辛，热；有毒。归肾、肝、脾经	补肾阳，强筋骨，祛寒湿	①阳痿精冷，筋骨痿弱；②腰膝冷痛；③阳虚冷泻	煎服，3~10g。阴虚火旺者忌服。本品燥烈有毒，不可过量服用

续表

药名	来源	药性	功效	主治	用法用量、注意事项
肉苁蓉	列当科植物肉苁蓉或管花肉苁蓉的干燥带鳞叶的肉质茎	甘、咸，温。归肾、大肠经	补肾阳，益精血，润肠通便	①肾阳不足，精血亏虚，阳痿不育，腰膝酸软，筋骨无力；②肠燥便秘	煎服，6~10g
锁阳	锁阳科植物锁阳的干燥肉质茎	甘，温。归肝、肾、大肠经	补肾阳，益精血，润肠通便	①肾阳不足，腰膝酸软，阳痿滑精，精血亏虚；②肠燥便秘	煎服，5~10g
补骨脂	豆科植物补骨脂的干燥成熟果实	辛、苦，温。归肾、脾经	温肾助阳，纳气平喘，温脾止泻；外用消风祛斑	①肾阳不足，阳痿滑精，遗尿尿频，腰膝冷痛，肾虚作喘，五更泄泻；②外用治白癜风，斑秃	煎服，6~10g。外用20%~30%酊剂涂患处
益智	姜科植物益智的干燥成熟果实	辛，温。归脾、肾经	暖肾固精缩尿，温脾止泻摄唾	①肾虚遗尿，小便频数，遗精白浊；②脾寒泄泻，腹中冷痛，口多唾涎	煎服，3~10g
沙苑子	豆科植物扁茎黄芪的干燥成熟种子	甘，温。归肝、肾经	补肾助阳，固精缩尿，养肝明目	①肾虚腰痛，滑精早泄，遗尿尿频，白浊带下；②眩晕，目暗昏花	煎服，9~15g
蛤蚧	壁虎科动物蛤蚧的干燥体	咸，平。归肺、肾经	补肺益肾，纳气定喘，助阳益精	①肺肾两虚，虚喘气促，劳嗽咯血；②阳痿遗精	多入丸、散剂或酒剂，3~6g
冬虫夏草	麦角菌科真菌冬虫夏草菌寄生在蝙蝠蛾科昆虫幼虫上的子座和幼虫尸体的干燥复合体	甘，平，归肺、肾经	补肾益肺，止血化痰	①肾虚精亏，阳痿遗精，腰膝酸痛；②久咳虚喘，劳嗽咯血	煎服，3~9g
核桃仁	胡桃科植物胡桃的干燥成熟种子	甘，温。归肾、肺、大肠经	补肾，温肺，润肠	①肾阳不足，腰膝酸软，阳痿滑精；②虚寒喘嗽；③肠燥便秘	煎服，6~9g

项目四　补血药

凡能补血，以治疗血虚证为主的药物，称为补血药。补血药甘温质润，主入心肝血分，广泛用于各种血虚证。血虚证主要与心、脾、肝、肾关系密切。心血不足，心神失养，则心悸怔忡、失眠健忘；脾生化不足则面色苍白或萎黄、唇爪苍白；肝血虚则眩晕耳鸣，妇女月经延后、量少色淡，甚则闭经；肾藏精，精能生血，故血虚又常兼肾之阴虚精亏而出现腰膝酸软、须发早白等症。

本类药物多滋腻碍脾，故脾虚湿阻、气滞食少者慎用。必要时，可配伍化湿行气消食药，以助运化。

当归《神农本草经》

Dāngguī

【来源】

本品为伞形科植物当归 *Angelica sinensis*（Oliv.）Diels 的干燥根。秋末采挖，除去须根和泥沙，待水分稍蒸发后，捆成小把，上棚，用烟火慢慢熏干。

【药性】

甘、辛，温。归肝、心、脾经。

【功效】

补血活血，调经止痛，润肠通便。

【临床应用】

1. 血虚诸证　本品长于补血，为补血之圣药。治气血两虚，常配伍黄芪、人参以补气生血，如当归补血汤；治血虚萎黄、心悸失眠，常与熟地黄、白芍、川芎配伍，如四物汤。

2. 血瘀证　本品治血瘀诸证，常配伍桃仁、红花，如桃红四物汤；治风湿痹痛、肢体麻木，常与羌活、桂枝等同用；治气虚血瘀之中风偏瘫，常配伍黄芪、地龙等，如补阳还五汤；治跌打损伤、瘀肿疼痛，常配乳香、没药等，如复元活血汤；治疮疡初起肿痛，可配金银花、赤芍等，如仙方活命饮；治气血不足而痈疽溃后不敛者，常配黄芪、肉桂等。

3. 月经病　本品能补血、活血、散寒止痛，为妇科调经要药。治血虚所致者，配熟地黄、川芎、白芍，如四物汤；因气滞所致者，可配香附；因寒凝所致者，配肉桂、川芎等，如温经汤；因血热所致者，常配牡丹皮、赤芍等。

4. 血虚肠燥便秘　本品治血虚肠燥便秘，常配伍肉苁蓉、升麻、牛膝等药，如济川煎。

【用法用量】

煎服，6~12g。

【使用注意】

湿盛中满、大便滑泄者慎用。

熟地黄《本草图经》

Shúdìhuáng

【来源】

本品为生地黄的炮制加工品。

【药性】

甘，微温。归肝、肾经。

【功效】

补血滋阴，填精益髓。

【临床应用】

1. 血虚诸证　本品能补阴益精以生血，为养血补血要药。治血虚萎黄、眩晕、心悸、失眠等，常与当归、川芎、白芍同用，如四物汤；治心血虚之心悸怔忡，可配伍远志、酸枣仁；治血虚血寒而致崩漏下血、少腹冷痛者，可配伍阿胶、艾叶等，如胶艾汤。

2. 肝肾阴虚证　本品善滋补肾阴、填精益髓，为补肾阴之要药。治肾阴虚所致的腰膝酸软、遗精、盗汗等，常配伍山茱萸、山药等，如六味地黄丸；治肝肾精血亏虚所致的头晕耳鸣、腰膝酸软、须发早白等，常配何首乌、枸杞子等，如七宝美髯丹。

此外，熟地黄炭能止血，可用于血虚出血证之崩漏等。

【用法用量】

煎服，10～15g。

【使用注意】

本品滋腻碍胃，有碍消化，故气滞痰多、脾虚食少及腹满便溏者不宜；重用或久服时，宜与陈皮、砂仁同用，以免黏腻碍胃。

知识链接

地黄与熟地黄的异同

地黄、熟地黄均来源于玄参科植物地黄的干燥根，为同一药物的不同加工品。地黄为鲜品的干燥品；熟地黄为地黄的蒸制品。二者均能滋阴生津，治阴虚津亏诸症。地黄长于凉血，熟地黄长于补血。地黄苦寒清热，甘寒质润养阴，为清凉滋润之品，擅长滋阴清热凉血；功效为清热凉血，养阴生津，润肠；因其寒滑腻滞，脾虚食少便溏及湿滞中满者忌用。熟地黄味甘微温质润，入肝肾二经，既善补血滋阴，又能补精益髓；主要功能为养血滋阴，补精益髓；脾胃气滞、痰湿内阻的脘腹胀满、食少便溏者忌服。

白芍《神农本草经》

Báisháo

【来源】

本品为毛茛科植物芍药 *Paeonia lactiflora* Pall. 的干燥根。夏、秋二季采挖，洗净，除去头尾和细根，置沸水中煮后除去外皮或去皮后再煮，晒干。

【药性】

苦、酸，微寒。归肝、脾经。

【功效】

养血调经，敛阴止汗，柔肝止痛，平抑肝阳。

【临床应用】

1. 肝血亏虚，月经不调　本品治肝血亏虚之面色苍白、眩晕心悸或月经不调、崩漏等，常配伍当归、熟地黄、川芎等，如四物汤；治血虚有热之月经先期量多、崩漏不止，可与阿胶、地骨皮等同用。

2. 阴虚自汗，表虚自汗　本品能敛阴，有止汗之功。治营卫不和之表虚自汗，可配伍温经通阳药桂枝等，如桂枝汤；治阴虚盗汗，可配伍龙骨、牡蛎、浮小麦等。

3. 肝气郁结证，肝阳上亢证，肝经诸痛证　本品能养肝血、敛肝阴、平肝阳而柔肝止痛，为治疗肝经诸痛的良药。治肝血虚郁之胁肋、乳房胀痛，可配伍柴胡、当归等，如逍遥散；治脾虚肝郁之腹痛泄泻，可配伍防风、白术、陈皮等，如痛泻要方；治肝阴不足，肝阳上亢之头痛眩晕，可配伍牛膝、龙骨、牡蛎等，如镇肝息风汤；治血虚筋脉失养而致手足挛急作痛，可配伍甘草，如芍药甘草汤。

【用法用量】

煎服，6~15g。

【使用注意】

不宜与藜芦同用。

知识链接

白芍与赤芍的异同

白芍、赤芍虽同出一物而性微寒，但前人谓“白补赤泻，白收赤散”，一语道破二者的主要区别。一般认为，在功效方面，白芍长于养血调经，敛阴止汗，平抑肝阳；赤芍则长于清热凉血，活血散瘀，清泻肝火。在应用方面，白芍主治血虚阴亏、肝阳偏亢诸症；赤芍主治血热、血瘀、肝火所致诸症。又白芍、赤芍皆能止痛，均可用治疼痛的病症，但白芍长于养血柔肝、缓急止痛，而赤芍则长于活血祛瘀止痛。

阿胶《神农本草经》

Ējiāo

【来源】

本品为马科动物驴 *Equus asinus* L. 的干燥皮或鲜皮经煎煮、浓缩制成的固体胶。

【药性】

甘，平。归肺、肝、肾经。

【功效】

补血滋阴，润燥，止血。

【临床应用】

1. 血虚诸证　本品为补血要药，多用治血虚诸证，尤以治疗出血所致的血虚为佳，单用本品即效，或配伍当归、熟地黄、白芍等，如阿胶四物汤；治气虚血少之心动悸、脉结代，如炙甘草汤。

2. 出血证　本品为止血要药。对于出血兼血虚者，尤为适宜。治阴虚血热所致的吐血、衄血，常配伍蒲黄、生地黄等；治血虚血寒之崩漏、妊娠下血，常配伍熟地黄、艾叶、当归等，如胶艾汤。

3. 阴虚证　本品治肺热阴虚之燥咳痰少、痰中带血，常配伍牛蒡子、杏仁等，如补肺阿胶汤；治燥热伤肺所致的干咳无痰、心烦口渴、鼻燥咽干等，常配伍麦冬、桑叶等，如清燥救肺汤；用治阴虚火旺之心烦不眠，常与黄连、白芍等同用，如黄连阿胶汤。

【用法用量】

烊化兑服，3~9g。

【使用注意】

本品滋腻，有碍消化，脾胃虚弱者慎用。

其他补血药见表25-3。

表25-3 其他补血药

药名	来源	药性	功效	主治	用法用量、注意事项
何首乌	蓼科植物何首乌的干燥块根	苦、甘、涩，微温。归肝、心、肾经	解毒，消痈，截疟，润肠通便	①血虚萎黄，眩晕耳鸣，须发早白，腰膝酸软，肢体麻木，崩漏带下；②高脂血症；③疮痈，瘰疬，风疹瘙痒；④久疟体虚；⑤肠燥便秘	煎服，3～6g。大便溏泄及湿痰较重者不宜服用
龙眼肉	无患子科植物龙眼的假种皮	甘，温。归心、脾经	补益心脾，养血安神	气血不足，心悸怔忡，健忘失眠，血虚萎黄	煎服，9～15g。湿盛中满或有停饮、痰、火者忌服

项目五 补阴药

以滋养阴液，纠正阴虚的病理偏向为主要功效，常用于治疗阴虚证的药物，称为补阴药。补阴药大多甘寒质润，主入肺、胃、肝、肾经。主治肺阴虚，症见干咳少痰、口燥咽干，甚至咯血等；胃阴虚，症见咽干口渴、胃脘隐痛、舌绛苔剥、饥不欲食或胃中嘈杂、大便干结；脾阴虚，多为脾的气阴两虚，症见食少腹胀、便秘、口干少津、干呕呃逆、舌干苔少等；肝阴虚，症见头晕耳鸣、两目干涩，或爪甲不荣、肢麻痉挛等；肾阴虚，症见头晕目眩、腰膝酸软、牙齿松动、耳鸣遗精等；心阴虚，症见心悸怔忡、失眠多梦等。

本类药物大多寒凉滋腻，故脾胃虚弱，痰湿内阻，腹满便溏者慎用。

北沙参《本草汇言》

Běishāshēn

【来源】

本品为伞形科植物珊瑚菜 *Glehnia littoralis* Fr. Schmidt ex Miq. 的干燥根。夏、秋二季采挖，除去须根，洗净，稍晾，置沸水中烫后，除去外皮，干燥，或洗净直接干燥。

【药性】

甘、微苦，微寒。归肺、胃经。

【功效】

养阴清肺，益胃生津。

【临床应用】

1. 肺阴虚证 本品治阴虚肺燥有热之干咳少痰、咯血或咽干音哑，常与麦冬、南沙参等配伍，如沙参麦冬汤。

2. 胃阴虚证 本品治胃阴虚有热之口干多饮、咽干、饥不欲食、舌红少津、大便干结，常配伍麦冬、玉竹、石斛等，如益胃汤。

【用法用量】

煎服，5～12g。

【使用注意】

不宜与藜芦同用。

附：南沙参

本品为桔梗科植物轮叶沙参或沙参的干燥根。春、秋二季采挖，除去须根，洗后趁鲜刮去粗皮，洗净，干燥。味甘，性微寒。归肺、胃经。功效为养阴清肺，益胃生津，化痰，益气。用于肺热燥咳，阴虚劳嗽，干咳痰黏，胃阴不足，食少呕吐，气阴不足，烦热口干。用量9～15g。不宜与藜芦同用。

知识链接

北沙参与南沙参的异同

北沙参与南沙参来源于两种不同的植物，二者功用相似，均以养阴清肺、益胃生津为主要功效。但北沙参清养肺胃作用稍强，肺胃阴虚有热之证较为多用。而南沙参尚兼益气及祛痰作用，较适合于气阴两伤及燥痰咳嗽者。

麦冬《神农本草经》

Màidōng

【来源】

本品为百合科植物麦冬 *Ophiopogon japonicus*（L. f）Ker-Gawl. 的干燥块根。夏季采挖，洗净，反复暴晒、堆置，至七八成干，除去须根，干燥。

【药性】

甘、微苦，微寒。归心、肺、胃经。

【功效】

养阴生津，润肺清心。

【临床应用】

1. 胃阴虚证 本品治胃阴虚有热之口渴咽干、肠燥便秘，常配伍沙参、玉竹、生地黄等；治胃阴不足之气逆呕吐，常配伍半夏、人参等，如麦门冬汤；治热邪伤津之便秘，常配伍生地黄、玄参等，如增液汤。

2. 肺阴虚证 本品治阴虚肺燥有热之鼻燥咽干、干咳少痰、咯血咽痛喑哑，常与阿胶、石膏、桑叶、枇杷叶等，如清燥救肺汤；治肺肾阴虚，虚火上炎之咳嗽、痰少，常配伍百合等，如百合固金汤。

3. 心阴虚证或温病热扰心营 本品治阴虚有热之心烦、失眠多梦、健忘、心悸怔忡，常配伍生地黄、酸枣仁、柏子仁等养阴安神药，如天王补心丹；治温病热入心营之身热夜甚、心烦口渴，常配伍黄连、生地黄、玄参等，如清营汤。

【用法用量】

煎服，6~12g。

知识链接

麦冬与天冬的异同

天冬与麦冬，皆能滋肺阴、润肺燥、清肺热，还可养胃阴、清胃热、生津止渴。二者功效相似，相须为用。不同在于天冬苦寒之性较甚，清火与润燥之力强于麦冬，且入肾滋阴，适用于肾阴不足、虚火亢盛之证。麦冬微寒，清火与滋润之力稍弱，但滋腻之性亦较小，且能清心除烦、宁心安神，故可治心阴不足及心火亢盛之证。

龟甲《神农本草经》

Guījiǎ

【来源】

本品为龟科动物乌龟 *Chinemys reevesii*（Gray）的背甲及腹甲。全年均可捕捉，以秋、冬二季为多，捕捉后杀死，或用沸水烫死，剥取背甲和腹甲，除去残肉，晒干。

【药性】

咸、甘，微寒。归肝、肾、心经。

【功效】

滋阴潜阳，益肾健骨，养血补心，固经止崩。

【临床应用】

1. 阴虚内热，阴虚阳亢及虚风内动 本品长于滋补肾阴，兼能滋养肝阴。治阴虚阳亢之眩晕、目胀，可配伍天冬、白芍、牡蛎等，如镇肝息风汤；治阴虚内热之骨蒸潮热、盗汗遗精，常配伍熟地黄、知母、黄柏等，如大补阴丸；治阴虚风动之瘛疭、神倦，常配伍阿胶、白芍等，如大定风珠。

2. 肾虚骨痿，小儿囟门不合等 本品治肝肾不足之腰膝酸软、筋骨不健、小儿五迟等，常配伍熟地黄、知母、黄柏、锁阳等，如虎潜丸。

3. 心虚失养之惊悸、失眠、健忘 本品治阴血不足，心肾失养之惊悸、健忘、失眠，常配伍远志、龙骨、石菖蒲等，如孔子大圣知枕中方。

此外，本品还能止血，可用治阴虚血热、冲任不固之崩漏、月经过多，常与生地黄、黄芩、地榆等滋阴清热、凉血止血药同用。

【用法用量】

先煎，9~24g。

附：龟甲胶

龟甲胶为龟甲经水煎煮、浓缩制成的固体胶。味咸、甘，性凉。归肝、肾、心经。功能滋阴，养血，止血。用治阴虚潮热，骨蒸盗汗，腰膝酸软，血虚萎黄，崩漏带下。烊化兑服，3~9g。

鳖甲《神农本草经》

Biējiǎ

【来源】

本品为鳖科动物鳖 *Trionyx sinensis* Wiegmann 的背甲。全年均可捕捉，以秋、冬二季为多，捕捉后杀死，置沸水中烫至背甲上的硬皮能剥落时，取出，剥取背甲，除去残肉，晒干。

【药性】

咸，微寒。归肝、肾经。

【功效】

滋阴潜阳，退热除蒸，软坚散结。

【临床应用】

1. 阴虚内热，阴虚阳亢及阴虚风动　本品治阴虚内热之骨蒸盗汗，常配伍秦艽、地骨皮等，如清骨散；治温病后期之阴液耗伤、夜热早凉、热退无汗，常配伍生地黄、青蒿、牡丹皮等，如青蒿鳖甲汤；治阴虚风动之瘛疭、神倦，常配伍龟甲、牡蛎等，如大定风珠。

2. 癥瘕积聚，疟母　本品用治癥瘕痞块、久疟、疟母所致的胁肋疼痛，常配伍柴胡、土鳖虫等，如鳖甲煎丸。

【用法用量】

先煎，9～24g。

知识链接

龟甲与鳖甲的异同

两者均能滋养肝肾之阴、平肝潜阳，适用于肾阴不足、虚火亢盛之骨蒸潮热、盗汗、遗精及肝阴不足、肝阳上亢之眩晕、头痛等症。但龟甲长于滋肾，鳖甲长于退虚热。此外，龟甲兼有补血、健骨、养心等功效，鳖甲兼有软坚散结等功效。

其他补阴药见表25-4。

表25-4　其他补阴药

药名	来源	药性	功效	主治	用法用量、注意事项
天冬	百合科植物天冬的干燥块根	甘、苦，寒。归肺、肾经	养阴润燥，清肺生津	①肺燥干咳，顿咳痰黏；②腰膝酸痛，骨蒸潮热；③内热消渴，热病津伤，咽干口渴，肠燥便秘	煎服，6～12g
百合	百合科植物卷丹、百合或细叶百合的干燥肉质鳞叶	甘，寒。归心、肺经	养阴润肺，清心安神	①阴虚燥咳，劳嗽咯血；②虚烦惊悸，失眠多梦，精神恍惚	煎服，6～12g
石斛	兰科植物金钗石斛、鼓槌石斛或流苏石斛的栽培品及其同属植物近似种的新鲜或干燥茎	甘，微寒。归胃、肾经	益胃生津，滋阴清热	①热病津伤，口干烦渴，胃阴不足，食少干呕；②病后虚热不退，骨蒸劳热，目暗不明，筋骨痿软，阴虚火旺	煎服，6～12g，鲜品15～30g

续表

药名	来源	药性	功效	主治	用法用量、注意事项
玉竹	百合科植物玉竹的干燥根茎	甘，微寒。归肺、胃经	养阴润燥，生津止渴	肺胃阴伤，燥热咳嗽，咽干口渴，内热消渴	煎服，6~12g
枸杞子	茄科植物宁夏枸杞的干燥成熟果实	甘，平。归肝、肾经	滋补肝肾，益精明目	虚劳精亏，腰膝酸痛，眩晕耳鸣，阳痿遗精，内热消渴，血虚萎黄，目昏不明	煎服，6~12g
黄精	百合科植物滇黄精、黄精或多花黄精的干燥根茎	甘，平。归脾、肺、肾经	补气养阴，健脾，润肺，益肾	①脾胃虚弱，倦怠乏力，口干食少； ②肺虚燥咳，劳嗽咯血； ③精血不足，腰膝酸软，须发早白，内热消渴	煎服，9~15g
女贞子	木犀科植物女贞的干燥成熟果实	甘、苦，凉。归肝、肾经	滋补肝肾，明目乌发	肝肾阴虚之目暗不明，须发早白，眩晕耳鸣，腰膝酸软，骨蒸潮热，内热消渴	煎服，6~12g
墨旱莲	菊科植物鳢肠的干燥地上部分	甘、酸，寒。归肾、肝经	滋补肝肾，凉血止血	①肝肾阴虚，腰膝酸软，须发早白，牙齿松动，眩晕耳鸣； ②阴虚血热之吐血、衄血、尿血、崩漏，外伤出血	煎服，6~12g
桑椹	桑科植物桑的干燥果穗	甘、酸，寒。归心、肝、肾经	滋阴补血，生津润燥	①肝肾阴虚，头晕耳鸣，心悸失眠，须发早白； ②津伤口渴，内热消渴，肠燥便秘	煎服，9~15g

复习思考

【A型题】（在每小题给出的A、B、C、D、E 5个选项中，只有1项是最符合题目要求的）

1. 治疗气虚欲脱证，宜选用的药物是（　　）

A. 太子参　　B. 人参　　C. 党参

D. 北沙参　　E. 西洋参

2. 以下药物中，长于退热除蒸的药物是（　　）

A. 鳖甲　　B. 龟甲　　C. 女贞子

D. 枸杞子　　E. 黄精

3. 能益精血、调冲任的药物是（　　）

A. 鹿茸　　B. 紫河车　　C. 海狗肾

D. 海马　　E. 蛤蟆油

4. 生用解毒通便，制用补血生精的药物是（　　）

A. 熟地黄　　B. 何首乌　　C. 黄精

D. 当归　　E. 阿胶

【B型题】（A、B、C、D、E是其下面小题的备选项，每小题只能从中选择1个最符合题目要求的，每个选项可以被选择1次或2次）

A. 人参　　B. 西洋参　　C. 党参

D. 黄芪　　　　　E. 山药

5. 能补脾肺之气，又补肾涩精的药物是（　　）

6. 能补脾肺之气，又升阳固表的药物是（　　）

【X型题】（每道题有5个备选答案，正确答案为2~5个，必须将其全部选中，少选、多选或错选者，均不得分）

7. 具有健脾功效的药物是（　　）

A. 茯苓　　　　　B. 薏苡仁　　　　　C. 苍术

D. 白术　　　　　E. 白扁豆

8. 当归可用治（　　）

A. 月经不调　　　　　B. 痈疽疮疡　　　　　C. 阴虚发热

D. 跌打损伤　　　　　E. 肠燥便秘

【选择题答案】1. B　2. A　3. A　4. B　5. E　6. D　7. ABCDE　8. ABDE

扫一扫，查阅本模块 PPT、视频等数字资源

模块二十六　收涩药

【学习目标】

掌握收涩药的功效、主治、性能特点、配伍原则、用法用量和使用注意方面的共性；掌握重点收涩药的临床应用、用法用量和使用注意。

熟悉收涩药的分类；熟悉五味子与乌梅、莲子与芡实等相似药物功效、主治病症的共同点与不同点。

了解收涩药相关术语，以及一般药物的功效、用法用量、使用注意。

【结构导图】

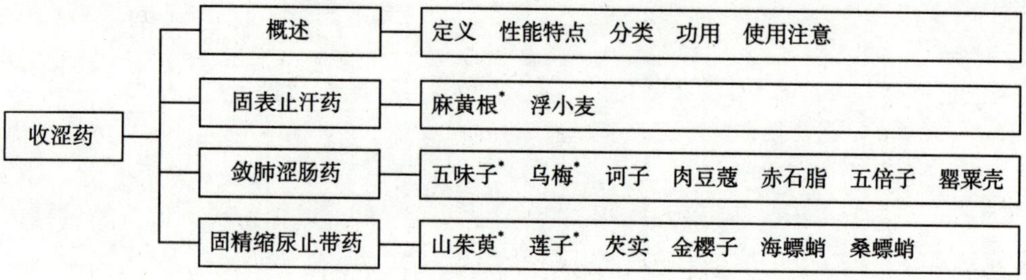

案例导入

中药中有很多药物虽然来源相同，但入药部位不同，因而有不同的功效。比如解表药中的麻黄与此模块中的麻黄根。同学们，根据前面学习的知识，你还能找出类似的例子吗？

项目一　概　述

【定义】

凡以收敛固涩为主要功效，治疗滑脱病症的药物，称收涩药，又名固涩药。

【性能特点】

收涩药味多酸涩，性温平，主入脾、肺、肾、大肠经，有收涩、敛耗散、固滑脱之效。用于正气虚弱之气、血、津液滑脱耗散病证。

【分类】

本模块药物主要分为三大类，即固表止汗药、敛肺涩肠药、固精缩尿止带药。

【功用】

收涩药常用于气虚自汗、阴虚盗汗等津液耗散之证，有敛汗止汗之功，常配伍补气、补阴药；或用于肺气虚及肺肾虚损之久咳、虚喘等症，有敛肺气、止咳平喘之功，可配伍补肺益肾纳气药；或用于脾肾阳虚之久泻、久痢、五更泄泻等胃肠虚弱滑脱不禁之症，具有收涩固肠止泻之效；或用于肾阳虚弱，精关失固之遗精、早泄、滑精或肾阳不足，膀胱失约之遗尿、尿频、余沥

不止等症，有涩精、固精、缩尿的功效；或用于冲任不固，肝肾不足之月经过多、崩漏下血和中焦虚弱、下焦湿热之带下过多、带下赤白等症，具有固崩止带、止血的功效。

【使用注意】

收涩药的功效在于及时收敛精气血津液的耗散，防止因滑脱不禁而导致的正气衰减；收涩药仅能治病之标，不能治病之本，故常配补虚药，以补虚固脱、标本兼治；凡表邪未解、咳嗽初起、胃肠湿热泻痢、血热出血以及郁热未清时，不宜早用收涩药，以防“闭门留寇”。

项目二　固表止汗药

本类药物性味多甘平，主入心、肺经，有固表敛汗之功。常用于肺气不足之证，如肌表疏松、卫表不固、腠理开泄之自汗；或阴虚火旺，房劳过度，亡精失血；或邪热耗阴，以致阴精虚亏之盗汗。多配伍补气固表药或滋阴除蒸药。

亡阳虚脱汗出者，应急救回阳治本，非单用本类药可救；实邪所致汗出者，以祛邪为主，不宜用本类药。

麻黄根《本草经集注》

Máhuánggēn

【来源】

本品为麻黄科植物草麻黄 *Ephedra sinica* Stapf 或中麻黄 *Ephedra intermedia* Schrenk et C. A. Mey. 的干燥根和根茎。秋末采挖，除去残茎、须根及泥沙，干燥。

【药性】

甘、涩，平。归心、肺经。

【功效】

固表止汗。

【临床应用】

自汗，盗汗证　功专敛肺固表止汗。既治气虚自汗，常配伍黄芪、牡蛎，如牡蛎散；又治阴虚盗汗，常配伍当归、地黄等，如当归六黄汤；还治产后虚汗不止，常配黄芪、当归等益气补血药同用，如麻黄根散。

此外，本品与牡蛎、龙骨、糯米等共研细粉外敷，治汗出不止。

【用法用量】

煎服，3~9g。外用适量，研粉撒扑。

知识链接

麻黄与麻黄根

二药同出一源，均治汗证。麻黄药用地上部分（草质茎），主发汗，发散表邪，治外感风寒表实证；麻黄根药用地下部分（根及根茎），主止汗，敛肺固表，内服外用治虚汗证。

浮小麦《本草蒙筌》

Fúxiǎomài

【来源】

本品为禾本科植物小麦 *Triticum aestivum* L. 的干燥轻浮瘪瘦的果实。采收时扬起其轻浮干瘪者，或以水淘之，浮起者佳。晒干，生用或炒用。

【药性】

甘，凉。归心经。

【功效】

固表止汗，益气，除热。

【临床应用】

1. 自汗，盗汗 本品气味甘凉，为养心敛汗、固表止汗之佳品。单用炒焦研末，每服6g，治盗汗虚汗不止；治气虚自汗，配黄芪、麻黄根、煅牡蛎等，如牡蛎散。

2. 骨蒸劳热 多配生地黄、麦冬、地骨皮、玄参等滋阴清热药同用。

【用法用量】

煎服，15~30g；研末服，3~6g。

【使用注意】

有表邪汗出者忌用。

知识链接

小 麦

本品为小麦的干燥成熟果实。味甘，性寒，归心经。功能养心除烦。治心神不安、烦躁失眠及妇女悲伤欲哭、不能自主的脏躁证，常用小麦与大枣、甘草配伍，如甘麦大枣汤。

项目三 敛肺涩肠药

本类药物酸涩收敛，主归肺与大肠经，具有敛肺止咳喘、涩肠止泻痢之功。敛肺止咳喘药主要用于肺虚久咳不愈或肺肾双虚，摄纳无权之虚喘；涩肠止泻痢药主要适用于大肠虚寒或脾肾阳虚之久泻、久痢。临床见肺虚者，加补肺益气药；肾虚者，加补肾纳气药；脾肾阳虚之久泻久痢者，加温补脾肾药；脾胃气虚者，加健脾益胃药；气虚下陷者，加补气升提药。

本类药物酸涩收敛，对痰多壅肺之咳喘，以及伤食腹泻或泻痢初起等邪气方盛之病均不宜使用。

五味子《神农本草经》

Wǔwèizǐ

【来源】

本品为木兰科植物五味子 *Schisandra chinensis*（Turcz.）Baill. 的干燥成熟果实。习称“北五味子”。秋季果实成熟时采收，晒干或蒸后晒干，除去果梗和杂质。

【药性】

酸、甘，温。归肺、心、肾经。

【功效】

收敛固涩，益气生津，补肾宁心。

【临床应用】

1. 久咳虚喘　本品酸温而润，上能敛肺止咳，下可滋肾涩精，外能敛汗，内能生津。为固精气、益肺气，治疗久咳虚喘之要药。常与罂粟壳配伍，如五味子丸；治肺肾双虚之喘咳，常配六味地黄丸诸药，如都气丸；治外寒内饮，常配细辛、干姜、麻黄等，如小青龙汤。

2. 自汗，盗汗　本品味酸，善敛肺止汗。治气虚自汗，常配黄芪、白术；治阴虚盗汗，配伍山茱萸、玄参等。

3. 脾肾阳虚，五更泄泻　常配补骨脂、吴茱萸、肉豆蔻等，如四神丸。

4. 梦遗，滑精，遗尿　本品能涩精固脱。治肾虚不固之滑精，可配龙骨、桑螵蛸等，如桑螵蛸散；治虚火梦遗者，常配麦冬、熟地黄等，如麦味地黄丸。

5. 津伤口渴，消渴　治热伤气阴之多汗口渴、脉虚心悸者，常配人参、麦冬等，如生脉饮；治阴虚内热、多饮口渴之消渴，常配山药、知母、天花粉等，如玉液汤。

6. 心悸，失眠　治心肾阴血亏虚、心神失养之虚烦心悸、失眠多梦，常配生地黄、麦冬、丹参、酸枣仁等，如天王补心丹。

【用法用量】

煎服，2~6g。

【使用注意】

本品酸涩收敛，凡表邪未解、内有实热、麻疹初期、咳嗽初起者，均不宜用。

乌梅《神农本草经》

Wūméi

【来源】

本品为蔷薇科植物梅 *Prunus mume*（Sieb.）Sieb. et Zucc. 的干燥近成熟果实。夏季果实近成熟时采收，低温烘干后闷至色变黑。

【药性】

酸、涩，平。归肝、脾、肺、大肠经。

【功效】

敛肺，涩肠，生津，安蛔。

【临床应用】

1. 肺虚久咳　常配罂粟壳、杏仁等药，如一服散。

2. 久泻久痢 本品酸涩入大肠经，为止泻止痢之常品。常配诃子、肉豆蔻等药，如固肠丸。

3. 蛔厥腹痛呕吐 常配干姜、川椒、细辛、附子等，如乌梅丸。

4. 虚热消渴 本品酸平，善生津止烦渴，治内热消渴，配葛根、天花粉、麦冬、人参等，如玉泉丸。

乌梅炒炭后收涩力强，用于崩漏不止、便血等；外敷治鸡眼、胬肉、头疮等。

【用法用量】

煎服，6~12g。

【使用注意】

本品酸涩收敛，外有表邪或内有实热积滞者，均不宜服用。

知识链接

五味子与乌梅的异同

两药均有敛肺止咳、涩肠止泻、生津止渴之功，治疗肺虚久咳、久泻久痢、口渴消渴等症。五味子又能滋肾阴，固下焦以止遗精、滑精，兼可敛汗、宁心安神，治自汗、盗汗、心悸、失眠等。乌梅长于和胃安蛔，治疗蛔厥腹痛、呕吐；炒炭用于止崩漏便血，外敷治胬肉外突，消疮毒。

其他敛肺涩肠药见表26-1。

表26-1 其他敛肺涩肠药

药名	来源	药性	功效	主治	用法用量、使用注意
诃子	使君子科植物诃子或绒毛诃子的干燥成熟果实	苦、酸、涩，平。归肺、大肠经	涩肠止泻，敛肺止咳，降火利咽	①久泻久痢，便血脱肛；②肺虚喘咳，久嗽不止；③咽痛音哑	煎服，3~10g
肉豆蔻	肉豆蔻科植物肉豆蔻的干燥种仁	辛，温。归脾、胃、大肠经	温中行气，涩肠止泻	①脾胃虚寒，久泻不止；②脘腹胀痛，食少呕吐	煎服，3~10g
赤石脂	硅酸盐类矿物多水高岭石族多水高岭石	甘、酸、涩，温。归大肠、胃经	涩肠，止血，生肌敛疮	① 久泻久痢；②崩漏带下、大便出血；③外治疮疡久溃、流脓	先煎，9~12g。外用适量，研末敷患处
五倍子	漆树科植物盐肤木、青麸杨或红麸杨叶上的虫瘿	酸、涩，寒。归肺、大肠、肾经	敛肺降火，涩肠止泻，敛汗，止血，收湿敛疮	①肺虚久咳，肺热痰嗽；②久泻久痢；③自汗盗汗，消渴；④便血痔血，外伤出血；⑤痈肿疮毒，皮肤湿烂	煎服，3~6g。外用适量
罂粟壳	罂粟科植物罂粟的干燥成熟果壳	酸、涩，平；有毒。归肺、大肠、肾经	敛肺，涩肠，止痛	①久咳；②久泻，脱肛；③脘腹疼痛	煎服，3~6g。易成瘾，不宜常服；孕妇和儿童禁用；运动员慎用

项目四 固精缩尿止带药

本类药物主入肾、膀胱经，有固精、缩尿、止带作用，适用于肾虚不固之遗精、滑精、遗尿、尿频、带下清稀等症。

山茱萸《神农本草经》

Shānzhūyú

【来源】

本品为山茱萸科植物山茱萸 *Cornus officinalis* Sieb. et Zucc. 的干燥成熟果肉。秋末冬初果皮变红时采收果实，用文火烘或置沸水略烫后，及时除去果核，干燥。

【药性】

酸、涩，微温。归肝、肾经。

【功效】

补益肝肾，收涩固脱。

【临床应用】

1. 腰膝酸软，眩晕耳鸣，阳痿　本品酸温质润，助阳补阴，为补益肝肾之要药。治肾阴虚之腰膝酸软、盗汗、骨蒸等，配熟地黄、山药等，如六味地黄丸；治肾阳虚之腰膝冷痛、水肿、小便不利、滑精等，配附子、肉桂等，如金匮肾气丸。

2. 遗精，遗尿，尿频等　本品既能补肾益精，又能固精缩尿。治肾虚遗尿、尿频，多配桑螵蛸、金樱子、鸡内金等同用。

3. 崩漏下血，月经过多　肝肾亏虚者，多配当归、熟地黄；脾气虚弱者，常配黄芪、白术、龙骨等同用。

4. 大汗虚脱，内热消渴　治大汗欲脱或久病虚脱者，配人参、附子、龙骨、牡蛎等，如来复汤。

【用法用量】

煎服，6~12g。

【使用注意】

有湿热及小便淋涩者，不宜服用。

知识链接

山茱萸与吴茱萸

山茱萸，酸温涩润，补肝肾，涩精气；吴茱萸，辛散苦泄，性热，既散肝寒气滞止痛，又温胃降逆止呕、燥寒湿、助阳止泻，为治寒滞肝脉诸痛之要药。

莲子《神农本草经》

Liánzǐ

【来源】

本品为睡莲科植物莲 *Nelumbo nucifera* Gaertn. 的干燥成熟种子。秋季果实成熟时采割莲房，取出果实，除去果皮，干燥，或除去莲子心后干燥。

【药性】

甘、涩，平。归脾、肾、心经。

【功效】

补脾止泻，止带，益肾涩精，养心安神。

【临床应用】

1. 脾虚泄泻　本品既健脾又涩肠而止泻，治脾虚不运之泄泻、水谷不化，常配人参、白术等，如参苓白术散。

2. 带下证　治脾肾虚带下清稀者，常配伍白术、党参、茯苓、金樱子等。

3. 遗精，滑精，小便白浊　常配芡实、龙骨、牡蛎等药，如金锁固精丸。

4. 心悸失眠　本品能补养气血，交通心肾而安神。常与酸枣仁、远志、茯苓等同用。

【用法用量】

煎服，6~15g。

知识链接

全身都可入药的莲

莲子心苦，寒，归心、肾经。功能清心安神，交通心肾，涩精止血。治热入心包，神昏谵语，心肾不交，失眠遗精，血热吐血。

莲须（莲的雄蕊）能固肾涩精。

莲房可化瘀止血，治崩漏、尿血、痔疮出血、产后瘀阻等。

荷叶长于清暑化湿，升发清阳，凉血止血。用于治疗暑热烦渴，暑湿、脾虚泄泻，血热吐衄，便血崩漏。

荷梗能通气宽胸、和胃安胎，主治暑湿胸闷、妊娠呕吐。

芡实《神农本草经》

Qiànshí

【来源】

本品为睡莲科植物芡 *Euryale ferox* Salisb. 的干燥成熟种仁。秋末冬初采收成熟果实，除去果皮，取出种子，洗净，再除硬壳（外种皮），晒干。

【药性】

甘、涩，平。归脾、肾经。

【功效】

益肾固精，补脾止泻，除湿止带。

【临床应用】

1. 遗精滑精，遗尿尿频　与龙骨、牡蛎、莲子等配伍，如金锁固精丸；治阳痿、早泄、遗精，常配山茱萸、附子等同用。

2. 脾虚久泻　常配党参、山药、白术、茯苓等健脾药同用。

3. 白浊，带下　本品为治疗带下证之佳品。治湿热带下黄稠，可配黄柏、山药等；脾肾两虚之带下清稀，常配白术、党参、山药等同用。

【用法用量】

煎服，9~15g。

知识链接

莲子与芡实的异同

二药均补脾止泻，益肾固精。但芡实固涩力较强，多用于肾虚遗精遗尿及脾虚湿盛带下；莲子补益力较强，长于补脾益肾养心，常用于脾虚久泻及心肾不交之虚烦、心悸、失眠。

金樱子《雷公炮炙论》

Jīnyīngzǐ

【来源】

本品为蔷薇科植物金樱子 *Rosa laevigata* Michx. 的干燥成熟果实。10～11 月果实成熟变红时采收，干燥，除去毛刺。

【药性】

酸、甘、涩，平。归肾、膀胱、大肠经。

【功效】

固精缩尿，固崩止带，涩肠止泻。

【临床应用】

1. 遗精滑精，遗尿尿频，崩漏带下　可单用本品熬膏服，如金樱子膏；亦可与芡实相须，治遗精、白带，如水陆二仙丹。

2. 久泻久痢　常与党参、白术、芡实等健脾补气药同用，或单味浓煎服。

【用法用量】

煎服，6～12g。

其他固精缩尿止带药见表 26-2。

表 26-2　其他固精缩尿止带药

药名	来源	药性	功效	主治	用法用量、使用注意
海螵蛸	乌贼科动物无针乌贼或金乌贼的干燥内壳	咸、涩，温。归脾、肾经	收敛止血，涩精止带，制酸止痛，收湿敛疮	①吐血衄血，崩漏便血；②遗精滑精，赤白带下；③胃痛吞酸；④外用治损伤出血，湿疹湿疮，溃疡不敛	煎服，5～10g。外用适量，研末敷患处
桑螵蛸	螳螂科昆虫大刀螂、小刀螂或巨斧螳螂的干燥卵鞘	甘、咸，平。归肝、肾经	固精缩尿，补肾助阳	①遗精滑精，遗尿尿频；②小便白浊	煎服，5～10g

复习思考

【A 型题】（在每小题给出的 A、B、C、D、E 5 个选项中，只有 1 项是最符合题目要求的）

1. 既敛肺止咳、敛汗涩精，又宁心安神的药物是（　　）

A. 莲子　B. 远志　C. 五倍子

D. 五味子　E. 金樱子

2. 既补益脾肾，又养心安神的药物是（　　）

A. 五味子　　B. 莲子　　C. 麦冬

D. 天冬　　E. 芡实

3. 既补肝肾，又收敛固涩的药物是（　　）

A. 吴茱萸　　B. 山茱萸　　C. 枸杞子

D. 熟地黄　　E. 莲子

4. 既能涩肠止泻，又治蛔厥腹痛的药物是（　　）

A. 乌梅　　B. 石榴皮　　C. 五倍子

D. 诃子　　E. 赤石脂

5. 乌梅的功效是（　　）

A. 敛肺，涩肠，生津，安蛔

B. 敛肺，止泻，生津，安蛔

C. 敛肺，涩肠，生津，止泻

D. 涩肠，生津，安蛔，止血

E. 敛肺，止咳，生津，安蛔

6. 患者，男，56岁，小便频数，夜尿频多，阳事无力。用药首选（　　）

A. 莲子　　B. 山茱萸　　C. 五味子

D. 金樱子　　E. 桑螵蛸

【选择题答案】1. D　2. B　3. B　4. A　5. A　6. B

模块二十七　涌吐药

扫一扫，查阅本模块 PPT、视频等数字资源

【学习目标】

了解涌吐药的适应范围、使用注意；了解常山的功效、用量与特殊用法。

【结构导图】

- 涌吐药
  - 概述 —— 定义　性能特点　功用　使用注意
  - 常用涌吐药 —— 常山　胆矾　藜芦

案例导入

由于吐法在现代临床上已较少采用，故本模块药物在临床应用的机会已经不多。请同学们思考一下，为什么吐法不易被大家接受？本模块的药物使用时有什么不良反应吗？若要使用，在吐后可采取哪些措施可减轻患者的不适感？

项目一　概　述

【定义】

促使呕吐，治疗毒物、宿食、痰涎等停留于胃脘、胸膈以上所致病症的药物，称为涌吐药，又称催吐药。

【性能特点】

涌吐药味多酸、苦、辛，有毒，性寒，有涌吐毒物、宿食、痰涎的作用。

【功用】

涌吐药主要用于误服毒物停留于胃，尚未被吸收；或宿食停滞，胃脘胀痛；或痰涎壅盛，阻于胸膈或咽喉，呼吸喘促；或痰浊上蒙清窍导致癫痫发狂等症。通过涌吐，祛除在上的实邪，即《黄帝内经》言“其高者，因而越之”之意。

【使用注意】

涌吐药作用强烈，多具毒性，易伤正气，只适于体壮而邪实者。因剧烈呕吐导致伤津耗气伤胃，故涌吐药只宜暂用，中病即止。吐后应休息，不宜立即进食，待胃肠功能恢复后，再进食流质或易消化的食物，以养胃气。

项目二 常用涌吐药

常山《神农本草经》

Chángshān

【来源】

本品为虎耳草科植物常山 *Dichroa febrifuga* Lour. 的干燥根。秋季采挖，除去须根，洗净，晒干。

【药性】

苦、辛，寒；有毒。归肺、肝、心经。

【功效】

涌吐痰涎，截疟。

【临床应用】

1. 痰饮停聚，胸膈痞塞 本品开泄痰结，引吐胸中痰饮。治痰饮停聚郁结之胸膈满闷胀痛、不欲饮食、欲吐而不得吐，常与甘草、白蜜同用，水煎温服。

2. 疟疾 本品善祛痰而截疟，为治疟之要药。治各种疟疾寒热，尤以间日疟疾或三日疟疾为佳。可浸酒单用，或与草果、槟榔、厚朴等同用。

【用法用量】

煎服，5~9g。

【使用注意】

本品有催吐副作用，用量不宜过大；孕妇慎用。

其他涌吐药见表 27-1。

表 27-1 其他涌吐药

药名	来源	药性	功效	主治	用法用量、注意事项
胆矾	天然的硫酸盐类矿物胆矾，或人工制成的含水硫酸铜	酸、涩、辛，寒；有毒。归肝、胆经	涌吐痰涎，解毒收湿，祛腐蚀疮	①喉痹，癫痫，误食毒物；②风眼赤烂，口疮，牙疳；③胬肉，疮疡	温水化服，0.3~0.6g。外用适量，研末散或调敷，或水溶后外洗。体虚者忌用
藜芦	百合科植物黑藜芦的根及根茎	辛、苦，寒	涌吐风痰，杀虫疗疮	①中风，癫痫，喉痹；②疥癣秃疮	入丸散，0.3~0.6g。毒性强烈，内服宜慎

复习思考

【A 型题】（在每小题给出的 A、B、C、D、E 5 个选项中，只有 1 项是最符合题目要求的）

1. 既涌吐痰涎，又截疟的药物是（　　）

A. 草果　B. 槟榔　C. 青蒿　D. 常山　E. 胆矾

2. 能解毒收湿、祛腐蚀疮的涌吐药是（　　）

A. 常山　B. 甜瓜蒂　C. 胆矾　D. 槟榔　E. 白矾

【选择题答案】1. D　2. C

模块二十八　攻毒杀虫止痒药

扫一扫，查阅本模块 PPT、视频等数字资源

【学习目标】

掌握攻毒杀虫止痒药的功用、性能特点、用法用量和使用注意，以及雄黄、硫黄的性能、功效、应用、用量、用法。

熟悉其他药的含义、性味归经、功用、适应证和使用注意。

了解攻毒杀虫止痒药的临床应用特点。

【结构导图】

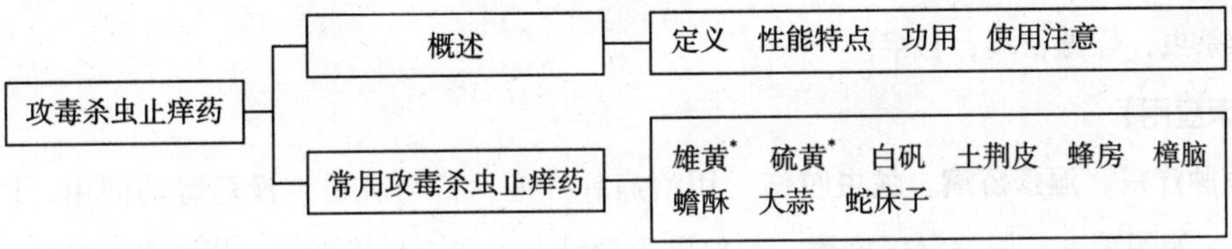

案例导入

本模块的药物常以各种方式外用，请同学们查阅资料，探讨常用的外用方法有哪些？本模块药物常制成的外用剂型有几种？在临床使用中，这些剂型各有哪些优势？

项目一　概　述

【定义】

凡以攻毒疗疮、杀虫止痒为主要作用的药物，称为攻毒杀虫止痒药。

【性能特点】

本类药物药味以辛为主，药性以温为主，部分药物具有寒性或平性。归经多与各药内服适应证的所属病位有关，如能温助肾阳者，归肾经；能祛痰平喘者，归肺经；能涩肠止泻或通便者，归大肠经。

【功用】

本类药物主要用于痈疽疔毒、疥癣、湿疹、梅毒、虫蛇咬伤等病症。本类药物以外用为主，兼可内服。外用方法因病因药而异，或研末外搽，或煎汤熏洗及热敷，或含漱，或制成软膏涂抹，或做成药捻、栓剂等方便腔道给药。本类药物内服时，宜制成丸、散剂应用，使其缓慢溶解吸收，且便于控制剂量。

【使用注意】

本类药物大多有不同程度的毒性，有“以毒攻毒”之意。故无论内服外用，均应严格遵守

炮制规范、用法用量，不可过量或持续服用，以防发生中毒。

项目二 常用攻毒杀虫止痒药

雄黄《神农本草经》

Xiónghuáng

【来源】

本品为硫化物类矿物雄黄族雄黄，主含二硫化二砷（As_2S_2）。采挖后，除去杂质。

【药性】

辛，温；有毒。归肝、大肠经。

【功效】

解毒杀虫，燥湿祛痰，截疟。

【临床应用】

1. 痈肿疔疮，湿疹疥癣，蛇虫咬伤 用治痈肿疔疮，常与乳香、没药等药同用，以达活血消痈之功，如醒消丸；用治湿疹疥癣，与白矾等量研末，如二味拔毒散；用治毒蛇咬伤，可与五灵脂为末，调酒冲服，并以药末涂患处。

2. 虫积腹痛 内服可毒杀蛔虫。常配槟榔、牵牛子等驱虫药，如牵牛丸。

此外，本品亦有燥湿祛痰、截疟的作用，还可用于哮喘、疟疾、惊痫等病症。

【用法用量】

入丸、散剂，每次0.05~0.1g。外用适量，熏涂患处。

【使用注意】

孕妇禁用。本品毒性较强，内服宜慎，不可过量久服。本品亦能从皮肤吸收，外用时不宜大面积涂擦及长期持续使用。

知识链接

砒霜

雄黄切忌火煅，烧煅后即分解为三氧化二砷（As_2O_3），即砒霜，有剧毒。

硫黄《神农本草经》

Liúhuáng

【来源】

本品为自然元素类矿物硫族自然硫。采挖后加热熔化，除去杂质，或用含硫矿物经加工制得。

【药性】

酸，温；有毒。归肾、大肠经。

【功效】

外用解毒杀虫疗疮；内服补火助阳通便。

【临床应用】

1. 疥癣，秃疮，阴疽疮疡　本品为治疥疮要药。善治疥疮，常与轻粉、铅丹等同用，也可单用硫黄研末；治顽癣瘙痒，常与冰片、轻粉等同香油、面粉为膏，涂敷患处。

2. 肾阳虚诸证　治肾阳虚阳痿，小便频数者，常与鹿茸、补骨脂等药同用；治肾阳不足，下元虚冷而致寒喘者，常配附子、肉桂等，如黑锡丹；治虚冷便秘，常与制半夏同用，即半硫丸。

【用法用量】

内服1.5~3g，炮制后入丸、散剂。外用适量，研末撒敷或香油调敷患处。

【使用注意】

孕妇慎用。不宜与芒硝、玄明粉同用。

知识链接

硫黄与雄黄的异同

共同点：健脾止泻，益肾固精止带，用于脾虚久泻、肾虚遗精之证。

不同点：硫黄杀虫止痒力强，为治疥癣要药，并能补火助阳通便。雄黄攻毒疗疮力强，为治疮痈要药。

其他攻毒杀虫止痒药见表28-1。

表28-1　其他攻毒杀虫止痒药

药名	来源	药性	功效	主治	用法用量、使用注意
白矾	硫酸盐类矿物矾石经加工提炼制成	酸、涩，寒。归肺、脾、肝、大肠经	外用解毒杀虫，燥湿止痒；内服止血止泻，祛除风痰	①湿疹，疥癣，脱肛痔疮；②久泻久痢，便血，崩漏，癫痫发狂	内服0.6~1.5g，入丸散剂。外用适量，研末敷或化水洗患处
土荆皮	松科植物金钱松的干燥根皮或近根树皮	辛，温；有毒。归肺、脾经	杀虫，疗癣，止痒	①体癣、手足癣、头癣；②湿疹；③皮肤瘙痒	外用适量，酒或醋浸涂擦，或研末调涂患处
蜂房	胡蜂科昆虫果马蜂、日本长脚胡蜂或异腹胡蜂的巢。秋、冬二季采收，晒干，或略蒸，除去死蜂死蛹，晒干。	甘，平。归胃经	攻毒杀虫，祛风止痛	①痈疽，瘰疬，癣疮；②风湿痹痛，瘾疹瘙痒，牙痛	煎服，3~5g。外用适量，研末油调敷患处或煎水漱口，或洗患处
樟脑	樟科植物樟的枝、干、叶及根部，经提炼制得的颗粒状结晶	辛，热；有毒。归心、脾经	内服开窍辟秽；外用除湿杀虫，温散止痛	①痧胀腹痛，吐泻，神昏；②疥癣湿疮，瘙痒溃烂；③牙痛及跌打损伤疼痛	内服入散剂或用酒溶化服，每次0.1~0.2g。外用适量。有毒，内服宜慎。孕妇忌用
蟾酥	蟾蜍科动物中华大蟾蜍或黑眶蟾蜍的干燥分泌物	辛，温；有毒。归心经	开窍醒神，解毒，止痛	①中暑；②痈疽疔疮，咽喉肿痛；③牙痛	入丸散，每次0.015~0.03g。外用适量。孕妇慎用

续表

药名	来源	药性	功效	主治	用法用量、使用注意
大蒜	百合科植物大蒜的鳞茎	辛，温。归脾、胃、肺经	解毒杀虫，消肿，止痢	①痈肿疔毒、疥癣；②泄泻、痢疾；③肺痨、顿咳；④蛲虫病及预防钩虫感染	煎服，9~15g
蛇床子	伞形科植物蛇床的干燥成熟果实	辛、苦，温；有小毒。归肾经	燥湿祛风，杀虫止痒，温肾壮阳	①阴部湿痒、湿疹、疥癣；②肾阳虚证	煎服，3~10g。外用适量，多煎汤熏洗或研末调敷

复习思考

【A 型题】（在每小题给出的 A、B、C、D、E 5 个选项中，只有 1 项是最符合题目要求的）

1. 外用主治疥疮，内服可助阳通便的药物是（　　）

A. 雄黄　　B. 硫黄　　C. 蛇床子

D. 硼砂　　E. 白矾

2. 主治肾虚阳痿及虚寒便秘的药物是（　　）

A. 巴戟天　　B. 当归　　C. 雄黄

D. 硫黄　　E. 蛇床子

【X 型题】（每道题有 5 个备选答案，正确答案为 2~5 个，必须将其全部选中，少选、多选或错选者，均不得分）

3. 下列不能用火煅的药物是（　　）

A. 朱砂　　B. 龙骨　　C. 牡蛎

D. 雄黄　　E. 白矾

【选择题答案】1. B　2. D　3. AD

扫一扫，查阅本模块 PPT、视频等数字资源

模块二十九　拔毒化腐生肌药

【学习目标】

掌握拔毒化腐生肌药的含义、作用。

熟悉红粉、硼砂、炉甘石的功用、适应证、用法用量和使用注意。

了解拔毒化腐生肌药的临床应用特点。

【结构导图】

- 拔毒化腐生肌药
  - 概述：定义　性能特点　功用　使用注意
  - 常用拔毒化腐生肌药：红粉*　硼砂　炉甘石　轻粉

案例导入

长生不老自古就是人们追求的目标，炼丹是古人为追求“长生不老”的方术，请同学们说一下，你了解的历史人物中有哪些是炼丹的典型人物？你能找出本模块中哪些药物是有毒的吗？

项目一　概　述

【定义】

凡以拔毒化腐、生肌敛疮为主要作用的药物，称为拔毒化腐生肌药。

【性能特点】

本类药物多为矿石重金属类药物，或经加工炼制而成，多具剧烈毒性或强大刺激性，以外用为主，兼可内服。

【功用】

本类药物多具有拔毒化腐、生肌敛疮的作用，主要适用于痈疽疮疡溃后脓出不畅，或溃后腐肉不去、新肉难生、伤口难以生肌愈合之症，以及癌症，梅毒；有些还常用于皮肤湿疹瘙痒，五官科的口疮、咽喉肿痛、目赤翳障等。

【使用注意】

本类药物多具剧毒，应用时应严格控制剂量和用法，外用时亦不宜过量和持续使用，特别是重金属类剧毒药物，如升药、轻粉、砒石等。制剂时，应严格遵守炮制规范，以减轻其毒性，确保临床用药安全。

项目二 常用拔毒化腐生肌药

红粉《外科大成》

Hóngfěn

【来源】

本品为红氧化汞（HgO）。

【药性】

辛，热。有大毒。归肺、脾经。

【功效】

拔毒，除脓，去腐，生肌。

【临床应用】

本品有较好的拔毒除脓、祛腐生肌作用，但有大毒，只供外用。常与煅石膏一同研末外用。煅石膏与红粉的用量比为9∶1者，称九一丹，拔毒力较轻而生肌力较强；比例为8∶2者，称八二丹；比例为7∶3者，称七三丹；比例为1∶1者，称五五丹；比例为1∶9者，称九转丹，其升药比例加重，拔毒化腐排脓作用更强，对组织腐蚀也越严重，不良反应也越强。

【用法用量】

外用适量，研极细粉单用或与其他药味配制成散剂或制成药捻。

【使用注意】

大毒，只可外用，不可内服；外用亦不宜久用；孕妇禁用。

知识链接

升药、红升与黄升

以水银、火硝、白矾为原料加工而成的升华物，长期被称为“升药”，在中医外科广泛使用。其中，红色升华物称为“红升”，黄色升华物称为“黄升”。2020年版《中国药典》称“红升”为“红粉”。红升、黄升的主要成分都是氧化汞（HgO），但含量有所不同。

硼砂《日华子本草》

Péngshā

【来源】

本品为四硼酸钠，含 $Na_2B_4O_7 \cdot 10H_2O$ 应为99.0%~103.0%。

【药性】

甘、咸，凉。归肺、胃经。

【功效】

外用清热解毒；内服清肺化痰。

【临床应用】

1. 咽喉肿痛，口舌生疮　硼砂外用能清热解毒、消肿、防腐，为口腔咽喉疾病的常用要药。用治咽喉肿痛、口舌生疮，以本品配玄明粉、朱砂、冰片共研，吹敷患处，如冰硼散；治鹅口疮，可与雄黄、甘草等配伍，共研细末，如四宝丹。

2. 目赤翳障　本品的解毒消肿之效亦为眼科所常用。治目赤肿痛，可单用本品水解液洗眼；治头目风热、目赤肿痛，可配龙脑，如龙脑硼砂散；又如白龙丹，以之配炉甘石、冰片、玄明粉同用，用治一切火眼及翳膜胬肉。

3. 痰热咳嗽　本品内服有清肺化痰功效。可用治痰热壅滞之痰黄黏稠、咳吐不利、咽喉疼痛等症，口中含化咽津，以治上焦痰热之证；亦可与沙参、贝母、瓜蒌等清热化痰药配伍；若与天冬、麦冬、玄参、柿霜等养阴清肺之品同用，即柿霜丸。

【用法用量】

外用适量，研细末撒布或调敷患处；或沸水溶解，待温后冲洗创面；或配制眼科药剂外用。内服入丸散，每次1~3g。

【使用注意】

多作外用，内服宜慎。化痰可生用，外敷宜煅用。

炉甘石《外丹本草》

Lúgānshí

【来源】

本品为碳酸盐类矿物方解石族菱锌矿，主含碳酸锌（$ZnCO_3$）。采挖后洗净，晒干，除去杂石。

【药性】

甘，平。归肝、脾经。

【功效】

解毒明目退翳，收湿止痒敛疮。

【临床应用】

1. 目赤翳障，烂弦风眼　炉甘石甘平无毒，既能解毒明目退翳，又能收湿止泪止痒，为眼科外用要药。用治目暴赤肿，以炉甘石配风化硝等份研末，如神应散。

2. 溃疡溃烂，湿疹湿疮　本品既能解毒生肌敛疮，又能收湿止痒。用治无名肿毒久不收口，溃疡不敛，脓水淋漓，单用有效，研细外擦；现代用治疮疡久溃，常配寒水石、白蜡、煅石膏、铅丹、轻粉等同用；用治皮肤湿疮，湿疹瘙痒，则多与青黛、黄柏、煅石膏等研末外用。

【用法用量】

外用适量。

【使用注意】

本品宜炮制后使用，专作外用，不作内服。

知识链接

炉甘石及其制剂

炉甘石被称为“眼科圣药”，有“炉眼石”之称。外用炉甘石治疗眼病历史悠久、应用广泛，且本品价廉易得，疗效显著，故受到古今医家的高度重视。其制剂炉甘石洗剂为皮肤科常用药品之一，其所含的炉甘石和氧化锌不仅具有收敛、保护和吸收少量渗出液的作用，也有较弱的防腐作用，对皮肤病有奇效，如荨麻疹、痱子、老年人顽固皮肤瘙痒等。

其他拔毒化腐生肌药见表29-1。

表 29-1 其他拔毒化腐生肌药

药名	来源	药性	功效	主治	用法用量、使用注意
轻粉	为水银、白矾、食盐等经升华法制成的氯化亚汞（Hg_2Cl_2）结晶性粉末	辛，寒；有毒。归大肠、小肠经	外用杀虫，攻毒，敛疮；内服祛痰消积，逐水通便	①疮疡溃烂；②梅毒下疳；③疥癣瘙痒；④痤疮、酒糟鼻；⑤水肿实证，二便不利	外用适量，研末掺敷患处。内服多入丸散或装入胶囊服，每次0.1~0.2g，一日1~2次

复习思考

【A型题】（在每小题给出的A、B、C、D、E 5个选项中，只有1项是最符合题目要求的）

1. 拔毒去腐作用最强的药物是(　　)

A. 红粉　B. 轻粉　C. 砒石　D. 炉甘石　E. 铅丹

2. 具有解毒明目退翳功效且为眼科常用外用药物的是(　　)

A. 石决明　B. 蝉蜕　C. 轻粉　D. 炉甘石　E. 硼砂

3. 外用攻毒杀虫敛疮，内服逐水通便的药物是(　　)

A. 雄黄　B. 硫黄　C. 白矾　D. 轻粉　E. 砒石

4. 下列具有解毒，清肺化痰作用的药物是(　　)

A. 瓜蒌　B. 半夏　C. 大蒜　D. 硼砂　E. 贝母

【X型题】（每道题有5个备选答案，正确答案为2~5个，必须将其全部选中，少选、多选或错选者，均不得分）

5. 具有攻毒蚀疮功效的药物是(　　)

A. 红粉　B. 轻粉　C. 砒石　D. 炉甘石　E. 斑蝥

6. 硼砂的主治病症有(　　)

A. 咽喉肿痛　B. 口舌生疮　C. 虚火牙痛　D. 目赤翳障　E. 痰热咳嗽

7. 下列宜用水飞法炮制的药物有(　　)

A. 朱砂　　B. 雄黄　　C. 硼砂

D. 砒石　　E. 炉甘石

【选择题答案】1. A　2. D　3. D　4. D　5. BCE　6. ABDE　7. ABE

技能实训部分

实训一　中药材的生长与采收

【实训目标】

了解本地及周边地区中药材生长分布情况；掌握药用植物采集的规则和要求，学会制作药用植物标本。

【实训仪器、设备与材料】

采集杖、锄头、采集桶、塑料袋、小铲、枝剪、海拔仪、指北针、照明用具、雨具、望远镜、照相机、蛇药、创可贴及一般急救药品、参考书、标本采集记录本、大小纸袋、标本夹、台纸、标签、针线、粗麻绳、细麻绳、吸水纸、胶水等。

【实训步骤】

一、采集标本

制作一份典型、完整的药用植物腊叶标本，应立足于标本的采集。要选择能代表该种药用植物主要形态特征的植物体部分。植物标本最好是在植物开花期采摘，花、茎、叶、根齐全为好。

采集来的标本不能马上压制，应该放入采集桶内，这样短时间内不会萎蔫。若没有采集桶，可以用大号的塑料袋代替。

野外采集的同时对标本进行编号，号码写在号牌和野外采集记录本上，两者必须一致，这样可按号码查找野外记录。同一时间、地点采集的同一种标本，一般要采集 2~3 份，编同一号；不同地点、不同时间采集的同种植物，应分别编不同的号，每份标本都应拴上号牌，以免差错。对标本不能体现的属性，如海拔、生长习性、高大植物高度、树皮形态及剥落情况、生长情况（开花期、结果期、果熟期）等，应及时做好记录。

二、制作标本

植物腊叶标本制作的基本步骤：整理、压制、换纸、消毒、装订。

1. 整理　采回的标本首先应进行整理，较大的材料要根据台纸的大小把过多过长的枝叶剪掉；过长的草本植物可折成“V”或“N”字形，大型叶（单子叶）应由叶脉一侧约剪去一半（留叶尖和叶基），大型羽状复叶可将叶轴一侧小叶剪去，但先端的小叶不能剪。每种标本都要有少数叶片背面朝上，以便对叶片做两面观察。梳剪的枝条及叶子要在原标本上留下痕迹，以体现梳剪前的状况。肉质多汁植物的叶、根、块茎、鳞茎等先用沸水烫熟，再切成薄片压入夹中，否则不易压制。花应展开，以便看到内部结构。大的果实要切成薄片压制。

2. 压制 整理好的标本逐份夹入标本夹中。具体方法如下：打开标本夹，有绳的一扇平放作底，上面放5~6层吸水草纸，然后将标本展平放于纸上，再盖上3层草纸。标本要首尾交错，尽量保持平整。每放一份标本就盖2~3层草纸，这样反复到最后一份，再盖4~5层草纸，然后将另一扇夹板放在上面，尽量压紧标本，绑牢夹板。

3. 换纸 换纸关系到标本质量的好坏，换纸越勤，标本干得越快，植物原色就保存得越好。标本压入标本夹后的前两三天，每天换纸2~3次，以后可一两天换1次纸。每次换下来的潮湿纸，要及时晒干或烘干，以供再次使用。

4. 消毒 干制后的标本常有害虫和虫卵，必须进行消毒，以防虫蛀。消毒的方法有很多，例如将杀虫剂置于器皿内，与标本一同放入消毒室或消毒箱内，进行熏杀消毒，时间约为3天；也可将标本放在恒温干燥箱中，95℃左右烘1~2天进行高温杀虫消毒，烘干时将标本压紧，以免皱折。

5. 装订 承托腊叶标本的白板纸称作台纸。每张台纸上只能固定相同采集号的一种标本。先将腊叶标本按自然状态摆在台纸上，注意在台纸右下角和左上角各留出一些空间，以备贴标本名签和野外采集记录签，然后装订标本。

标本常用固定方法有以下几种。

（1）订线：适于枝条粗硬的标本。用针引线，从粗的茎或粗的叶柄基部两侧穿过作套勒紧，再将线于台纸背面打结，然后用小块纸片粘贴线结并压平。

（2）纸条固定：用小刀在茎或粗大的叶柄两侧的台纸上左右各划一纵口，把4~5mm宽的韧性较强的白纸条从该纵口穿入，从台纸背面捏住纸条两端轻轻拉紧，然后用胶水粘在台纸的背面。

（3）纸条贴压：适于枝条纤细的标本。把细纸条压在茎或叶柄上，两端涂抹胶水，分别粘在台纸上。

标本固定完毕后，在台纸的右下角贴上标本名签（实训图1-1），左上角贴上野外采集记录签（实训图1-2）。

标 本 号：________________ 采集号：________________

中文种名：________________ 别　名：________________

拉丁学名：________________________________

科 属 名：________________________________

性味功效：________________________________

采 集 地：________________ 药用部位：________________

采 集 人：________________ 采集时间：________________

鉴 定 人：________________ 鉴定时间：________________

实训图1-1 药用植物标本名签

标 本 号：________	采集日期：________
采集单位：________	采 集 号：________
采集人：________	采集份数：________
采集地：________	海拔高度：________
环境描述：________	分布状况：________
植株类型：________	植株高度：________
树　皮：________	胸　径：________
叶：________	花：________
果：________	茎：________
科　名：________	
学　名：________	
中 文 名：________	
其　他：________	

实训图 1-2　药用植物野外采集记录签

实训二　中药的炮制

【实训目标】

掌握常用中药炮制方法（如修治）。

【实训仪器、设备与材料】

中药实训室，常见植物中药原药材，以及相应的中药饮片标本、盛药器具等。

【实训内容】

常见中药炮制方法（如修治）。

【实训步骤】

1. 多媒体示教　播放中药常见炮制方法短视频，按照教材的基本内容，进行多媒体演示教学。

2. 分组实训　将学生按照一定数量分组，在教师的组织下，分发一定数量的常见植物中药原药材，借助中药饮片图片和饮片标本，让学生进行清除杂物、洗去泥沙和污垢、筛去灰屑、除去霉烂变质之物和非药用部位等操作，使药物清洁纯净，保证临床用药剂量准确。通过纯净药材前后的对比，掌握中药炮制的目的，并适当补充其他典型炮制方法的知识，做好实训记录报告。

【实训注意】

1. 为确保实训安全，本次实训以修治法（纯净药材）为主。

2. 避免直接接触有毒中药饮片。

实训三 中药的性能与配伍

【实训目标】

掌握中药的性能与配伍的主要内容。

【实训仪器、设备与材料】

中药实训室，常用中药饮片标本 280 味，以及相应的药材图片，盛药器具等。

【实训内容】

四气五味、升降浮沉的主要作用；正确对待中药的毒性；中药七情的主要内容。

【实训步骤】

1. 教师示教 举例说明，按照教材中中药性能、中药配伍的基本内容，进行四气、五味、升降浮沉、毒性、七情的演示教学。

2. 分组实训 将学生按照一定数量分组，在教师的组织下，分发一定数量的常见中药饮片，入药部分涵盖花、叶、皮、枝、种仁、果实、矿石、贝壳及部分毒性中药，借助中药饮片图片和饮片实物，学生通过眼看、手摸、鼻闻、口尝等方式，掌握中药性能的主要内容；通过药物之间的相互搭配练习，掌握中药七情的主要内容，并做好实训记录报告。

【实训注意】

1. 对贵重药物饮片以观看馆藏标本为主。

2. 对有毒中药饮片避免直接接触。

实训四 中药审方的应用

【实训目标】

1. 汤剂中常用中药剂量，尤其是毒性药物用量的审方训练。

2. 特殊药物需要特殊煎煮的审方训练。

【实训仪器、设备与材料】

错误处方若干份。

【实训步骤】

1. 指导老师准备错误的处方若干份，每张处方中潜藏有若干错误，如药物的剂量错误、特殊药物需要特殊煎煮者没有进行脚注，或是处方中的中药脚注错误。

2. 组织学生分组讨论，要求学生从中找出错误所在，并得出结论。

3. 抽查测试每组成员改正错误处方的情况。

4. 教师公布错误处方的正确答案，同时集体进行分析点评，使学生深入明确中药饮片入汤剂的正确用量及特殊煎煮的脚注内容及脚注方法。

【实训评定】

错误处方分析。

练习 1　汤剂中常用中药剂量

实训表 4-1 是一个错误的处方，通过分析，完成实训表 4-2 的填写，进行审方训练。

实训表 4-1　错误处方

中医处方笺			
姓名：李某	性别：男	年龄：12 岁	日期：2021 年 3 月 1 日
患者发热 3 天。感冒咳嗽 1 周，伴有便秘。舌暗红，脉弦	麻黄 15g、桂枝 10g、生石膏 6g（先煎）、细辛 15g、番泻叶 10g（后下）、杏仁 10g、芒硝 30g（溶化，冲服）、大黄 6g（后下）、甘草 10g，水煎服，每日 1 剂，每日 1 次服。避风寒 医师：王某		
剂数：7 剂	药价：91.00 元	调剂：	核对：

实训表 4-2　实训测试表

实训测试表			
项目	判断是否，在相应的（　）中划“√”	找出并写出错误的具体内容（每项 5 分）	得分
剂量、剂数、剂型及服法	1. 是否存在药物剂量错误的问题：是(　　)，否(　　) 2. 是否存在方剂剂数错误的问题：是(　　)，否(　　) 3. 是否存在方剂剂型错误的问题：是(　　)，否(　　) 4. 是否存在方剂服法错误的问题：是(　　)，否(　　)		
总分及教师建议： 教师签名：			

练习 2　特殊药物需要特殊煎煮的审方训练

实训表 4-3 是一个错误的处方，通过分析，完成实训表 4-4 的填写。

实训表 4-3　错误处方

中医处方笺			
姓名：孙某	性别：男	年龄：55 岁	日期：2022 年 3 月 1 日
患者头晕 3 天，便秘 1 周。舌暗红，脉弦。测血压：150/96mmHg	天麻 10g、钩藤 10g、生石决明 15g、车前子 10g、番泻叶 3g、全蝎 3g、桃仁 10g、芒硝 20g、枳实 15g、甘草 6g、大黄 6g（先煎），水煎服，每日 1 剂，每日 2 次分服。低盐饮食 医师：王某		
剂数：3 剂	药价：45.00 元	调剂：	核对：

实训表 4-4　实训测试表

实训测试表			
项目	判断是否，在相应的（　　）中划“√”	找出并写出错误的具体内容（每项5分）	得分
特殊煎煮	1. 是否存在未予脚注的药物：是(　　)，否(　　) 2. 是否存在错误脚注的药物：是(　　)，否(　　)		
总分及教师建议： 教师签名：			

实训表 4-5 是一个错误的处方，通过分析，完成实训表 4-6 的填写。

实训表 4-5　错误处方

中医处方笺			
姓名：赵某	性别：女	年龄：18岁	日期：2021年3月1日
患者月经2月未行。今日小腹疼痛，头晕眼花。舌有瘀点，脉弦细	当归15g、白芍10g、柴胡10g、白术15g、茯苓10g、薄荷6g、三七粉1.5g、五灵脂12g、蒲黄10g、阿胶10g、红花10g（包煎）、甘草6g，水煎服，每日1剂，每日2次分服。 医师：王某		
剂数：3剂	药价：69.00元	调剂：	核对：

实训表 4-6　实训测试表

实训测试表			
项目	判断是否，在相应的（　　）中划“√”	找出并写出错误的具体内容（每项5分）	得分
特殊煎煮	1. 是否存在未予脚注的药物：是(　　)，否(　　) 2. 是否存在错误脚注的药物：是(　　)，否(　　)		
总分及教师建议： 教师签名：			

【实训注意】

1. 指导老师设计的错误处方一定要有针对性，答案一定要准确到位。

2. 处方分析要以学生分析为主体，指导老师进行精讲点评。

【结果与讨论】

通过汤剂中药剂量、方剂剂数、特殊药物需要特殊煎煮的审方及脚注训练等审方训练，加强学生对中药剂量及特殊煎煮方法内容的掌握，使其能学以致用。

实训五　解表药的应用

【实训目标】

1. 常用解表药的辨证用药。

2. 感知常用解表药的真实气、味、质地等，进一步熟悉部分解表药特殊的用法用量。

【实训仪器、设备与材料】

中药实训室，常用解表类中药饮片标本，以及相应的药材图片、盛药器具等。

【实训内容】

1. 解表药的共性。
2. 常用解表药的性能与功效应用。
3. 识别常用的解表药。

【实训步骤】

1. 教师示教 举例说明，按照教材解表药的基本内容，以麻黄、薄荷为例进行演示教学。

2. 分组实训 将学生按照一定数量分组，在教师的组织下，分发一定数量的常见解表药，借助中药饮片图片和饮片实物，让学生通过眼看、手摸、鼻闻、口尝等方式，掌握常见解表药的共性；通过药物之间的对比记忆，掌握常见解表药的功效应用，并适当补充临床处方和调剂等知识，做好实训记录报告。

【实训注意】

1. 贵重药物饮片以观看馆藏标本为主。
2. 有毒中药饮片应避免直接接触。

实训六 清热药的应用

【实训目标】

1. 常用清热药的辨证用药。
2. 感知常用清热药的真实气、味、质地等，进一步熟悉部分清热药特殊的用法用量。

【实训仪器、设备与材料】

1. 临床病例 与清热药临床应用有关的病例若干份。

2. 药材与饮片 常用清热药药材与饮片。

【实训步骤】

1. 分析病例 应以学生分析为主，教师精讲点拨。

病例 1

某男，18 岁。患者因高热 42℃住院，8 天来选用抗生素治疗，热减不显，伴心烦口渴、喜冷饮、大便灼肛、排便不爽。舌红苔黄而干，脉数有力。请分析：

①此患者为什么证？

②治法为何？哪味中药为最佳选择？

③根据兼症，还需配伍哪些类别的药物？

病例 2

某男，26 岁。头晕胀痛 2 周。患者半月前因所求不得，出现头晕胀痛，伴胁肋胀痛、口苦咽干、烦躁易怒、耳鸣。舌红苔黄，脉弦数。请分析：

①本案诊断为肝火上炎，试分析并予解释。

②应首选哪味中药？它的常用剂量是多少？过量有何弊端？

③学过的清肝火药物还有哪些？请列举出 2~3 味。

病例 3

某男，3岁。其母诉：患儿头面、颈项生疮1月余，始为零星红丘疹，两三天后呈红硬结，此起彼伏，反复不愈，特来就诊。查：患儿面红肥壮，颜面颈部散发疖肿，个别破溃有脓血，压痛明显，舌红苔黄。请分析：

①此患儿体内蕴藏有什么邪毒？

②治法为何？最佳选药有哪些？请列举出2~3味。

③能否配伍通便的大黄？机理是什么？

病例 4

某男，12岁。患者就诊前1天无明显原因倏然寒战发热（40℃），剧烈头痛，呕吐，次日晨起神昏，伴四肢发凉，面色苍白，血压60/40mmHg。因时值当地正流行脑脊髓膜炎，遂诊断为流脑（败血症型），经西药抗休克等治疗2天，休克好转，但高热未退，时有抽搐。查：脉沉伏而数，舌质紫绛。请分析：

①此属温毒疫疠之邪陷入气分还是营分？病邪传入哪个脏腑？

②治法为何？应选用哪类中药？

③应首选并重用哪味中药？剂量、用法为何？

2. 感知中药性状　观察清热药的药材与饮片，通过眼看、鼻闻、口尝、水试、火试等简便易行的操作，感知常用中药的真实气、味、质地等，进一步熟悉部分中药特殊的用法用量。

【实训评定】

抽查部分清热药，完成实训表6-1。

实训表6-1　实训测试表

编号	中药名称（2分）	主要功效（4分）、特殊用量及用法（4分）	得分	
			自评	教师评
1				
2				
3				
4				
5				
6				
7				
8				
9				
10				
总分及教师建议： 教师签名：				

【结果与讨论】

1. 结果　通过实训，初步训练学生对清热药的应用能力，加深学生对常用药物功效及部分药物特殊剂型、剂量的认识。

2. 讨论

（1）清热药的药性、功效、主治病证是什么？

（2）哪些药物需要采取特殊的煎法、服药方法？

（3）哪些药物的剂型、剂量比较特殊？

实训七 理气药、消食药的应用

【实训目标】

1. 常用理气药、消食药的辨证用药。

2. 感知常用中药的气、味、质地等，熟悉其中部分中药的特殊用法用量。

【实训仪器、设备与材料】

1. 临床病例 与本实训中药临床应用有关的病例若干份。

2. 药材及饮片 本实训的药材及饮片。

【实训步骤】

1. 分析病例 应以学生分析为主，教师精讲点拨。

病例 1

郑某，男，50 岁。半月前，患者饱食后遭雨淋，遂脘腹胀痛日渐加重，7 日未行大便，无矢气，嗳气频繁。西医按“肠梗阻”治疗，静脉输液，外用开塞露及灌肠以通便，但均未奏效。请中医会诊。查：腹大如临盆孕妇，按之皮软如囊裹气，脐左压痛。舌红苔白微黄，脉弦紧。试分析：

①郑某腹胀属于何种证型？

②治疗首先是行气除满还是消积通便？

③在已学过的药物中，宜首先重用哪些？能否加入厚朴、大黄，为什么？

病例 2

张某，女，32 岁。胁肋疼痛，善太息，食欲不振，月经不调。苔薄，脉弦。试分析：

①张某属于什么病证？

②治疗宜首选哪味药？

③为增强疗效，可与何药相须？

病例 3

练某，男，26 岁。胃脘疼痛，脘腹胀满，嗳腐吞酸，呕吐不消化食物，大便不爽，舌苔厚腻，脉滑。用消积导滞法治疗。试分析：

①根据练某主诉，应选择哪类药物？

②此类药物中首选哪味药以消积导滞？并与哪些药配伍？

病例 4

严某，女，39 岁。胸闷如窒而痛，或痛引肩背，气短喘促，肢体沉重，形体肥胖。苔腻，脉滑。宜通阳，下气，豁痰。试分析：

①严某属于什么病证？

②治法如何？首选哪味药？

③请说出常用的方剂及其组成。

病例 5

何某，男，44 岁。右胁持续性疼痛伴阵发性加剧 1 天。患者患有胆囊炎 5 年，右胁下疼痛时停时发。3 天前因过食油腻之品，胃脘胀闷，右胁疼痛并向右肩部放射，兼见畏寒发热，恶心，未行大便 3 日。查：舌红苔厚腻，黄白相间，脉弦滑。试分析：

①何某胆囊炎急性发作，是何邪郁阻于哪里？

②因患者疼痛剧烈，当务之急宜采取什么方法？为什么？

③已学药物中，哪味药为通达肝胆之气的首选？还可配伍哪些药？

病例 6

黄某，女，26 岁。产后 24 天，乳房胀痛，乳漏不止，要求回乳。建议用麦芽。试分析：

①麦芽回乳的药理依据是什么？

②麦芽回乳的用量、用法是什么？

病例 7

黄某，男，36 岁。昨晚赴宴食涮羊肉一斤，夜半忽觉腹痛难忍，随后出现腹泻、里急后重。试分析：

①治疗黄某的食积宜首选哪味药？若黄某脾胃虚弱，又可配伍何药？

②首选药为生用还是炮制用？如何炮制？

2. 感知中药性状 仔细观察本实训的药材与饮片，利用眼看、鼻闻、口尝等性状鉴定的方法，感知每一味中药的气、味、质地等特征，熟悉部分中药特殊的用法用量。

【实训评定】

抽查本实训部分常用药物及用法用量特殊的药物，并填写实训表 7-1。

实训表 7-1 实训测试表

编号	中药名称（2 分）	主要功效（4 分）、特殊用法用量（4 分）	得分	
			自评	教师评
1				
2				
3				
4				
5				
6				
7				
8				
9				
10				
总分及教师建议： 教师签名：				

【结果与讨论】

1. 结果 学生初步摸索了分析病例的思路，训练了对本实训重点药物的应用能力，加深了对常用药物主要功效、部分药物特殊用法用量的认识。

2. 讨论

（1）理气药、消食药如何分类？

（2）理气药、消食药的概念、性能特点及功用是什么？

（3）本实训有哪些为相似药物？比较其功效及主治病症的异同点。

实训八　止血药、活血化瘀药的应用

【实训目标】

1. 常用止血药、活血化瘀药的辨证用药。

2. 感知常用中药的气、味、质地等，熟悉其中部分中药的特殊用法用量。

【实训仪器、设备与材料】

1. 临床病例　与本实训中药临床应用有关的病例若干份。

2. 药材及饮片　本实训的药材及饮片。

【实训步骤】

1. 分析病例　应以学生分析为主，教师精讲点拨。

病例 1

王某，男，19 岁。患者因发热 13 天入院，舌色暗淡，面无热色，右胁下痛而不移，口不渴，大便自调，小便亦利。试分析：

①王某的证型是什么？

②患者面无热色、右胁下痛而不移病机是什么？

③选用哪味药物最佳？

病例 2

李某，女，34 岁。患者妊娠 3 个月，胎漏下血 1 天，伴面色苍白，手足不温。舌淡，脉细弱。试分析：

①李某所患病证是什么？

②止血药中应首选哪味药物？

病例 3

钟某，男，40 岁。呕血半日。患者前一晚喝酒，半夜脘腹疼痛不已，今晨出现呕血，且血色鲜红。该患者既往有胃溃疡史 8 年，时胃痛泛酸。试分析：

①在辨证的基础上，选用止血药中哪味药物组方为最佳？

②是否可以与乌贼骨配伍，为什么？

病例 4

张某，女，32 岁。鼻出血，痛经 2 天。患者经量偏少，色鲜红、质稠，且夹有血块，伴乳房胀痛、急躁易怒。舌红苔黄，脉弦数。试分析：

①张某患有什么病证？

②在活血化瘀药中，选用哪味药物尤为合适？

③针对张某的月经色鲜红质稠、有血块、舌红苔黄，还应配伍什么药物？

病例 5

黄某，男，31 岁。患者尿血，色鲜红，小便黄赤灼热，心烦口渴，面赤口疮，夜寐不安。舌红，脉数。试分析：
①黄某属于何种病证？
②治法如何？宜选用哪些药物？

病例 6

邝某，女，43 岁。患者湿热下注，两脚麻木，热如火烙，小便短赤。舌苔黄腻，脉滑。试分析：
①应予邝某以何种治法？
②选用哪味药物组方为最佳？同时宜配伍什么药物？

病例 7

陈某，女，21 岁。患痔疮 2 年之久，于经前加重，月经经常后错，且血色较暗。试分析：
①对病症进行辨证。
②治法如何？治疗宜首选哪味药物？
③能否选用红花或桃仁，为什么？

2. 感知中药性状　仔细观察本模块的药材与饮片，利用眼看、鼻闻、口尝等性状鉴定的方法，感知每一味中药的气、味、质地等特征，熟悉部分中药特殊的用法用量。

【实训评定】

抽查本实训部分常用药物及用法用量特殊的药物，并填写实训表 8-1。

实训表 8-1　实训测试表

编号	中药名称（2 分）	主要功效（4 分）、特殊用法用量（4 分）	得分	
			自评	教师评
1				
2				
3				
4				
5				
6				
7				
8				
9				
10				
总分及教师建议： 教师签名：				

【结果与讨论】

1. 结果　学生初步摸索了分析病例的思路，训练了对本实训重点药物的应用能力，加深了对常用药物主要功效、部分药物特殊用法用量的认识。

2. 讨论

（1）止血药、活血化瘀药如何分类？

（2）止血药、活血化瘀药的概念、性能特点及功用是什么？

（3）本实训有哪些药物的煎法、服用方法需要特殊处理？

实训九　补虚药的应用

【实训目标】

1. 常用补虚药的辨证用药。

2. 感知中药真实的气、味、质地等，进一步熟悉部分中药特殊的用法用量。

【实训仪器、设备与材料】

1. 临床病例　与本实训药物临床应用有关的病例若干份。

2. 药材与饮片　补虚药药材与饮片。

【实训步骤】

1. 分析病例　应以学生分析为主，教师精讲点拨。

病例 1

某女，57 岁。患者面色萎黄，食少便溏，气短，四肢无力。舌淡苔白，脉虚弱。试分析：
①概括此患者的病证。
②治法如何？宜选用的最佳药物有哪些？

病例 2

某女，48 岁。患者头晕目眩，心悸失眠，面色无华，唇甲色淡。舌淡，脉细。试分析：
①概括此患者的病证。
②治疗首先选用哪类药物？最佳选药有哪些？

病例 3

某男，46 岁。患者腰膝酸软，头晕目眩，耳鸣耳聋，盗汗，遗精，口燥咽干。舌红少苔，脉沉细数。试分析：
①请用中医辨证法分析患者属于什么证。
②治疗首先选用哪类药物？最佳选药有哪些？

病例 4

某男，51 岁。患者腰痛脚软，下半身常有冷感，小便不利，阳痿早泄。舌淡而胖，脉虚弱而尺部沉细。试分析：
①概括此患者的病证。
②治法如何？最佳药物是哪味？用量多少？

2. 感知中药性状　观察本实训药材与饮片，通过眼看、鼻闻、口尝、水试等简便易行的操作，感知中药真实的气、味、质地等，进一步熟悉部分中药特殊的用法用量。

【实训评定】

抽查本实训部分常用药物及用法用量特殊的药物，并填写实训表 9-1。

实训表 9-1 实训测试表

编号	中药名称（2分）	主要功效（4分）、特殊用法及用量（4分）	得分	
			自评	教师评
1				
2				
3				
4				
5				
6				
7				
8				
9				
10				
总分及教师建议： 教师签名：				

【结果与讨论】

1. 结果　初步训练了学生对本实训代表性药物的应用能力，加深了学生对常用药物功效及用法、剂量的认识。

2. 讨论

（1）补虚药如何分类？

（2）补虚药的药性、功效、主治病症是什么？

（3）补虚药中哪些药物需要采取特殊的煎法、服药方法？

（4）使用补虚药的注意事项有哪些？

索 引

主要参考书目

[1] 国家药典委员会．中华人民共和国药典（2020 年版·一部）［S］．北京：中国医药科技出版社，2020.

[2] 国家中医药管理局中医师资格认证中心．医师资格考试大纲［C］．2024. 北京：中国医药科技出版社，2024.

[3] 钟赣生，杨柏灿．中药学［M］．北京：中国中医药出版社，2021

[4] 唐德才．中药学（第三版）［M］．北京：人民卫生出版社．2017.

[5] 张廷模．中药学［M］．北京：高等教育出版社．2010.

教材目录

注：凡标☆者为"十四五"职业教育国家规划教材。

序号	书 名	主 编		主编所在单位	
1	医古文	刘庆林	江 琼	湖南中医药高等专科学校	江西中医药高等专科学校
2	中医药历史文化基础	金 虹		四川中医药高等专科学校	
3	医学心理学	范国正		娄底职业技术学院	
4	中医适宜技术	肖跃红		南阳医学高等专科学校	
5	中医基础理论	陈建章	王敏勇	江西中医药高等专科学校	邢台医学院
6	中医诊断学	王农银	徐宜兵	遵义医药高等专科学校	江西中医药高等专科学校
7	中药学	李春巧	林海燕	山东中医药高等专科学校	滨州医学院
8	方剂学	姬水英	张 尹	渭南职业技术学院	保山中医药高等专科学校
9	中医经典选读	许 海	姜 侠	毕节医学高等专科学校	滨州医学院
10	卫生法规	张琳琳	吕 慕	山东中医药高等专科学校	山东医学高等专科学校
11	人体解剖学	杨 岚	赵 永	成都中医药大学	毕节医学高等专科学校
12	生理学	李开明	李新爱	保山中医药高等专科学校	济南护理职业学院
13	病理学	鲜于丽	李小山	湖北中医药高等专科学校	重庆三峡医药高等专科学校
14	药理学	李全斌	卫 昊	湖北中医药高等专科学校	陕西中医药大学
15	诊断学基础	杨 峥	姜旭光	保山中医药高等专科学校	山东中医药高等专科学校
16	中医内科学	王 飞	刘 菁	成都中医药大学	山东中医药高等专科学校
17	西医内科学	张新鹃	施德泉	山东中医药高等专科学校	江西中医药高等专科学校
18	中医外科学☆	谭 工	徐迎涛	重庆三峡医药高等专科学校	山东中医药高等专科学校
19	中医妇科学	周惠芳		南京中医药大学	
20	中医儿科学	孟陆亮	李 昌	渭南职业技术学院	南阳医学高等专科学校
21	西医外科学	王龙梅	熊 炜	山东中医药高等专科学校	湖南中医药高等专科学校
22	针灸学☆	甄德江	张海峡	邢台医学院	渭南职业技术学院
23	推拿学☆	涂国卿	张建忠	江西中医药高等专科学校	重庆三峡医药高等专科学校
24	预防医学☆	杨柳清	唐亚丽	重庆三峡医药高等专科学校	广东江门中医药职业学院
25	经络与腧穴	苏绪林		重庆三峡医药高等专科学校	
26	刺法与灸法	王允娜	景 政	甘肃卫生职业学院	山东中医药高等专科学校
27	针灸治疗☆	王德敬	胡 蓉	山东中医药高等专科学校	湖南中医药高等专科学校
28	推拿手法	张光宇	吴 涛	重庆三峡医药高等专科学校	河南推拿职业学院
29	推拿治疗	唐宏亮	汤群珍	广西中医药大学	江西中医药高等专科学校

序号	书名	主编	主编所在单位
30	小儿推拿	吕美珍　张晓哲	山东中医药高等专科学校　邢台医学院
31	中医学基础	李勇华　杨　频	重庆三峡医药高等专科学校　甘肃卫生职业学院
32	方剂与中成药☆	王晓戎　张　彪	安徽中医药高等专科学校　遵义医药高等专科学校
33	无机化学	叶国华	山东中医药高等专科学校
34	中药化学技术	方应权　赵　斌	重庆三峡医药高等专科学校　广东江门中医药职业学院
35	药用植物学☆	汪荣斌	安徽中医药高等专科学校
36	中药炮制技术☆	张昌文　丁海军	湖北中医药高等专科学校　甘肃卫生职业学院
37	中药鉴定技术☆	沈　力　李　明	重庆三峡医药高等专科学校　济南护理职业学院
38	中药制剂技术	吴　杰　刘玉玲	南阳医学高等专科学校　娄底职业技术学院
39	中药调剂技术	赵宝林　杨守娟	安徽中医药高等专科学校　山东中医药高等专科学校
40	药事管理与法规	查道成　黄　娇	南阳医学高等专科学校　重庆三峡医药高等专科学校
41	临床医学概要	谭　芳　向　军	娄底职业技术学院　毕节医学高等专科学校
42	康复治疗基础	王　磊	南京中医药大学
43	康复评定技术	林成杰　岳　亮	山东中医药高等专科学校　娄底职业技术学院
44	康复心理	彭咏梅	湖南中医药高等专科学校
45	社区康复	陈丽娟	黑龙江中医药大学佳木斯学院
46	中医养生康复技术	廖海清　艾　瑛	成都中医药大学附属医院针灸学校　江西中医药高等专科学校
47	药物应用护理	马瑜红	南阳医学高等专科学校
48	中医护理	米健国	广东江门中医药职业学院
49	康复护理	李为华　王　建	重庆三峡医药高等专科学校　山东中医药高等专科学校
50	传染病护理☆	汪芝碧　杨蓓蓓	重庆三峡医药高等专科学校　山东中医药高等专科学校
51	急危重症护理☆	邓　辉	重庆三峡医药高等专科学校
52	护理伦理学☆	孙　萍　张宝石	重庆三峡医药高等专科学校　黔南民族医学高等专科学校
53	运动保健技术	潘华山	广东潮州卫生健康职业学院
54	中医骨病	王卫国	山东中医药大学
55	中医骨伤康复技术	王　轩	山西卫生健康职业学院
56	中医学基础	秦生发	广西中医学校
57	中药学☆	杨　静	成都中医药大学附属医院针灸学校
58	推拿学☆	张美林	成都中医药大学附属医院针灸学校